Eine englische Königin, die das Land zusammen mit ihrem Mann, dem spanischen König, wieder katholisch machen will, scheint schwanger zu sein. Doch es ist ein Tumor – wäre heute sonst Spanien die Supermacht in unserer Welt? Ein deutscher Kaiser gilt als Hoffnungsträger der Liberalen, könnte Deutschland auf den Weg zu einer konstitutionellen, fortschrittlichen Monarchie führen. Doch er hat Kehlkopfkrebs, ihm sind nur 99 Tage an der Macht vergönnt – wäre durch ihn der Erste Weltkrieg vermeidbar gewesen? Die Krankheiten von Staatenlenkern haben wiederholt in den Ablauf der Geschichte eingegriffen und die Weichen des Weltgeschehens oft auf dramatische Weise in eine andere Richtung gestellt. Doch Krankheiten bestimmen auch das Leben, die Kultur und das Bewusstsein der Völker. Die Pest und Aids, die Cholera und die Syphilis haben ganze Zeitalter geprägt. Der Arzt und Historiker Ronald D. Gerste nimmt den Leser mit auf eine spannende Reise zu den medizinischen Wegmarken unserer Geschichte.

Ronald D. Gerste ist Arzt und Historiker. Seit seinen Studientagen fasziniert ihn der Einfluss, den medizinische Faktoren auf den Ablauf der Geschichte haben. Gerste lebt seit vielen Jahren als Korrespondent und Buchautor in Washington, D.C., und schreibt dort vor allem für die »Neue Zürcher Zeitung« und die »FAS«, für »Damals«, für das »Deutsche Ärzteblatt« und andere wissenschaftliche Zeitschriften. Bei Klett-Cotta sind von ihm Bücher über Amerika und über einen anderen die Geschichte beeinflussenden Faktor – das Wetter – erschienen.

Ronald D. Gerste

WIE KRANKHEITEN GESCHICHTE MACHEN

Von der Antike bis heute

Klett-Cotta

MIX
Papier aus verantwortungsvollen Quellen
FSC® C083411

Klett-Cotta
www.klett-cotta.de

Printed in Germany
Cover: Rothfos & Gabler, Hamburg
unter Verwendung folgender Abbildungen:
Maria I. Tudor © akg-images, Bildnr. AKG14 623
Begräbnisfeier für Tizian, gestorben an der Pest in Venedig,
© akg-images/Erich Lessing, Bildnr. AKG358 877
John F. Kennedy © gettyimages, Bildnr. 615298296
Gesetzt von C.H.Beck.Media.Solutions, Nördlingen
Gedruckt und gebunden von CPI – Clausen & Bosse, Leck
Printausgabe: ISBN 978-3-608-98418-7

Vierte Auflage, 2022

Bibliografische Information der Deutschen Nationalbibliothek
Die Deutsche Nationalbibliothek verzeichnet diese Publikation in der
Deutschen Nationalbibliografie; detaillierte bibliografische
Daten sind im Internet über http://dnb.d-nb.de abrufbar.

Für Jacqueline, Chester,
Amelia und Victoria

Inhalt

Vorwort

Keinen Sport zu treiben, Whisky und Champagner praktisch täglich zu trinken, die Mahlzeiten alles andere als knapp zu bemessen und dazu noch Zigarren zu rauchen – und auf diese Weise ein erfülltes Leben zu führen und im hohen Alter relativ friedlich diese Welt zu verlassen. Das ist der Traum all jener, die es mit gesundheitlichen Ratschlägen nicht allzu genau nehmen und ihr Dasein gern mit ein wenig Genuss aufheitern. Deren Held ist Winston Churchill, der trotz ungesunder Gewohnheiten das 91. Lebensjahr erreichte: eine der großen Persönlichkeiten der europäischen Geschichte, von Zeitgenossen wie nachfolgenden Generationen vor allem als entschlossener Gegner Hitlers, der Großbritannien ab Frühjahr 1940 mit Krieg überzog, und der Nazityrannei geschätzt.

Nicht alle Akteure der Geschichte hatten wie Churchill eine so robuste Gesundheit und dies auch noch trotz eines Lebenswandels, welcher jeden Arzt und Ernährungsberater an den Rand der Verzweiflung bringen würde. Nicht selten wurden die Handelnden der Geschichte gerade in entscheidenden Momenten von Krankheiten heimgesucht. Und dies mit manchmal schicksalhaften Konsequenzen, wie etwa im Falle Napoleons, der bei der entscheidenden Schlacht von

Waterloo nicht auf der Höhe seiner körperlichen und geistigen Kraft war.

Es bestehen wenig Zweifel, dass Krankheiten einen historischen Faktor darstellen. So ist beispielsweise der als »Schwarzer Tod« bezeichnete Zug der Beulenpest um die Mitte des 14. Jahrhunderts, dem rund ein Drittel der europäischen Bevölkerung zum Opfer fiel, in seinen sozialen und ökonomischen Auswirkungen eingehend untersucht worden. Doch neben diesem Makroeffekt gibt es einen »Impact« von Leid, Krankheit und unzeitigem Tod auf einer Mikroebene: den eines signifikanten politisch Handelnden. Dass sogenannte große Persönlichkeiten den Gang der Ereignisse entscheidend bestimmen, ist zwar bei manchen universitären Historikern eine etwas verpönte Vorstellung. Indes fällt es den meisten Menschen schwer sich vorzustellen, welche Entwicklung Europa im 20. Jahrhundert wohl ohne Hitler genommen hätte. Oder ob es zu einem so friedlichen Ende des Kalten Krieges gekommen wäre, wenn nicht Michail Gorbatschow 1985 in der Sowjetunion den Parteivorsitz angetreten hätte.

Wo viel Macht in den Händen einiger Weniger liegt, können scheinbar banale Faktoren einen signifikanten Einfluss auf den Gang der Geschichte ausüben – so auch eine Erkrankung des Mächtigen. Dies gilt natürlich in ganz besonderem Maße für Autokratien, für die Kaiser und Könige vergangener Zeiten, doch auch moderne Demokratien sind anfällig für solche Verschiebungen – wenn sie viel Macht in die Hände einer Person legen, die plötzlich zu einem Patienten werden kann. Die amerikanische Demokratie ist das vielleicht beste Beispiel. Wir werden mehrere Präsidenten kennenlernen, deren Krankheiten Schicksal spielten.

Die Pathobiografie, die Verknüpfung von Medizin und biografischer Geschichtsschreibung, verleitet fast automatisch zu der spekulativen Frage »Was wäre gewesen, wenn …?«. Doch das Kontrafaktische ist stets ein Aspekt unserer Beschäftigung mit Geschichte. Kaum jemand, der sich mit dem Attentat auf Hitler im Juli 1944 befasst, wird nicht der Versuchung erliegen zu spekulieren, wie die Geschichte verlaufen wäre, hätten Graf Stauffenberg und seine Mitverschwörer Erfolg gehabt. Oder wie unsere Welt aussähe, hätten Ende Mai 1940 die deutschen Panzertruppen nicht unweit Dünkirchens Halt gemacht, sondern das britische Expeditionskorps eingekesselt und Großbritannien – unter einem dann vielleicht nur sehr kurzzeitig regierenden Premierminister Winston Churchill – zum Frieden gezwungen. Zum Grabesfrieden eines Europa unter dem Hakenkreuz.

Krankheiten haben verschiedentlich den Ausschlag für den Verlauf der Geschichte gegeben. Wir werden in diesem Buch einige berühmte Patienten auf ihrem Leidensweg begleiten. Und natürlich wird sich die Frage aufdrängen, welchen Weg Klio, die Göttin der Geschichte, bei einem anderen Verlauf eingeschlagen hätte. Dies gilt ganz besonders für die Patienten in den beiden ersten Kapiteln dieses Buches, die ihre Länder, zwei der entscheidendsten für Europas Schicksal, nur sehr kurz regierten. Doch es gilt auch jenen Krankheiten zu folgen, die in fast gleichem Maße die Mächtigen und die Untertanen bedrohten und ganze Zeitalter prägten, wie die Pest, die Cholera, die Syphilis.

Es sind somit zwei Ebenen, denen wir auf den folgenden Seiten nachgehen werden: den großen Krankheiten und den Krankheiten der Großen, der Entscheidungsträger. Dieses Konzept ähnelt jenem, das ich bei der Untersuchung eines anderen historischen Faktors, dem des Wetters und des Klimas, verfolgt habe. Den Lesern dieses 2015 erschienenen Werkes bin ich sehr dankbar dafür, dass sie ihm zu mehreren Auflagen verholfen haben. Jedoch ist dieses neue Buch kein »Nachfolgemodell«, sondern verfügt über eine viel längere Genese. Denn der Einfluss von Krankheiten auf den Ablauf der Geschichte fasziniert mich bereits seit den schon etwas zurückliegenden Tagen meiner eigenen Jugend. Nach zwei Semestern Humanmedizin begann ich zusätzlich mit dem Studium der Geschichtswissenschaft. Beide Studiengänge brachte ich zu einem Abschluss, wenn auch nicht gerade in der vorgeschriebenen Mindeststudienzeit, sondern, wie man in Britannien mit landestypischem Understatement sagen würde, *in due time*. Ich hatte das Glück, in beiden Fächern akademische Lehrer zu haben, die mich darin bestärkten, die Gemeinsamkeiten dieser faszinierenden Wissenschaften im Auge zu behalten, das Verbindende von Klio und Äskulap. Dankbar dafür bin ich vor allem Klaus Müller und Dietmar Kienast in der Geschichte, Hans Schadewaldt und Volrad Deneke in der Medizingeschichte sowie Hans Pau, Johannes Grüntzig und Guido Kluxen in meiner schließlich gewählten medizinischen Disziplin, der Augenheilkunde, deren Begeisterung für die Entwicklung dieses Faches in unterschiedlichen Weltregionen ansteckend war. Glücklich kann ich mich seit vielen Jahren schätzen, für meinen Verleger Reinhard Kaden schreiben zu dürfen, in dessen medizinischen Fachzeitschriften ich Artikel über einige der im Folgenden beschriebenen berühmten Patienten und die meisten der ganze Zeitalter prägenden Krankheiten veröffentlichen durfte. Und ein Privileg ist es auch, mit einem gleichermaßen kenntnisreichen wie aufgeschlossenen Lektor wie Christoph Selzer zusammenzuarbeiten und sich von ihm inspirieren zu lassen.

Und wenn es um Dank und Respekt geht, müssen natürlich jene vier Menschen genannt werden, die mir am nächsten stehen und mit den Wunderlichkeiten eines schreibenden Mediziners und eines gern und viel redenden Historikers vertraut sind – und diese mit erstaunlicher Gelassenheit tolerieren: Jacqueline und Chester, Amelia, Victoria. Ihnen ist dieses Buch gewidmet.

Den Leserinnen und Lesern dieses Buches hoffe ich ebenso Anregungen zu geben wie Unterhaltung. Und wo es vielleicht etwas zu spekulativ wird, mag man mir die Neigung, das »Was wäre wenn …« zu reflektieren, verzeihen. Die Geschichte ist das, was sich tatsächlich ereignet hat, manchmal zum Besseren, manchmal vielleicht auch nicht. Und sicher wird der aufmerksame Leser Fehler finden, die kleingedruckte Demütigung jedes Autors. Trost gibt mir der amerikanische Präsident Theodore Roosevelt (er amtierte von 1901 bis 1909) mit seiner durch Selbsterkenntnis geprägten Weisheit: *The only man who makes no mistakes is the man who never does anything.*

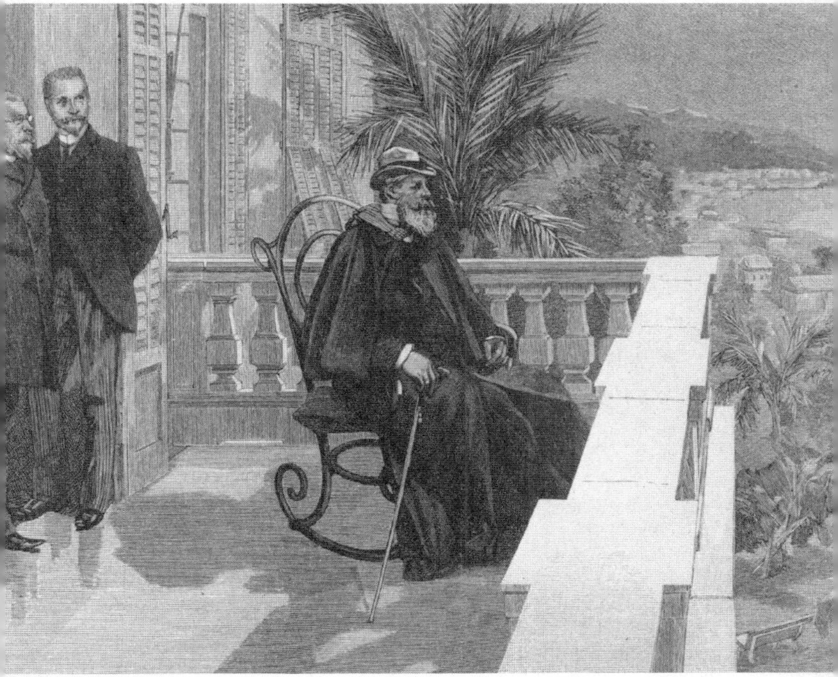

◄ Ein Kaiser im Wartestand – und im Wettlauf mit dem Tod: Friedrich Wilhelm wartet in San Remo auf die Nachricht vom Ableben seines Vaters und den Beginn seiner Regierungszeit, die nur 99 Tage dauern wird.

Friedrich III.

»Heiserkeit, meine Herren, verhindert mich, Ihnen etwas vorzusingen!« Die zum Empfang im Berliner Schloss angetretenen Herren des Reichstagspräsidiums reagierten pflichtschuldigst mit verhaltenem Schmunzeln auf diese scherzhaft gemeinte Erklärung, vielleicht ergänzt durch Bemerkungen wie »Köstlich, Kaiserliche Hoheit, köstlich …«. Keiner der Anwesenden, am allerwenigsten wohl der Mann, der diese Worte zur Begrüßung mit einem müden Lächeln sprach, konnte ahnen, dass sie den Anfang einer Tragödie markierten – eines menschlichen, aber auch eines politischen Dramas. Man schrieb den 8. März 1887, und der Sprecher war der Thronfolger, Kronprinz Friedrich Wilhelm Nikolaus Karl von Preußen, Sohn des Königs von Preußen und ersten deutschen Kaisers, Wilhelms I.

Das Deutsche Kaiserreich war erst 16 Jahre zuvor gegründet worden, im Spiegelsaal von Versailles, auf dem Höhepunkt des siegreichen Krieges von Preußen und anderen deutschen Staaten gegen Frankreich. Auf der machtpolitischen Bühne Europas war es ein Neuling, von den übrigen Großmächten mit Misstrauen (und im Falle Frankreichs mit Revanchegelüsten) betrachtet. Quasi von einem Moment zum anderen war im Zentrum des Kontinents ein Gigant entstanden: Das Deutsche Reich wies ein enormes demografisches wie ökonomisches Wachstum auf und schickte sich an, die führende Industrienation Europas zu werden. Seine Armee, im Kern die preußische, galt nach drei kurzen und mit höchster Effizienz siegreich geführten Waffengängen – 1864 gegen Dänemark, 1866 gegen Österreich, 1870/71 gegen Frankreich – als ein Machtinstrument sondergleichen. Die politischen Strukturen des Newcomers waren nicht dazu angetan, bei den beiden demokratisch konstituierten Großmächten (wobei »demokratisch« im 19. Jahrhundert nicht die Bedeutung hat wie in unserer Zeit; so gab es beispielsweise selbst im weithin als fortschrittlich gepriesenen Großbritannien kein Wahlrecht für Frauen), der französischen Republik und der konstitutionellen Monarchie England Vertrauen zu stiften. An der Staatsspitze Deutschlands stand die preußische Hohenzollernmonarchie; der Lenker und Gestalter der deutschen Politik war der konservative Junker Otto von Bismarck, der als Reichskanzler gerade in den 1880er Jahren einen energischen Kampf gegen »Reichsfeinde« führte, nach seiner Einschätzung in erster Linie die Sozialdemokraten und die Katholiken.

Für viele politisch engagierte Bürger des Reiches und für seine fortschrittlichen, an einer Erweiterung demokratischer Grundrechte interessierten Kräfte war der Mann, dessen Heiserkeit an jenem Frühjahrstag schnell wieder vergessen war, ein Hoffnungsträger. Friedrich Wilhelm galt ihnen und seither vielen, wenngleich nicht allen Historikern und Biografen als »Deutschlands liberale Hoffnung«.[1] In diesen Kreisen galt es als ausgemacht, dass Friedrich Wilhelm nach Ablauf der Bismarck-Ära das Steuer ergreifen und einen neuen Kurs fahren, eine Abkehr von Restriktion und Autoritarismus vornehmen würde. Kaum ein Dokument drückt die Erwartung oppositioneller Kreise so deutlich aus wie das Jahre später mit verklärter Erinnerung von Anton von Werner geschaffene Gemälde »Kaiser Friedrich III. als Kronprinz auf dem Hofball 1878«, auf dem dieser mit führenden liberalen Politikern eine abseits des Treibens stehende Gruppe bildet – Männer, denen die Zukunft zu gehören schien.

Der Kronprinz war als Anhänger des britischen Systems bekannt, eines soliden Parlamentarismus mit *checks and balances* und einem über den Parteien thronenden Monarchen. Die Neigung des preußisch-deutschen Kronprinzen, der im Gegensatz zu den meisten seiner Landsleute (und seinen Familienmitgliedern) fließend Englisch sprach, zum weltumspannenden British Empire war nicht nur von seiner bei zahlreichen Besuchen erworbenen Vertrautheit mit den britischen Verhältnissen geprägt, sondern hatte auch einen ganz persönlichen Grund: Seine Frau Victoria kam aus England und war die Tochter der gleichnamigen englischen Königin, die der ganzen Epoche den Namen geben sollte: das Viktorianische Zeitalter. Im Gegensatz zu anderen Töchtern des europäischen Hochadels war Prinzessin Victoria, die Friedrich Wilhelm als Achtjährige bei einem Englandbesuch kennengelernt hatte und die bei ihrer Hochzeit mit dem preußischen Prinzen 17 Jahre alt war, kein unpolitisches Wesen. Ihr Vater, Prinz Albert von Sachsen-Coburg-Gotha, hatte für eine exzellente Erziehung seiner Erstgeborenen gesorgt und ihr in vielen Gesprächen die Vorzüge seiner Wahlheimat Großbritannien deutlich gemacht. Als die Vermählung mit dem neun Jahre älteren Friedrich Wilhelm anstand, beschwor Albert seine Tochter und seinen künftigen Schwiegersohn, die politische Zukunft Deutschlands (das noch nicht unter preußischer Führung geeint war) läge allein in einer dem britischen Vorbild ähnlichen konstitutionellen Monarchie und in der Schaffung und Wahrung demokratischer Grundrechte. Victoria vermisste ihr geliebtes Heimatland nach dem Umzug nach Berlin wohl mehr als je zuvor: Die Aufnahme durch die Hofkreise und durch reaktionäre Politiker wie Bismarck – ihr lebenslanger Intimfeind – war kalt bis feindselig. Für die einflussreichen Kreise sollte sie stets »die Ausländerin«, »die Engländerin« bleiben – selbst für ihren ältesten Sohn, den späteren Kaiser Wilhelm II., der das deutsche Kaiserreich in den Untergang führen sollte. Eine unverbrüchliche Stütze hatte Victoria, im Familienkreis Vicky genannt, allerdings in Berlin: ihren Mann. Friedrich Wilhelm war seiner Frau in einem so hohen Maße ergeben, dass seine vermeintlich submissive Haltung gegenüber »Frauchen«, wie er Vicky nannte, Anlass für hinter vorgehaltener Hand geäußerten Spott bei Hofe war. Für zahlreiche Parlamentarier hingegen, wie für den Wortführer der Liberalen, den Arzt Rudolf Virchow, war diese Anhänglichkeit an die englische Patriotin Grund zur Hoffnung. Es ist eine bemerkenswerte Facette der sich anbahnenden Tragödie, dass gerade Virchow, eine der großen Persönlichkeiten in einer goldenen Epoche medizinischen Fortschritts, in dem Drama um Friedrich Wilhelm eine besonders armselige Figur abgeben sollte.

Der heisere Mann, auf dem so viele Erwartungen ruhten, war indes nicht mehr jene geradezu heroische Gestalt aus den drei Kriegen. Groß gewachsen, mit einem vollen, beinahe blonden Bart und blauen Augen, verkörperte er für viele seiner Landsleute das männliche Herrscherideal der Epoche, wurde mit Siegfried und anderen deutschen Mythengestalten verglichen. Doch der immer noch volle Bart war von Grau durchzogen, und die Herren des Reichstagspräsidiums mochten aus den Zügen des Kronprinzen eine gewisse Müdigkeit, sogar Frustration herauslesen. Denn seine Existenz schien für Friedrich Wilhelm allein darin zu bestehen: zu warten. In diesem Frühjahr stand der Kronprinz im 56. Lebensjahr und wurde an die Langlebigkeit erinnert, die in Monarchien zum Hemmschuh des Wandels werden kann: Seine Schwiegermutter Victoria stand vor dem goldenen Thronjubiläum, und – für Friedrich Wilhelm weit schlimmer – sein Vater, Kaiser Wilhelm I., würde in wenigen Tagen seinen 90. Geburtstag begehen. Der alte Kaiser, der fünf Attentatsversuche überlebt hatte, schien jede biologische Gesetzmäßigkeit Lügen strafen zu wollen.

Die scheinbar rüstige Gesundheit des Vaters erschien Friedrich Wilhelm schon bald wie bittere Ironie. Denn seit einigen Monaten ließ ihn die eigene Gesundheit im Stich. Im Jahr zuvor, 1886, hatte er eine Maserninfektion überstanden. Danach erschien der Kronprinz manchen Hofbeobachtern nicht mehr von alter Tatkraft zu sein. Im Januar 1887 begannen die Probleme mit immer wiederkehrender Heiserkeit. Der Kronprinz und seine Umgebung zogen Professor Karl Gerhardt von der Charité zu Rate. Der Leiter der medizinischen Klinik – eher Internist als Spezialist für Halserkrankungen – mag etwas Ernstes vermutet haben: »Das Uebel soll unter Erkältungserscheinungen begonnen haben und galt auch im Anfange als katarrhalische Heiserkeit. Jedoch waren in den nächsten Monaten Husten und andere katarrhalische Erscheinungen nicht vorhanden; nur trockene Heiserkeit, und die verschiedenen gegen Katarrhe sonst wirksamen Arzneimittel und Einathmungen waren gänzlich erfolglos geblieben.«[2] Der Kronprinz rauchte leidenschaftlich gern Pfeife und Zigarre – die karzinogene Wirkung der in Tabakprodukten enthaltenen Gifte wurde allerdings erst im 20. Jahrhundert entdeckt.

Am 6. März – zwei Tage vor dem Empfang für das Reichstagspräsidium – nahm Gerhardt erstmals eine Kehlkopfspiegelung vor, eine damals noch neue Untersuchungsmethode. Er beschrieb den Befund mit den Worten: »Sah man am Rande des linken Stimmbandes zwischen Stimmfortsatz und Stimmbandmitte, ersterem näher, eine blasse, zungen- oder lappenartige, anscheinend etwas unebene Vorragung. Die Länge derselben betrug etwa 4, die Höhe 2 mm. Die Diagnose wurde gestellt auf pulpöse Verdickung des linken Stimmbandes.«[3] In den nächsten Wochen unternahmen die Ärzte mehrere Versuche, den vermeintlichen Polypen mit einer Drahtschlinge, dann mit einer Version, die zum Glühen gebracht werden konnte, abzutragen. Die Behandlungsversuche müssen eine Tortur für den Patienten gewesen sein, auch wenn es erste Möglichkeiten einer lokalen Betäubung mit Kokain gab – eine Methode, die erst drei Jahre zuvor von dem Augenarzt Carl Koller in Wien entdeckt worden war. Nicht nur Frustration über den hartnäckigen Befund, sondern auch eine Spur der Hoffnung klingt bei dem klinischen Bericht von Gerhardt und seinen Kollegen an: »Am 14. abends [März 1887] wurde zum ersten Male der glühende Platindraht angewandt. Am 16. wurde in ganzer Ausdehnung, vorzugsweise in der Mitte die Geschwulst angeglüht. Diesmal wenig Schmerz. Vom 18. bis 26. musste die Behandlung ruhen wegen der Geburtstagsfeier Sr. Majestät des Kaisers Wilhelm. Nun wurden am 26., 27., 29. und von da an bis zum 07. April täglich mit dem Glühdrahte Zerstörungen der Neubildung vorgenommen, Alles, was vorragte, weggebrannt und am 07. noch der Stimmbandrand mit einem flachen Brenner überfahren und geglättet.«[4]

Friedrich Wilhelm und seine Frau begaben sich nach dieser anstrengenden Behandlung in den bevorzugten Kurort der Hohenzollern, nach Bad Ems[5], wo der Kronprinz vermeintlich entzündungshemmende Inhalationen vornahm. Als er Mitte Mai in die Hauptstadt zurückkehrte, zeigte sich bald, dass von einer Heilung keine Rede sein konnte: Nicht nur war das Geschwür wieder nachgewachsen, seine gerötete Oberfläche sah alles andere als gutartig aus. Am 18. Mai erörterte ein Ärztekonsil, zu dem Professor Ernst von Bergmann, einer der führenden deutschen Chirurgen der Epoche gehörte, die mögliche Natur des Befundes. Eine entzündliche Genese – zum Beispiel aufgrund einer Tuberkulose oder einer Syphilis – konnte dabei aufgrund der Symptome (der Patient hatte kein Fieber, keinen Husten, keine Lymphknotenschwellung) ausgeschlossen werden. Erstmals machte nun das Wort »Krebs« die Runde.

Zu den Maßnahmen, die man mit dem Kronprinzen besprach, gehörte eine recht radikale Operation, die Spaltung des Kehlkopfes und die Entfernung der Geschwulst. Die Erfolgschancen wurden als relativ gut beurteilt, doch konnte nicht davon ausgegangen werden, dass nach einem solchen Eingriff der künftige deutsche Kaiser bei voller Stimme sein würde. Auch eine totale Entfernung des Kehlkopfes wurde nicht ausgeschlossen – ein lebensgefährlicher Eingriff, der nur selten gelang. Bergmann begann vorsichtshalber, die Operation an einer Leiche zu üben. Man beschloss, einen Arzt hinzuzuziehen, der auf dem sich entwickelnden Gebiet der Laryngologie, der Lehre von den Krankheiten des Kehlkopfes, als führender Experte galt. Diese Entscheidung fand die enthusiastische Unterstützung der Victorias: Die Koryphäe nämlich war ein Landsmann der Kronprinzessin, der englische Arzt Morell Mackenzie. Der Brite hatte ein auch in Deutschland beachtetes Lehrbuch über Kehlkopfkrankheiten geschrieben; er war unter britischen Ärzten geachtet, wenn auch nicht unumstritten: Sein waches Auge für die finanziellen Aspekte ärztlichen Wirkens und eine gehörige Portion Selbstgefälligkeit fanden manche seiner Kollegen ehrenrührig.

Am 20. Mai nahm Mackenzie eine erste Untersuchung vor und vermeinte, Hinweise auf eine eher gutartige Veränderung zu erkennen. Es war der Beginn einer zunehmend schwierigen Kooperation mit den deutschen Ärzten und schließlich einer gegenseitigen feindseligen Blockade. Die deutschen Ärzte waren von der Bösartigkeit des Befundes überzeugt, Mackenzie deutete in seinen meist sibyllinischen Statements durchweg Benignität an. Wundert es da, welcher Seite die Kronprinzessin und damit auch der Patient, der stets auf seine Frau hörte, mehr Glauben schenkten? Mackenzie verkörperte Hoffnung; von Bergmann, Gerhardt und die anderen deutschen Ärzte hingegen schienen für Vicky Sendboten einer düsteren Zukunft: mit einem vielleicht stummen und siechen, vielleicht aber auch toten Friedrich Wilhelm.

Tatsächlich stand die Methodik des klinischen Vorgehens von Morell Mackenzie in Einklang mit heutigen diagnostischen Prinzipien, wie der österreichische Pathologe Professor Roland Sedivy jüngst dargelegt hat: »Mackenzie [war] seiner Zeit sehr voraus und vertrat damals schon einen modernen Standpunkt in der Tumordiagnostik, denn die … *krebsige Natur müsse durch mikroskopische Untersuchung bewiesen werden* ….« Seiner Auffassung gemäß führte Mackenzie zur Klärung der Art der Veränderung am 21.5.1887 mit einer Kehlkopfzange (Forceps laryngis) eine Biopsie durch, die mehrere Gewebeteile zutage brachte, welche an Rudolf Virchow (1821–1902) in Berlin übersandt wurden.[6]

Virchows Diagnostik und sein Verhalten in den kommenden Monaten sind ein wenig rühmliches Kapitel in der Vita dieses großen Wissenschaftlers. Dreimal wurden Virchow Proben des Gewächses zugesandt, dreimal vermochte er keinen Hinweis auf Malignität zu finden. Selbst ein in der Endphase von Friedrich Wilhelms Leben von dem Schwerkranken ausgehustetes Gewebestück – das vierte – zeigte ihm unter dem Mikroskop keine Anzeichen von Krebs. Seine Diagnosen fokussierten auf warzenähnliche Veränderungen. Vermutungen sind laut geworden, dass Virchows politische Einstellung – er war einer der profiliertesten Kritiker Bismarcks, ohne auch nur annähernd über dessen Sprachgeschick, Schlagfertigkeit und Charisma zu verfügen – sein Urteilsvermögen getrübt hat, dass auch er – ähnlich wie Victoria – nicht sehen wollte, welches Schicksal der Hoffnung der liberalen Kräfte drohte. Doch bei Gewebeuntersuchungen ist es nicht ungewöhnlich, dass die jeweilige Probe – die Biopsie – keine malignen Zellen enthält, auch wenn sie aus einem von Krebs befallenen Organ entnommen wurde. Roland Sedivy nimmt den Begründer der Zellularpathologie aus der Sicht eines heutigen Experten denn auch in Schutz: »Sehr modern und verantwortungsbewusst hat Virchow allerdings auf die potenzielle Fehlerhaftigkeit hingewiesen. Auch uns modernen Pathologen ist sehr bewusst, dass aus Proben, die für den Tumor nicht wirklich repräsentativ sind, ein falscher Schluss gezogen werden kann. Virchow schreibt: »*[Ob ein] … solches Urteil in Bezug auf die gesamte Erkrankung berechtigt sei, lässt sich aus den exstirpierten Stücken mit Sicherheit nicht ersehen.*«[7]

Im Juni 1887 reiste Friedrich Wilhelm zu den Feierlichkeiten des goldenen Thronjubiläums seiner Schwiegermutter nach England und nahm an der großen Parade zu Ehren von Queen Victoria teil, die ein halbes Jahrhundert zuvor als 18-Jährige auf den Thron gekommen war. Zwar sollen einige Besucherinnen der Parade beim Anblick des deutschen Kronprinzen hoch zu Ross an Lohengrin erinnert worden sein, doch ein Mediziner im Publikum hatte einen schärferen Blick: »Das Gesicht des Kronprinzen wirkte weiß, fast schon gelblichweiß. Bewegungslos, wie er auf dem Pferd saß, glich er eher einer weißen Statue als einem lebenden Menschen. Seine Augen lagen tief, und mir war, als drückten sie eher das ahnungsvolle Gefühl eines schmerzlichen Abschieds als ein stolzes Bewusstsein der Bewunderung aus, die ihm entgegenströmte.«[8] Mackenzie nahm in diesen Tagen zwei weitere Abtragungen mit der Schlinge vor und Friedrich Wilhelm war so mit der Betreuung zufrieden, dass er seiner Schwiegermutter die Nobilitierung empfahl – sein seelisches Wohlbefinden rührte auch daher, dass Mackenzie, wohl wider besseres Wissen, dem Patienten gegenüber das Leiden als geheilt bezeichnete. So wurde aus dem Pionier der Laryngologie *Sir* Morell Mackenzie – was seiner Beliebtheit bei der Kollegenschaft in London wenig zuträglich war.

Der Kronprinz und seine Frau unternahmen eine mehrmonatige Erholungsreise mit Tirol, Venedig und schließlich San Remo als Stationen, jedoch ohne Erfolg. Im November musste man erkennen, dass der inzwischen wiederholt abgetragene Tumor erneut nachgewachsen war, größer und nunmehr bei der Laryngoskopie auch schrecklicher aussehend als je zuvor. Plötzlich änderte auch Mackenzie seine Diagnose: »Now it looks like a cancer.«[9] Restlos offen gegenüber dem Patienten waren die Mediziner nicht; Friedrich Wilhelm notierte am 11. November: »Dr. von Schrötter an der Spitze … unter Frauchens Beisein teilte deren Ansicht dahin mit …. vorliegender Fall ein ernster sei …. Ich fragte ob er es Krebs nenne, worauf er erwiderte: *wenigstens mit demselben verwandt* …«[10]

Den Ärzten war nunmehr klar, dass einzig die gefährliche Totaloperation noch das Überleben des Patienten sichern konnte, der indes ablehnte: »… schon nach wenigen Minuten kam die schriftliche Willensäußerung Seiner Kaiserlichen Hoheit zu uns zurück, in die große Operation nicht zu willigen und nur seinerzeit den Luftröhrenschnitt ausführen zu lassen.«[11] Der Luftröhrenschnitt, die Tracheotomie, wurde unumgänglich, da das Tumorwachstum so fortgeschritten war, dass dem Patienten das Atmen schwerfiel. Zu dieser Intervention kam es am 9. Februar 1888, nachdem »... das Athmungsgeräusch so zugenommen [hatte], dass man bei Tische fast jeden Athemzug des Kronprinzen an den entgegengesetzten Enden der Tafel hörte«.[12]

Der Kronprinz war damit dem Erstickungstod entronnen, doch seine Stimme würde er nie wieder erheben können; von nun an konnte Friedrich Wilhelm nur noch per handgeschriebenem Zettel mit seinem Umfeld kommunizieren. Der Eingriff ging den Ärzten relativ leicht von der Hand und mag als Zeichen dafür stehen, in welchem Umbruch sich die Medizin in den letzten Jahrzehnten des 19. Jahrhunderts befand. Grandiose Fortschritte waren in jüngerer Vergangenheit erzielt worden: die Einführung zunächst der Allgemeinnarkose ab 1846 – vielleicht die Sternstunde der Menschheit schlechthin – und schließlich der Lokalanästhesie kurz vor Friedrich Wilhelms Leidenszeit, die Identifizierung von Krankheitserregern unter den Mikroskopen von Robert Koch, von Louis Pasteur. Gegen zähen Widerstand wurden strengere Hygienevorschriften und im Klinikbetrieb die Antisepsis, für die vor allem der schottische Chirurg Joseph Lister verantwortlich war, durchgesetzt. Doch während die Menschen in Deutschland und Europa mit Sorge die Berichte über den Gesundheitszustand des nächsten deutschen Kaisers und damit eines der potenziell mächtigsten Männer Europas in den Gazetten lasen, hing über ihrem Alltagsleben stets das Damoklesschwert schwerer, plötzlich ausbrechender und ungeachtet allen Fortschritts unheilbarer Erkrankungen. Und diese Gefahr prägte das Bewusstsein der Menschen im von so viel technischem Fortschritt gekennzeichneten 19. Jahrhundert ebenso wie es die Pest, die Pocken, die Syphilis in früheren Epochen getan hatten. In Lübeck lebte in jenem Jahr 1888, das als Dreikaiserjahr in die deutsche Geschichte eingehen sollte, ein 13-jähriger Junge namens Thomas Mann. Er würde den beiden großen Krankheiten des 19. Jahrhunderts unvergleichliche literarische Denkmäler setzen: der Tuberkulose im *Zauberberg*, der Cholera im *Tod in Venedig*. Beide Infektionen werden uns bei der Betrachtung des Einflusses von Krankheiten auf die Geschichte – jenen, die weite Teile der Bevölkerung heimsuchten, und jenen, die den Großen und Mächtigen das Zepter aus der Hand nahmen – noch begegnen.

Dann kam die Nachricht in San Remo an, auf die Friedrich Wilhelm lange, zu lange gewartet hatte und die nun zu spät kam: Am 9. März 1888 war sein greiser Vater endlich heimgerufen worden. Der Kranke würde als Friedrich III. den Thron besteigen. Franz Herre dürfte die leicht resignative Gefühlslage des stummen Kaisers richtig erfasst haben: »Der vom Tode Gezeichnete wusste, dass seine Tage gezählt waren. Doch er zeigte sich dankbar, dass ihm noch ein wenig Macht und ein Hauch von Herrlichkeit vergönnt wurde.«[13]

Durch einen Schneesturm bahnte sich sein Sonderzug den Weg nach Berlin. Reichskanzler Bismarck empfing ihn höflich und weitgehend ohne erkennbare Anteilnahme; in der machtpolitischen Fantasie des Staatsmannes dürften die widerstreitenden Szenarien miteinander gerungen haben. Was war wohl besser – oder weniger katastrophal – für ihn, für seine Politik und für Deutschland: die wahrscheinlich kurze Herrschaft Friedrichs III. oder eine sehr viel längere des sprunghaften neuen Kronprinzen Wilhelm, der erst 29 Jahre alt war und dem sich die Hofkreise wie einer aufgehenden Sonne schnell zuwandten? Friedrich III. und Kaiserin Victoria – dies war nun ihr Titel – zogen ins Schloss Charlottenburg ein. Wenn es das Wetter und sein Zustand erlaubten, machten sie täglich kurze Ausfahrten in einer Kutsche, von der Berliner Bevölkerung mit einer Mischung aus Sympathie, Neugier und vor allem Mitleid betrachtet.

Der Bart des Monarchen versteckte die silberne Kanüle der Tracheotomie vor den Blicken der Öffentlichkeit. Die behandelnden Ärzte hingegen erlebten die schrecklichen Manifestationen der Krankheit, reinigten die Kanüle von übelriechendem Ausfluss. Voller Frustration darüber, dass er bereits ein Dreivierteljahr zuvor die düstere Prognose gestellt hatte, aber an der von Mackenzie und dessen Gönnerin Victoria um den Patienten errichteten Mauer der Realitätsverweigerung gescheitert war, rief Ernst von Bergmann kurz vor der Thronbesteigung seines Patienten aus: »Jetzt kann jeder sehen, dass das, was aus dem Munde des Kronprinzen fließt, Krebsjauche ist!«

Die Regierung Friedrichs III. dauerte genau 99 Tage. Der Kaiser starb am 15. Juni 1888. Die Obduktion, von Virchow geleitet, zeigte allzu deutlich, was der hochgeehrte Wissenschaftler unter seinem Mikroskop nicht erkannt hatte oder hatte erkennen wollen. Der Krebs hatte den Kehlkopf völlig zerstört, Teile der Luftröhre und der Lunge waren, wie es im Obduktionsbericht hieß, brandig geworden und zeigten eine Abszessbildung. Mackenzie, der sich sein ärztliches Wirken mit der astronomischen Summe von fast einer Viertelmillion Goldmark hatte belohnen lassen, veröffentlichte noch im selben Jahr ein Buch über die Krankheit des illustren, von ihm als Frederick the Noble titulierten Patienten. Er überlebte diesen um nur vier Jahre und starb 1892 mit 54 Jahren an einem Herzinfarkt.

Zu Grabe getragen wurde mit Friedrich III. auch die Vision eines ganz anderen Deutschland. Ob der Verstorbene die Hoffnungen der Liberalen erfüllt hätte oder in den Machtstrukturen eines nur begrenzt demokratischen, obrigkeitszentrierten Staatswesen gefangen gewesen wäre, darüber kann nur spekuliert werden. Der Historiker Volker Ullrich, ein exzellenter Kenner der Epoche (und Autor einer herausragenden Hitler-Biografie) zweifelt nach Untersuchung der Tagebücher des Kronprinzen, dass Friedrich III. einen wirklich radikalen Wandel zu vollziehen in der Lage – und willens – gewesen wäre: »Die Sympathien des Kronprinzen für die liberalen Ideen seiner Frau gingen keineswegs so weit, dass er etwa einen Systemwechsel hin zum Parlamentarismus angestrebt hätte. Obwohl er Kontakte zu freisinnigen Politikern pflegte, blieb er dem militärischen Milieu am preußischen Königshof stark verhaftet.«[14]

Und dennoch: Wir wissen nicht, wie dieses kontrafaktische Deutschland ausgesehen hätte. Es wäre eine deutsche Nation gewesen, der Friedrich III. – eine normale Gesundheit und die zur Langlebigkeit prädisponierenden Gene seines Vaters vorausgesetzt – von 1888 bis vielleicht 1910, bei Erreichen eines Alters wie sein Vater gar bis 1920 – vorgestanden hätte. Angesichts des Einflusses seiner Frau auf ihn ist eine weitere Kanzlerschaft Bismarcks in diesem Szenario sehr unwahrscheinlich. Wir wissen indes, wie das reale Deutschland von 1888 bis 1918 unter seinem Sohn Wilhelm II. aussah. Führend in Industrie und Wissenschaft, aber politisch mit einem sprunghaften, oft irrationalen Kaiser und einer Abfolge schwacher und unfähiger Kanzler war es ein Unruheherd im europäischen Konzert der Mächte. Mit dem wilhelminischen Deutschland verbinden wir »schimmernde Wehr« und Säbelrasseln, maritimes Wettrüsten gegen England und als Folge dessen Abdriften ins Lager der gegenüber Deutschland immanent feindlichen Mächte Frankreich und

Russland. Wilhelm II. stand für Großmäuligkeit und Chauvinismus und letztlich für eine entscheidende Rolle – als Handelnder, aber auch als Getriebener – auf dem Weg in die Urkatastrophe des 20. Jahrhunderts, das unsägliche Massensterben des Ersten Weltkrieges. Angesichts dieser Bilanz kann man sich fast sicher sein: Unter Friedrich III. wäre es – auf welche Art auch immer – anders gekommen. Und besser.

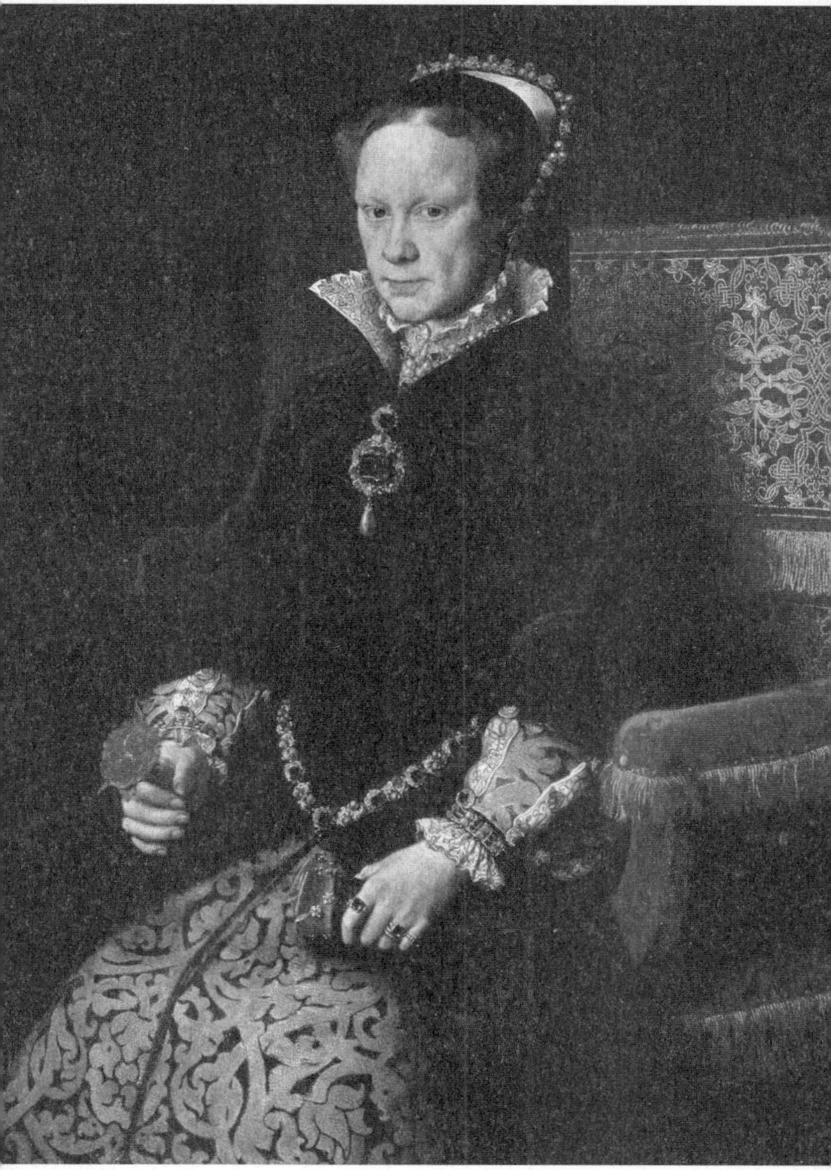

◄ Eine Königin, deren Porträt keine Gnade und Huld ausstrahlt und stattdessen einen Eindruck gibt, warum Mary Tudor als »Bloody Mary« in die Geschichte eingegangen ist.

England und Spanien vereint – beinahe ...

Mary Tudors Scheinschwangerschaft

Die Königin war nicht als Ausbund von Frohsinn und guter Laune bekannt, doch Beobachter am Hofe konnten nicht umhin, eine gewissen Erheiterung auf den sonst so strengen Gesichtszügen der Queen auszumachen. Bald machte die Neuigkeit im Umfeld des St. James Palace und dann auch in London die Runde: *Her Majesty is with child!* Die Kunde von der Schwangerschaft der 38-jährigen Königin wurde umgehend von den in der Hauptstadt Englands ansässigen Diplomaten an ihre Regierungen übermittelt, so auch in einer Nachricht an Kaiser Karl V., der über das Deutsche Reich und über Spanien sowie dessen Besitzungen in der neuentdeckten Welt hinter dem westlichen Horizont herrschte: »Die Königin ist ganz eindeutig schwanger, denn sie spürt das Baby. Es gibt weitere und typische Anzeichen dafür, so auch der Zustand ihrer Brüste.«[1] Den Adressaten, in dessen Reich nach einem damals aufkommenden geflügelten Wort die Sonne nicht unterging, dürfte diese Neuigkeit in hohem Maße erfreut haben. Denn die englische Königin war seit einigen Monaten, seit Juli 1554, mit seinem Sohn, dem Prinzen Philipp, verheiratet.

Sowohl die Hochzeit in jenem Sommer als nun auch die

schnell an allen europäischen Höfen die Runde machende Nachricht von der Schwangerschaft der nach damaligem Empfinden schon sehr reifen Königin lösten je nach politischem – präziser: religionspolitischem – Standpunkt Freude oder Sorge aus. Im zweiten Fall war es oft buchstäblich Sorge um das eigene Überleben. Denn Queen Mary I. hatte sich zum Ziel gesetzt, England wieder in den Schoß der katholischen Kirche zurückzuführen, und sie scheute dabei auch vor grausamen Mitteln nicht zurück. Man erinnert sich an ihre Herrschaft als eine Zeit, in der die Scheiterhaufen brannten. Auf diese grausige Art ließ sie Ketzer hinrichten – und ein Ketzer war für sie faktisch jeder Protestant. Die Geschichte würde dieser Königin später (wenn auch noch nicht zu ihren Lebzeiten) den Beinamen Bloody Mary geben – ein vernichtendes Verdikt, das auch nicht durch die Existenz des gleichnamigen Cocktails gemildert wird.

Man muss einen Moment innehalten, um sich die Konsequenzen vorzustellen, die sich in scheinbar so ferner Vergangenheit anbahnten und die dennoch unsere heutige Welt geprägt hätten – wenn die Geschichte so verlaufen wäre, wie es sich für die Zeitgenossen zu jener Jahreswende 1554/1555 andeutete. Der Mann, der bald über das mächtigste Reich der Welt gebieten würde (Kaiser Karl V. dankte 1555 ab, und der Gatte Marys wurde damit König Philipp II. von Spanien), hatte durch seine Heirat eine Union mit der aufstrebenden maritimen Macht England gebildet. Philipp und Mary waren überzeugte und angesichts des Glaubenseifers der Epoche geradezu fanatische Katholiken. Marys Vater Heinrich VIII. hatte Englands Gläubige aus dem Griff Roms herausgelöst und die Church of England mit ihm (und seinen Nachfolgern) als Oberhaupt gegründet. Diesen Vorgang wollte Mary umkehren und England zu einer Bastion des Katholizismus machen. Wie würde es angesichts dieser

Machtkonstellation um den gerade entstandenen Protestantismus auf dem europäischen Festland bestellt sein? Martin Luther war gerade etwas mehr als zehn Jahre tot, der neue Glaube selbst dort, wo er Wurzeln geschlagen hatte, kaum etabliert: im deutschsprachigen Zentrum des Kontinents, in den unter spanischer Herrschaft stehenden Niederlanden (die einen fast 80 Jahre währenden Unabhängigkeitskrieg gegen Philipp und seine Nachfolger führten) und in Skandinavien. Angesichts der Machtkonzentration und der Tatsache, dass der einzige ernst zu nehmende Rivale der Achse Spanien-England aus dynastischen, nicht religiösen Gründen die ebenfalls katholische französische Monarchie des Hauses Valois war, fällt es nicht schwer sich vorzustellen, dass es zu einem *roll-back* gekommen wäre – zu einer zweifellos blutigen Rekatholisierung mit dem Schwert der spanischen Heere und dem Feuer (den Scheiterhaufen) und der Folter der Inquisition. Das Europa der Nationalstaaten, das sich unter diesen Umständen im 16. und 17. Jahrhundert gebildet hätte, wäre gänzlich anders gewesen als das faktische, das Grundlage unserer realen Geschichte und Gegenwart ist. Freiheitliche Geistesströmungen und vor allem die Aufklärung, die sogenannte Morgenröte unserer Gegenwart im 18. Jahrhundert, hätten kaum oder mit großer Verzögerung erblühen können. Es bleibt Spekulation, doch unsere Gegenwart in Europa wäre eine weniger liberale, eine weniger weltoffene. Und welche Supermacht würde eine auf dieser Basis entstandene Moderne prägen? Angesichts der Ressourcen und des Potenzials der für Mary, Philipp und ihre Zeitgenossen wahrhaft neuen Welt, des fernen Amerika, würde dieses wohl auch in diesem kontrafaktischen Geschichtsverlauf eine führende Rolle einnehmen. Vielleicht würden die Estados Unidos gar als eine Art Gralshüter über Europa wachen und Reformen der einst geschaffenen Ordnung bremsen oder verhindern? Es ist eine ganz andere Welt und doch eine, die möglich war. Die Störungen der Funktion des menschlichen Körpers, *eines* menschlichen Körpers, die Pathologie anstelle der Physiologie, ließ damals die Waagschale des Schicksals in eine andere Richtung neigen. Die Biografie und vor allem die Pathobiografie der Mary Tudor ist eines der prägnantesten Beispiele für das Thema dieses Buches, der Änderung und Beeinflussung historischer Abläufe durch Krankheiten – solcher, die weite Bevölkerungsschichten heimsuchten, und jener wie in diesem Fall, die einen Entscheidungsträger, eine Entscheidungsträgerin, vom scheinbar vorgezeichneten Kurs abbrachten. Und damit ganze Völker.

Bevor wir uns der Körperlichkeit der Mary Tudor zuwenden ist es sinnvoll, einen Blick auf ihre Dynastie zu werfen. Denn die Tudors faszinieren auch nach fünf Jahrhunderten; kaum ein anderes Herrschergeschlecht dürfte so viele Publikationen, Verfilmungen, Theaterstücke und andere Inszenierungen ihres Wirkens nach sich gezogen haben. In der Gegenwart sind sie geradezu zu Popstars geworden, seit die TV-Serie mit Jonathan Rhys-Myers als Heinrich VIII. und Natalie Dormer als Anne Boleyn Zuschauer auf fünf Kontinenten in Bann geschlagen hat. In England sind die Schauplätze aus der Tudorzeit Touristenmagneten der Extraklasse, von Hampton Court bis zum Tower, der über gut ein Jahrtausend hinweg eine besondere historische Bedeutung besaß. Für viele Besucher indes ist er vor allem der Ort, an dem zwei der Ehefrauen Heinrichs VIII. ihren Kopf auf den *chopping-block* haben legen müssen, auf dem ihr Haupt vom Körper getrennt wurde. Die Auswahl an *entertainment dinners* ist vor allem in London groß, bei denen ein als Heinrich VIII. verkleideter und meist stattlicher Schauspieler den Touristen mit seiner Showeinlage das fade Essen aus der Großküche vergessen lässt. Die Tudors regierten nur 118 Jahre und brachten lediglich fünf Herrschergestalten hervor, doch dürfte der Buchautor C. J. Meyer, der eine einbändige Geschichte ihrer Epoche verfasst hat, recht haben mit seiner Einschätzung, dass aus ihnen der berühmteste König und die berühmteste Königin in der Geschichte nicht nur Englands, sondern Europas und wahrscheinlich der Welt hervorgegangen ist.[2]

Es war eine Epoche der Gewalt und des Terrors, der Rebellion und der Kriege, in der nicht nur das Leben der einfachen Bevölkerung, sondern oft auch das jener, die gerade noch mächtig waren, wenig wert war. Die Günstlinge und Berater, die noch kurz zuvor die Gunst des Herrschers oder der Herrscherin hatten, dann aber in Ungnade fielen, gingen mit erschreckender Regelmäßigkeit den Weg in die Folterkammer, zum Richtblock oder zum Scheiterhaufen. Blutvergießen markiert auch den auf den Tag genau zu datierenden Beginn der Tudorzeit: Zu dem Blut, das am 22. August 1485 auf dem Schlachtfeld von Bosworth floss, gehörte auch das Blut eines Königs. Auf jener Walstatt endete das lange Zeitalter der Rosenkriege zwischen den verfeindeten Häusern von Lancaster und York, als der nicht sehr geradlinig mit dem Lancastergeschlecht verwandte Henry Tudor nach seiner Rückkehr aus jahrelangem Exil in Frankreich mit seinem Heer gegen das des Königs Richard III. obsiegte. Noch auf dem Schlachtfeld und im Angesicht des geschändeten Leichnams Richards wurde Henry zum neuen König von England ausgerufen: Als Heinrich VII. war er der Gründer der Tudor-Dynastie. Seine 24 Regierungsjahre waren von Vorsicht geprägt, der Machterhalt war oberstes politisches Ziel des neuen Herrschers. Dass er Elizabeth von York, die Nichte des besiegten Königs, heiratete, wurde als ein Zeichen der Versöhnung gesehen. Auch sie ging durch eine Fernsehserie, *The White Princess* (2017), in die Gegenwartskultur ein. Teil des Machterhalts war wie zu allen Zeiten und in allen Systemen die Regierungspropaganda. Was vor Henry gewesen war, musste als denkbar negativ dargestellt werden. So wurde Richard III., der letzte bei einer militärischen Auseinandersetzung gestorbene englische König, zum Schurken schlechthin, der wegen seines bösen Charakters durch einen besseren Herrscher – eben Henry Tudor und seine Nachfahren – abgelöst werden musste. Auch William Shakespeare ließ rund einhundert Jahre nach den Geschehnissen in seinen Königsdramen Richard als eine der düstersten Persönlichkeiten der Geschichte erscheinen. Richard war zumindest ein schwieriger Charakter, aber – wie sein Ende zeigt – zweifellos ein Mann von beträchtlicher Tapferkeit. In unserer Zeit ist ihm ein wenig Gerechtigkeit widerfahren. Seine sterblichen Überreste, die seit Bosworth als verschollen galten, wurden 2012 nach einer von örtlichen Hobbyhistorikern initiierten Suche unter einem Parkplatz in der Stadt Leicester gefunden. Unter großer Anteilnahme der Bevölkerung (Tausende von weißen Rosen, das Symbol des Hauses York, wurden während der Prozession seiner Gebeine auf seinen Sarg und das diesen transportierende Fahrzeug geworfen) erhielt er 530 Jahre nach seinem gewaltsamen Ende eine würdige Ruhestätte in der Kathedrale von Leicester – und die Stadt ein sehr schönes, seinem Leben und der archäologischen Entdeckung gewidmetes Museum. Neben der DNA-Analyse konnten die Gebeine auch deshalb als die Richards identifiziert werden, weil die Knochen deutliche Zeichen einer Skoliose, einer Verbiegung der Wirbelsäule, aufwiesen, die von Shakespeare und anderen Richard III. wenig gewogenen Quellen als »Buckel« bezeichnet wurde.

Krankheiten und plötzliche Todesfälle begleiteten die Tudors von der ersten Generation an. Im Jahr nach Bosworth und nur knappe neun Monate nach der Hochzeit Heinrichs VII. mit Elizabeth von York wurde dem Paar im September 1486 ein Sohn geboren, der auf den Namen Arthur getauft wurde und als Prinz von Wales automatisch als Thronfolger galt. Der englischen Diplomatie gelang ein bemerkenswerter Coup: Bei der Suche nach einer künftigen Ehepartnerin bereits im frühen Kindesalter – über Jahrhunderte ein übliches Vorgehen im europäischen Hochadel – gewann man die Zusagen der aufstrebenden Weltmacht Spanien. Im Alter von 14 Jahren sollte Arthur mit Katharina von Aragon, der jüngsten Tochter des spanischen Königspaares, verheiratet werden. Im November 1501 wurde die Trauung vollzogen. Ob die beiden jungen Menschen (Katharina war wenige Monate älter als ihr Bräutigam) die Ehe je vollzogen haben, wurde angesichts künftiger Ereignisse zu einem hochbrisanten politischen und kirchlichen Streitpunkt. Arthurs kecke Bemerkung nach der vermeintlichen Hochzeitsnacht, er sei mitten in Spanien gewesen, ist wohl eher als Ausdruck der verbalen Großspurigkeit privilegierter Pubertierender männlichen Geschlechts zu interpretieren.

Viel Zeit blieb ihnen nicht: Im April 1502 starb Arthur plötzlich. Als mögliche Todesursachen werden unter anderem die Pest, die Grippe und eine damals wiederholt in England grassierende, nicht restlos aufgeklärte Seuche, die »englische Schweißkrankheit« diskutiert. Völlig unerwartet wurde nun der zweite Sohn des Königspaares zum Thronfolger. Er hieß wie sein Vater und bestieg nach dessen Tod 1509 als Heinrich VIII. den Thron. Da das Bündnis mit Spanien als enorm wichtig galt, wurde die junge Witwe innerhalb der Familie kurzerhand weitergereicht: Katharina von Aragon wurde die erste der sechs Ehefrauen des Herrschers. Das biblische Gebot, nicht des Bruders Weib zu begehren, wurde durch päpstlichen Dispens umgangen; der Nichtvollzug der Ehe mit Arthur wurde Teil der Staatsräson. Zwanzig Jahre später änderte Heinrich seine Interpretation der Vergangenheit: Nun wollte er die frühere Ehe vollzogen wissen, um eine Auflösung seiner eigenen Verbindung mit Katharina durch den Papst zu erreichen. Als sich dieser weigerte, brach er mit Rom und führte England und seine Kirche auf einen Sonderweg: die Church of England mit dem König oder der Königin als Oberhaupt.

Heinrich wollte nicht nur deshalb die Auflösung der Ehe mit Katharina, weil er den Reizen der jungen und mit einer gehörigen erotischen Ausstrahlung ausgestatteten Anne Boleyn erlegen war, sondern vor allem, weil seine Ehe nicht zu dem aus dynastischen Gründen unverzichtbaren Resultat geführt hatte: der Geburt eines männlichen Erben. Oder, besser gesagt, eines überlebenden Thronfolgers. Denn es gab kein Infertilitätsproblem. Nach einer frühgeborenen Tochter gebar Katharina am 1. Januar 1511 einen Sohn, der jedoch nach drei Tagen starb. 1513 kam ein weiterer Sohn auf die Welt; er war entweder eine Totgeburt oder starb umgehend. 1514 folgte erneut ein Sohn, der immerhin getauft werden konnte, bevor auch er verschied. Im Januar 1516 dann kam Mary auf die Welt, gefolgt von einem weiteren totgeborenen Prinzen im Jahr 1518. Das tragische Schicksal dieser Kinder zeigt, welch eine Gefahr der Lebensbeginn für ein Baby und oft auch für die Mutter über Jahrhunderte war. Die Kindersterblichkeit war hoch, in den Hütten der Bauern ebenso wie in den Palästen des Hochadels. Es würde bis ins 19. und 20. Jahrhundert dauern, bis Grundlagen der Hygiene bekannt waren und praktiziert wurden und die moderne Geburtshilfe sowie die Neonatologie auch zu früh geborenen Kindern eine gute Überlebenschance gaben. In den Epochen zuvor war eine Schwangerschaft stets ein zwiespältiges Ereignis – Anlass zur Vorfreude für die Eltern, aber auch ein Damoklesschwert über den Köpfen von Mutter und Kind.

Im Falle Heinrichs VIII. und seiner ersten Frau kam möglicherweise über die allgemeine Gefahr des Gebäraktes in jener Epoche hinaus ein weiterer Faktor hinzu, der zu den Früh- und Totgeburten beigetragen haben könnte. Es erscheint heutigen Pathobiografen als wahrscheinlich, dass sich Heinrich vor der Ehe mit der spanischen Prinzessin mit der Syphilis infiziert hatte. Die Übertragung der zu Beginn des 16. Jahrhunderts plötzlich durch Europa ziehenden Geschlechtskrankheit (die Gegenstand eines eigenen Kapitels ist) auf seine Frau bzw. auf seine Frauen könnte das Schicksal der kleinen Prinzen besiegelt haben. Auch Anne Boleyn erlitt zumindest eine Früh- oder Totgeburt.[3]

Die Syphilis war, wenn diese Verdachtsdiagnose stimmte, nur eines von zahlreichen gesundheitlichen Problemen, die den König plagten und dazu beitrugen, aus dem charmanten und stattlichen jungen Prinzen einen monströsen, brutalen Tyrannen zu machen. Auch wenn fraglich ist, ob er je so gut aussah wie Jonathan Rhys Meyers, der ihn in der TV-Serie *The Tudors* darstellte, war er in jungen Jahren weit von jenem übergewichtigen Monarchen mit dem ovalen Gesicht und den tückischen kleinen Augen entfernt, den Hans Holbein der Jüngere viele Jahre später auf die Leinwand bannte und damit für nachfolgende Generationen das Bild des Königs prägte. Denn der junge Heinrich war eine gewinnende und vor allem aufgrund seiner körperlichen Konstitution beeindruckende Persönlichkeit. Er konnte tagelang Turniere feiern, zechen und essen, sodass er abergläubischen Zeitgenossen wie der Leibhaftige erschien. Bei einem Turnier verschliss er einmal zehn erschöpfte Pferde. 1514 erkrankte er an den Pocken, die er mit den üblichen Narben überlebte. Sieben Jahre später zog er sich eine Malaria zu, die damals in Teilen Englands endemisch war. Die charakteristischen Fieberschübe suchten ihn danach zeitlebens heim. Eine wirkliche Plage waren indes Hautgeschwüre an den Beinen. Dieses Leiden war die Folge eines traumatischen Ereignisses. Bei einem Turnier im Palast von Greenwich am 24. Januar 1536 wurde er in voller Rüstung vom Pferd geworfen, das Reittier rollte überdies im Sturz über den Monarchen hinweg. Zwei Stunden lang war er bewusstlos, sodass man um sein Leben fürchtete. Neben einer Gehirnerschütterung hatte die offene Wunde am Oberschenkel lebenslange Folgen; sie verheilte nie richtig. Schlimmer noch: Die wahrscheinlich chronische Infektion streute in die Umgebung aus, Hautulzerationen an den Beinen wurden des Monarchen ständige Begleiter.[4]

1536 war – um ein Wort der heutigen Queen zu gebrauchen – das *annus horribilis* des Königs. Die Kopfverletzung vom Turnier im Januar hatte möglicherweise langfristige Folgen. 2016 legten Forscher der Yale University in einer Arbeit im *Journal of Clinical Neuroscience* dar, dass das schwere Kopftrauma wahrscheinlich zu Hormondefiziten und langfristig zu Hypogonadismus geführt haben könnte, also zu einer Verkümmerung der Geschlechtsteile.[5] Dies war natürlich für einen Herrscher, der unbedingt einen Erben brauchte, politisch fatal –und für einen Mann, der stolz auf seine Virilität war, erst recht. Von Anne war er nicht nur enttäuscht, weil sie ihm keinen Sohn geschenkt hatte – zu beider Enttäuschung hatte sie ihm im September 1533 eine Tochter geboren. Dass diese einmal Englands größte Königin, Elisabeth I., werden sollte, konnte niemand ahnen. Damit nicht genug: Anne – für die von Gegnern aufgrund ihrer erotischen Ausstrahlung wenig schmeichelhafte Beinamen wie »des Königs Hure« in die Welt gesetzt wurden – hatte offenbar abfällige Bemerkungen über die (nachlassende) Manneskraft ihres Gatten gemacht. Für Heinrich war das Maß nun voll: kein Sohn, mühselige oder ausbleibende Erektionen und eine miese Grundstimmung. Am 19. Mai 1536 musste Anne im Innenhof des Tower ihren schlanken, schwanenähnlichen Hals dem Schwert des Scharfrichters darbieten.

Dann hatte Heinrich doch noch das so lange erhoffte Erfolgserlebnis, konnte er sich noch einmal seiner Virilität erfreuen. Jane Seymour[6] wurde am 30. Mai 1536 Heinrichs dritte Ehefrau – ganze elf Tage nach Annes Hinrichtung. Bereits während seiner Ehe mit Anne Boleyn hatte er ein Auge auf sie geworfen. Und jetzt gelang Heinrich das so lange Ersehnte: Er zeugte einen Sohn, der auf den Namen Edward getauft wurde. Zwölf Tage nach der Geburt starb Jane wie so viele Frauen der Epoche an Kindbettfieber als Folge der miserablen perinatalen Hygiene. Heinrich war schwer getroffen und trauerte offenbar aufrichtig um sie.

Mit des Königs Gesundheit – der körperlichen wie der mentalen – ging es nun stetig bergab. Nicht länger zu sportlicher Aktivität in der Lage, dafür aber von einem ungeheuren Appetit, nahm er bis ins Groteske zu. Manchmal brachte er es auf 13 Gerichte pro Tag, heruntergespült mit bis zu 10 Pint Bier. Da Fleisch – Lamm, Rind, Fleisch und alle Arten von Geflügel, auch Spatzen in einer Pastete waren zu Tudorzeiten sehr beliebt – der zentrale Nahrungsbestandteil war, nimmt es nicht Wunder, dass Heinrich die Krankheit der Könige bekam: die Gicht. In der Endphase soll er rund 200 Kilogramm gewogen haben. Dabei wurde er immer unberechenbarer und brutaler. Die letzten Jahre seiner Herrschaft wurden als eine Zeit der Terrors wahrgenommen. Auch sein Privatleben wurde zunehmend zur Katastrophe.

Das Übergewicht, seine verschiedenen körperlichen Gebrechen und seine erektile Dysfunktion vergällten Heinrich vollends die Freuden des ehelichen Beilagers. Bei Gattin Nummer vier griff er offenbar zu einer Schutzbehauptung. Nachdem er Anna von Kleve auf einem Porträt des an den Niederrhein entsandten Malers Hans Holbein noch recht attraktiv gefunden hatte, war der König von der 25-jährigen Düsseldorferin, die am Neujahrstag des Jahres 1540 bei ihm eintraf, enttäuscht. Er beklagte lautstark die »Schlaffheit ihres Fleisches«. Die Ehe wurde nach einem halben Jahr annulliert. Anna war klug genug, sich nicht zur Schlaffheit des königlichen Gemächtes zu äußern; sie überlebte den längst zum Tyrannen mutierenden Herrscher um ein ganzes Jahrzehnt. Katastrophal wurde der Umgang mit Heinrichs Pathobiografie indes für ihre Nachfolgerin, die erst 17-jährige Catherine Howard. Da der König sie nicht befriedigen konnte, nahm sie sich einen Liebhaber. In der von Intrigen vergifteten Hofatmosphäre blieb dies nicht lange geheim. Ihr Geliebter wurde geköpft; ein früherer Liebhaber aus der Zeit vor der Ehe mit Heinrich hatte noch größeres Pech: Er wurde gevierteilt. Catherine selbst wurde im Februar 1542 hingerichtet.

Die sechste Ehefrau und dritte Katharina in diesem Amt, Catherine Parr, stellte sich – durch zwei frühere Ehen im Umgang mit Männern erfahren – geschickter an. Sie überlebte die Ehe, wenn auch nur knapp: Als Soldaten sie 1546 verhaften wollten, beschimpfte der zunehmend debile Heinrich die Männer: Er hatte vergessen, dass er höchstpersönlich den Befehl zur Inhaftierung gegeben hatte. Der Tyrann starb am 28. Januar 1547. Die letzten acht Tage siechte er im unerträglichen Gestank seiner Ulzerationen und anderer Ausscheidungen dahin. Die ungünstige Prognose wagte ihm keiner der Hofärzte zu offenbaren. Den Tod eines Königs anzukündigen, wurde als Hochverrat betrachtet und hätte die Doctores den Gang der Anne Boleyn und der Catherine Howard antreten lassen.

Ein Aufatmen ging durch das Land, zahlreiche Gefängnistüren öffneten sich, und die Zukunft schien glänzend. Zwar war der neue König Edward VI. bei seiner Thronbesteigung erst neun Jahre alt, doch er war ein hochintelligenter Junge, in dessen Namen ein Thronrat die Regierungsgeschäfte ausübte. Der starke Mann war der Onkel des Königs, Edward Seymour, Herzog von Somerset; er war der Bruder der jung verstorbenen Königin Jane Seymour. Familienbande bedeuteten nicht unbedingt Eintracht und Harmonie: Somersets jüngerer Bruder, Thomas Seymour, versuchte ihn zu stürzen. Der Plan wurde jedoch vereitelt und Thomas Seymour hingerichtet (ein Schicksal, das Somerset bald darauf mit ihm teilte). Der junge König war strikt protestantisch und ließ Katholiken aus hohen Staatsämtern entfernen. Doch der blasse Jüngling hatte keine Zukunft. Wahrscheinlich war Edward mit Tuberkulose infiziert. Er litt unter Hustenattacken, Fieber und Schweißausbrüchen. Der zu großen Hoffnungen berechtigende Jüngling siechte qualvoll dahin. Der Botschafter des Kaisers beschrieb die letzten Tage: »Er hat keine Kraft mehr, um sich zu bewegen und kann kaum atmen. Sein Körper kann nicht mehr länger funktionieren, seine Fingernägel und Haare fallen aus; die ganze Person sieht schorfig [*scabby*] aus.«[7] Edward VI. starb am 6. Juli 1553, nur 15 Jahre alt.

Eine seiner letzten Amtshandlungen, aber ihm vielleicht die wichtigste, war die Klärung der Nachfolge. Er wollte auf keinen Fall seine Halbschwester Mary auf dem Thron sehen. Der Katholizismus war für ihn das Feindbild schlechthin. So ernannte er eine entfernte Cousine, die Enkelin von Heinrichs VIII. jüngerer Schwester Mary, zur Nachfolgerin. Sie hieß Jane Grey, war erst 17 Jahre alt und wurde – darin Edward VI. ähnlich – eine der tragischsten Figuren der englischen Geschichte. Jane wurde die »Königin der neun Tage«. Nach dieser kurzen Zeit zog Mary, die über die einflussreicheren Anhänger und offenbar als Tochter eines Königs auch über eine breitere Zustimmung in der Bevölkerung verfügte, in London ein. Für Jane wurde der Tower zu ihrer Wohnstätte. Mary wollte die junge Frau offenbar zunächst begnadigen, doch wurde Jane nach einem Aufstand von Protestanten unter Thomas Wyatt als eine Gefahr für die neue Herrscherin betrachtet. So unterschrieb die Königin »schweren Herzens« (wie es bei solchen Gelegenheiten immer mit mehr oder weniger schwachem Wahrheitsgehalt heißt) das Todesurteil, das am 12. Februar 1554 im Tower zu London vollstreckt wurde. Der französische Maler Paul Delaroche schuf 1833 das eindrucksvolle Bild »Die Hinrichtung der Lady Jane Grey«, das heute eine der größten Sehenswürdigkeiten in der National Gallery in London darstellt.

Mary begann umgehend, das Rad der Geschichte zurückzudrehen. Unter Heinrich VIII. und Edward VI. waren es die Katholiken, die Repression und Verfolgung ausgesetzt waren, nun wurden die Protestanten zwangsbekehrt – oder hingerichtet. Der vielleicht prominenteste unter ihnen war Erzbischof Thomas Cranmer, dem Mary nie verziehen hatte, dass er bei der (von Rom nicht anerkannten) Annullierung der Ehe ihrer Eltern eine wichtige Rolle gespielt hatte. Er wurde bei lebendigem Leibe verbrannt, wie andere vor und nach ihm. Eine Person, die angesichts der allgemeinen mörderischen Intoleranz der Epoche und insbesondere der Rigorosität dieser Herrscherin und ihres Umfeldes in höchster Lebensgefahr geschwebt haben muss, war Marys Halbschwester Elisabeth. Als Frucht der Beziehung Heinrichs VIII. und Anne Boleyns war sie längst zum Bastard erklärt worden. Mary wusste, dass trotz Elisabeths halbherziger Beteuerungen, die Messe zu lesen, die Halbschwester als Protestantin eine potenzielle Rivalin war. Der Legende nach soll es Marys Ehemann Philipp gewesen sein, der sich dafür einsetzte, die rothaarige junge Frau unbehelligt zu lassen. Es war – so diese Geschichte stimmt – vermutlich ein Akt der Humanität, den der Spanier mehr als dreißig Jahre später zutiefst bedauern sollte, als 1588 Elisabeth und ihre Seestreitkräfte ihm die schwerste Niederlage seiner langen Regierungszeit beibrachten: Seine Armada wurde vernichtend geschlagen.

Die Aussicht auf einen Thronfolger, den sie in sich zu tragen schien, stimmte möglicherweise auch Mary milde. Auch bei ihren Untertanen – so sie katholisch waren – herrschte gute Stimmung. In den nun wieder mit Marienbildern und Goldschmuck ausgestatteten Kirchen wurde das Te Deum gesungen. Im April 1555 konnte der Gesandte Philipps von einem kurz bevorstehenden Ereignis künden: »Die Königin hat sich zurückgezogen, wie es eine alte Sitte in England ist. Man geht davon aus, dass sie vor dem Neunten des nächsten Monats niederkommen wird.«[8] In Hampton Court, dem von ihrem Vater erbauten Palast außerhalb von London, standen die Ärzte mit ihrem Geburtshilfe-Instrumentarium bereit. Mary ließ Briefe vorbereiten, an den Kaiser, den französischen König und den Papst, in denen diese von der Geburt eines Prinzen unterrichtet wurden. Das Datum war noch nicht eingesetzt.

Die Briefe wurden nie abgeschickt, sondern landeten im Public Record Office. Noch im Juni berichteten Zeugen von der Schwellung des königlichen Leibes und von der Milchabsonderung aus den gebenedeiten Brüsten. Spätestens im September war klar, dass die Queen nicht »with childe« war.

War es eine rein psychisch bedingte Scheinschwangerschaft, vielleicht ausgelöst oder ergänzt durch eine Flüssigkeitsansammlung aufgrund einer ovariellen Zyste? Die Frage muss unbeantwortet bleiben.

Es blieb nicht bei dieser einen Episode. Anfang 1558 schrieb sie an Philipp, dass sie schwanger sei. Er antwortete höflich, aber wenig enthusiastisch – wohl skeptisch wegen ihrer früheren Scheinschwangerschaft, vielleicht aber auch, weil seit seinem letzten Besuch in London sechs Monate vergangen waren. Die inzwischen weithin unbeliebte Königin wird als bleich aussehend beschrieben, sie litt an Fieberattacken und zunehmend auch an Sehproblemen – wahrscheinlich an Gesichtsfeldausfällen, die durch einen Defekt im Zentralnervensystem ausgelöst wurden. Im Mai 1558 verfasste Mary ihr Testament. Über den Sommer wurde ihr Zustand immer schlechter. Eine Grippewelle suchte England heim. Meist wird die Influenza als Todesursache der Königin genannt – dagegen spricht, dass man gemeinhin nicht fünf oder sechs Monate lang an dieser Infektion leidet, bevor man ihr erliegt. Es war ein Grundleiden, das ihrer Konstitution so stark zusetzte, dass am 17. November 1558 ihre letzte Stunde schlug. Die wahrscheinlichste Diagnose ist ein Prolaktinom, ein Tumor in der Hirnanhangdrüse (Hypophyse), der das Hormon Prolaktin produziert. Die Symptome, unter denen Mary litt – die Amenorrhoe (das Ausbleiben der Regel), die Galaktorrhoe (die Absonderung von Milch aus der weiblichen Brust), die Kopfschmerzen und die Sehstörungen – stützen diese Diagnose. Doch wie immer bei Diagnosestellungen Jahrhunderte später bleibt ein Rest von Unsicherheit.

Diesen gibt es kaum, was die historische Bedeutung des Leidens und der Scheinschwangerschaften der Mary Tudor angeht. Ihr Tod nach fünf Jahren auf dem Thron war eine

Wegscheide der englischen und der europäischen Geschichte. Statt ihrer regierte nun für 45 lange Jahre ihre Halbschwester Elizabeth, unter der ein goldenes Zeitalter anbrach, mit den Werken William Shakespeares und Christopher Marlowes – und damit die Ausbreitung der durch solche Persönlichkeiten zur Meisterschaft gebrachten englischen Sprache in die Neue und schließlich über die ganze Welt.

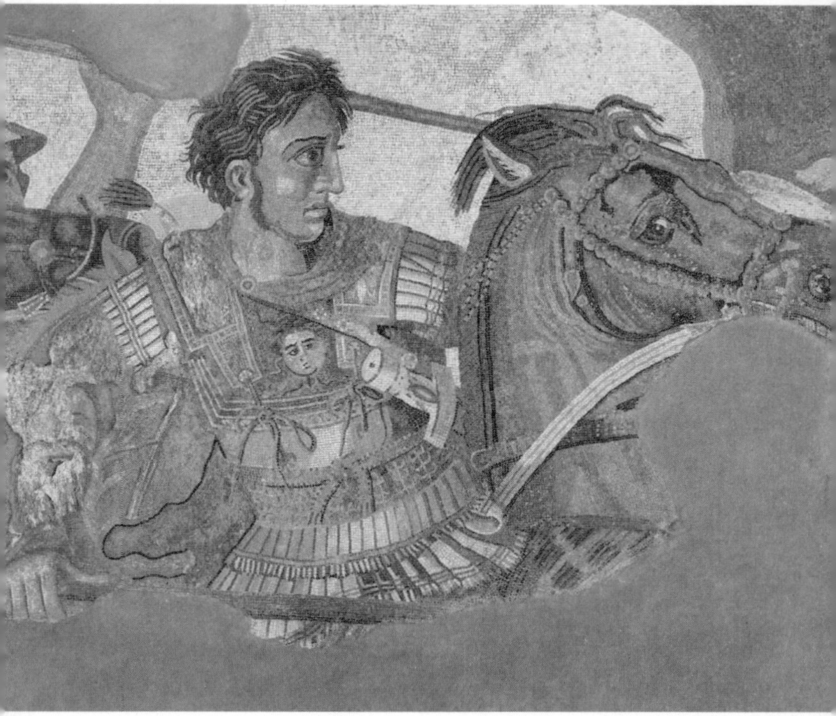

◄ Fernab des von Alexander eroberten Reiches schuf ein unbekannter Künstler dieses Porträt des Makedonenkönigs in einem grandiosen Mosaik – in Pompei, wo es den Ausbruch des Vesuvs 79 n. Chr. überstand.

Tod in Babylon

Das frühe Ende Alexanders des Großen

Langsam defilierten die Männer, die eine ganze Welt erobert hatten, an dem Lager des Sterbenden vorbei. Für ihn hatten sie unvorstellbare Strapazen auf sich genommen, waren durch Wüsten marschiert und hatten Hochgebirge überwunden, von denen niemand in der fernen Heimat eine Vorstellung hatte. Für ihn hatten sie gelitten und gehungert, vor allem aber: gekämpft. Elf Jahre lang hatten sie fast ununterbrochen Krieg geführt, gegen eine Vielzahl von Feinden, und immer waren sie siegreich gewesen – dank seiner Führung und dank ihrem tiefen Glauben, dass er nicht nur mit den Göttern im Bunde stand, sondern offenbar selbst der Sohn des höchsten Gottes Zeus war. Sie waren die Wenigen, die überlebt hatten. Tausende ihrer Kameraden hatten sie begraben: in den Wüsten des Zweistromlandes, an den Gestaden des Mittelmeeres, im Dschungel Indiens und an den Hängen des Hindukusch. Sie hatten alles gesehen, Himmel und Hölle, unermessliche Reichtümer und immer wieder: Tod und Leiden. Sie waren hart, vielleicht die härtesten Krieger, die es je gegeben hat. Doch jetzt, als die untergehende Sonne ihr mildes Licht über das Tal des Euphrat verbreitete und die flimmernde Tageshitze einem kühlen Abendwind

Platz machte an dieser so unermesslich alten Kulturstätte, in diesem Babylon, konnte kaum einer von ihnen seiner Tränen Herr werden. Sie schritten am Lager ihres sterbenden Anführers vorbei, und nur eine müde Handbewegung, ein leichtes Kopfnicken zeigte ihnen an, dass er sie erkannte und wusste, dass es ein Abschied für immer war. Eine Epoche ging zu Ende, kaum dass sie begonnen hatte, und mit ihr die Verheißung, dass Menschen aus Ost und West in einem Staatsgebilde, einem Reich, zusammenleben konnten, vereint durch die Kraft und den Willen eines einzigen Herrschers. Mit ihm ging die Vision, die Völker überall auf der (bekannten) Welt könnten sich einer einzigen, vielgestaltigen Kultur angehörig fühlen, einer Kultur, in der Wissenschaft und Kunst, Poesie und Philosophie einen hohen Rang einnahmen. Es würde nie wieder so sein. Es würde nie wieder einen wie ihn geben. Sie nannten ihn Alexandros.[1]

Es war in den ersten Junitagen des Jahres 323 vor unserer Zeitrechnung, als sich die Sonne über dem Leben des Mannes, den wir Alexander den Großen nennen, und über seinem riesigen, in kurzer Zeit eroberten Weltreich senkte. Die Epoche des Hellenismus war erblüht, überlebte ihren Gründer noch um einige Generationen, bevor sie anderen Strömungen Platz machte, dem Reich der Römer, dem Islam, dem Christentum. Wenn es eines Beweises bedürfte, dass Geschichte von Personen – ja, »großen« Persönlichkeiten, oft groß im Guten wie im Bösen – geschrieben wird, diese Saga aus einer so weit entfernten Epoche ist der vielleicht beste Beweis. Die Taten des jungen Herrschers aus Makedonien und seiner Getreuen haben bis weit in die Moderne hinein fasziniert und – unter anderem Napoleon – inspiriert. Selbst heute, da Heldentum – zumindest in Deutschland – weniger gilt als in zurückliegenden Epochen, besteht kaum ein Zweifel daran, dass Alexander eine der ungewöhnlichsten Herrschergestalten der Geschichte ist. Selbst in der für uns Europäer durch Griechenland und durch das Imperium Romanum geprägten Antike gab es nicht seinesgleichen. Der Historiker Plutarch, der im zweiten nachchristlichen Jahrhundert lebte, verfasste Parallelbiografien, die Lebensläufe von Personen, deren Vitae und deren Leistungen einander gleichen. Seiner Alexanderbiografie konnte er niemanden anders als Caesar an die Seite stellen. Doch selbst dieser Feldherr, Stratege und Diktator schuf kein gänzlich neues Imperium, sondern erweiterte ein bestehendes und begann die Republik zu begraben, die nach seinem gewaltsamen Tod 44 v. Chr. dem Prinzipat, dem Kaisertum, Platz machte.

Die Person Alexanders des Großen ist vielschichtig, janusköpfig. Der Persönlichkeit des visionären Eroberers, der das größte den damaligen Europäern bekannte Reich, das der Perser, nicht nur unterwarf, sondern mit Respekt für die Kultur der meisten inkorporierten Völker zu etwas Neuem zu gestalten suchte, dem überragenden Militärgenie, der mit seinen Makedonen weitaus überlegene Heere vernichtend schlagen konnte, stand eine andere, weit weniger einnehmende Persönlichkeit gegenüber. Wie so oft bei charismatischen Führungsfiguren, bei Neuerern und Revolutionären ging das Geniale auch bei Alexander mit Abgründen seines Wesens einher. Seine Vita ist auch eine Erzählung voller Gewaltexzesse – gegen ganze Völker wie gegen Individuen. Als sich ihm die Hafenstadt Tyros (im heutigen Libanon) widersetzte und erst nach einer monatelangen Belagerung kapitulierte, übte er grausame Rache. Nach den antiken Geschichtsschreibern, die uns das relativ Wenige an mutmaßlichen Fakten aus diesem ungewöhnlichen Leben hinterlassen haben und die alle Jahrhunderte später schrieben, hat er 8000 Männer sofort hinrichten lassen; 2000 seien ans Kreuz geschlagen worden und 13 000 Frauen und Kinder seien in die Sklaverei verkauft worden. Es war eine besonders grausame Manifestation der Wut des Eroberers, jedoch kein Einzelfall. Auch im persönlichen Leben galt er durch eine Mischung aus Impulsivität und der in der griechischen Kultur verbreiteten Neigung zu extremen Alkoholexzessen als unberechenbar und oft brutal. Kaum ein Ereignis aus seinem Leben schockiert so sehr wie der Mord an seinem langjährigen Vertrauten Kleitos, den er während eines Gelages im Sommer 328 v. Chr. in einer alkoholisierten Affekthandlung mit einer Lanze erstach: Kleitos hatte es wie zahlreiche andere seiner alten Mitstreiter gewagt, Befremden darüber zu äußern, dass Alexander immer mehr persische und asiatische Gebräuche und Umgangsformen annahm – für die Makedonen wie für die viele andere Griechen (die wiederum wie die Athener, Thebaner und Spartaner auf die Makedonen herabschauten) waren die Asiaten verachtungswürdige Barbaren. Wieder nüchtern, litt er wochenlang unter der Tat und erging sich in Selbstvorwürfen.

Der frühe Tod Alexanders mit knapp 33 Jahren war für die meisten Zeitgenossen ein Schock, für manche indes eine Erleichterung. Angesichts der kaum jemals ermüdenden Tatkraft dieses Mannes drängt sich die Frage auf, wie die Geschichte der Alten Welt an der Schnittstelle von Orient und Okzident wohl verlaufen wäre, wenn Alexander noch weitere Jahre oder gar Jahrzehnte vergönnt gewesen wären. Seine Epoche liegt für unseren Sinn von Zeit und von historischen Prozessen so unsagbar weit zurück – beinahe 25 Jahrhunderte – und doch: Ereignisse und Personen der Antike haben die Kulturen Europas und weite Teile des asiatischen Raumes geprägt, die Identität von Völkern weit über den Mittelmeerraum hinaus bestimmt. Hätte es in einem hellenistischen, von Alexander hinterlassenen Großreich einen Aufstieg Roms gegeben, oder wäre die Stadt am Tiber eine von zahlreichen Metropolen eines graeco-romanisch-westasiatischen Kulturraumes geblieben? Wäre es nicht allzu bedeutend im Schatten des urbanen Zentrums dieser Welt geblieben, des am westlichen Nilarm gegründeten Alexandria in Ägypten? Hätte es ohne den römischen Militärstaat und seinen zahlreichen Garnisonen zwischen Britannien und Kleinasien in einer jener römischen Provinzen, in Judäa, überhaupt die Religionsgründung durch den Sohn eines Zimmermanns und den Aufstieg des Christentums gegeben? Oder, sechs Jahrhunderte später, das ähnlich erfolgreiche Wirken des Propheten Mohammed? Der Tod in Babylon stellte Weichen und hatte Konsequenzen, die sich unserer kühnsten Vorstellungskraft entziehen.

Die Antike, die wundervolle Werke der Philosophie, der Literatur und der Kunst, vor allem der Baukunst schuf, war stets ein Zeitalter der Gewalt. Die Hochkulturen, deren Zeugnisse zu den größten Sehenswürdigkeiten und Touristenmagneten der Moderne zählen – am Nil und auf der Akropolis, auf dem Forum Romanum und in zahlreichen Provinzstädten des Imperiums wie Köln, Wien und Trier bis hin zur englisch-schottischen Grenze – waren immer wieder Schauplatz langwieriger und oft mit äußerster Grausamkeit geführter Kriege. Selbst der aus moderner Sicht geografisch so begrenzte Raum Griechenlands sah eine auch dem Fachhistoriker kaum überschaubare Abfolge von Konflikten zwischen Städten, die teilweise nur noch in der Erinnerung leben wie Sparta, die große Rivalin Athens. Gewalt und Innovationsfreudigkeit, Tod und Schöpferkraft gingen Hand in Hand.

Das gilt auch für Alexander. Am Beginn der Herrschaft des wahrscheinlich im Juli 356 vor Christus geborenen Eroberers stand ein Mord – der Mord an seinem Vater, Philipp II. von Makedonien. Gerüchte, dass der junge Prinz und seine Mutter Olympias an dem gewaltsamen Ende Philipps bei einer Hochzeitsfeierlichkeit beteiligt waren, kamen umgehend auf: Beide hatten aufgrund einer weiteren Eheschließung Philipps viel, vielleicht sogar alles zu verlieren. Die Tatsache, dass der Mörder Pausanias, ein Leibwächter und Ex-Geliebter des Königs (Bisexualität war nichts Ungewöhnliches im antiken Griechenland) umgehend von anderen Leibwächtern getötet wurde, erinnert ein wenig an das Schicksal des Lee Harvey Oswald im November 1963 im texanischen Dallas. Tote Attentäter schweigen am zuverlässigsten.

Alexander begann umgehend mit der Kriegführung, zunächst gegen Nachbarvölker wie die Thraker im Donauraum, dann brachte er die meisten griechischen Staaten mit militärischer Gewalt auf seine Linie. Seine Rücksichtslosigkeit zeigte sich im Umgang mit Theben, der den übrigen griechischen Stadtstaaten ein abschreckendes Beispiel geben sollte. Da sich die Stadt in Böotien Alexanders Aufforderung zur Kapitulation widersetzte, ließ er sie nach der Eroberung, bei der mehr als 6000 Thebaner umgekommen sein sollen, zerstören – nur das Haus eines von ihm geschätzten Dichters wurde verschont. Zahlreiche griechische Stadtstaaten stellten daraufhin Soldaten für Alexanders geplanten Feldzug gegen Persien, den er propagandistisch als eine Vergeltungsaktion für die Verwüstungen weiter Teil Griechenlands während der Perserkriege begründete – die indes schon eineinhalb Jahrhunderte zurücklagen.

Der Feldzug begann im Frühjahr des Jahres 334 vor unserer Zeitrechnung. Das Heer Alexanders bestand zunächst aus knapp 40 000 Mann. Schon die erste Schlacht gegen die keineswegs überraschten Perser am Flüsschen Granikos endete mit einem deutlichen Sieg der Makedonen über einen zahlenmäßig überlegenen Gegner, auf dessen Seite mehrere

Tausend griechische Söldner mitkämpften, die Alexanders panhellenistische Ideologie ablehnten. Alexander war bei diesen und den folgenden Schlachten stets an vorderster Front zu finden. Er war von zäher, aber nicht restlos widerstandsfähiger Konstitution; die Strapazen des ein gutes Jahrzehnt währenden Feldzuges verlangten auch ihm einiges ab. Im Sommer 333 v. Chr. musste er seinen Vormarsch in Kilikien (in der heutigen Türkei) wegen einer Erkrankung für einige Wochen unterbrechen; es könnte eine lebensgefährliche Lungenentzündung gewesen sein. An die körperliche Substanz ging wahrscheinlich auch das in der damaligen griechischen Kultur verankerte Symposion, das Beisammensein mit Getreuen und Gleichgesinnten, bei dem Wein in großer Menge getrunken wurde. Für Alexander und sein engstes Umfeld waren Alkoholexzesse wohl feste Bestandteile des Lagerlebens und auch des oft nur vorübergehenden Residenzlebens. Die Zerstörung der persischen Hauptstadt Persepolis im Mai 330 v. Chr. soll Alexander nach einem exzessiven Gelage befohlen haben – sofern man den Quellen trauen kann. Sie sind lange Zeit nach der Zeit Alexanders verfasst worden und basieren auf längst verloren gegangenen Dokumenten wie den Ephemeriden, bei denen es sich um eine Art Hoftagebücher handeln soll, deren Existenz und Authentizität indes unter Historikern umstritten ist. Noch unsicherer ist der Wahrheitsgehalt der im sogenannten Alexanderroman geschilderten biografischen Details. Dieses im Mittelalter nach der Bibel am weitesten verbreitete Buch geht in seiner lateinischen Version auf eine Fassung aus dem vierten nachchristlichen Jahrhundert zurück. Lebensbedrohlich konnte der unmäßige Alkoholgenuss unzweifelhaft sein. Hephaistion, einer der engsten Freunde Alexanders, starb 324 v. Chr. während der durch exzessiven Weinkonsum gekennzeichneten Festtage der Dionysien. Der trauernde Alexander ließ den Verblichenen zum Halbgott erklären und den behandelnden Arzt (wenn man Plutarch glauben darf) kreuzigen.

Ein rationales Interesse an der Zerstörung von Persepolis und anderen eroberten Kulturstätten wie Susa, Babylon und Ekbatana hatte Alexander nicht. Längst hatte er sich schon als Nachfolger der persischen Herrscher etabliert und die Rolle des fremden Eroberers abgestreift. Dem Großkönig Dareios III. (lateinisch: Darius) hatte er mit den Schlachten bei Issos (333 v. Chr.) und bei Gaugamela (331 v. Chr.) die entscheidenden Niederlagen beigebracht. Dass Dareios bei beiden Konfrontationen – Gaugamela gilt mit mehr als einer Viertelmillion Kombattanten als die vielleicht größte Schlacht der antiken Welt – vom Feld flüchtete, trug wesentlich zur Entfremdung von seinen persischen Untertanen bei. Auf der Flucht wurde er von einem seiner Satrapen, einem Provinzstatthalter, ermordet.

Wie gut sich Alexander an fremde Kulturen assimilieren konnte, zeigte er in Ägypten, das er zwischen diesen beiden Schlachten seinem stetig wachsenden Reich einverleibte. Nicht nur gründete er hier Alexandria, die wichtigste seiner zahlreichen, typischerweise Alexandria getauften Stadtgründungen. Er zog vielmehr in die Oase Siwa, wo ein berühmtes Orakel ihn in seinem Glauben bestärkte, ein Sohn des Zeus zu sein. Diese Vorstellung verband er geschickt mit dem ägyptischen Ammonkult und präsentierte sich als Zeus-Ammon, als eine Symbiose beider Gottheiten – die Widderhörner Ammons finden sich auf numismatischen Alexanderporträts als Ergänzung eines auf Münzen wie in Skulpturen lockigen Hauptes.

Als er das Perserreich erobert hatte, zog er weiter in die Randzonen der den Menschen im mediterranen Kulturkreis damals bekannten Welt. Sein Heer zog über das höchste Gebirge, das die Griechen je gesehen hatten, den Hindukusch, und bei dichtem Monsunregen durch Indien. Auch der dortige Herrscher Poros konnte die Makedonen nicht stoppen, die sich selbst durch eine ihnen unbekannte und furchterregende Waffe im gegnerischen Heer nicht einschüchtern ließen: Kriegselefanten. Wenn es keine militärischen Gegner mehr gab, suchte Alexander die Natur zu bezwingen. Dass dem Vernehmen nach noch nie jemand die unter brüllender Hitze liegende Gedrosische Wüste (im Südosten des heutigen Iran) durchquert hatte, war für Alexander Anreiz genug, mit Teilen seines Heeres durch diese Einöde zu ziehen. Es wurde ein Kampf ums Überleben, den ein Viertel seiner rund 15 000 Soldaten verloren – nach Verlusten auf dem Weg zu unsterblichem Ruhm zu fragen, war nicht Alexanders Art.

Nach mehr als zehn Jahren Feld- und Eroberungszug kehrte Alexander ins Zweistromland zurück, um Reorganisationen seines Reichs vorzunehmen. Ein symbolträchtiger Akt war die Massenhochzeit von Susa im Jahr 324, bei der sich die Elite seines Heeres und seiner Verwaltung mit Frauen aus der persischen Oberschicht vermählte. Auch Alexander selbst nahm bei dieser Gelegenheit zwei persische Frauen – neben Roxane, die er sieben Jahre zuvor geheiratet hatte. Doch selbstverständlich lag es nicht in seiner Natur, von nun an per Dekret zu regieren und zur Ruhe zu kommen. Nach mehreren Monaten der Rast plante er schon den nächsten Feldzug. Die arabische Halbinsel sollte erobert werden. Dann, ganz plötzlich, griff das Schicksal ein.

Die wenigen und leider auch nicht gerade zuverlässigen Quellen schildern unterschiedliche Symptome einer Krankheit, die sich bei Alexander Ende Mai/Anfang Juni 323 v. Chr. zeigten. Den Ephemeriden zufolge litt er unter hohem Fieber, und ein langsamer körperlicher Verfall setzte ein. Der (noch unzuverlässigere) Alexanderroman hat den späteren Biografen wie Plutarch, Diodor, Curtius Rufus und Arrian eine dramatischere Epikrise hinterlassen – Biografien übrigens, deren Übersetzungen in moderne Sprachen nicht frei von Unzweideutigkeiten sind. Demnach befiel Alexander bei einem Gelage plötzlich ein stechender Schmerz im rechten Oberbauch, so, als habe ihn eine Lanze durchbohrt. Der Alexanderroman geht von einem Giftmord aus.

Gift ist eine der gängigen Theorien über Alexanders letzte und tödliche Krankheit. An weiteren Erklärungsversuchen mangelt es nicht, vor allem in der modernen medizinischen Fachliteratur. Zahlreiche Ärzte haben Befunde aus ihren jeweiligen Fachgebieten als Verdachtsdiagnosen geäußert und mit mehr oder weniger aussagekräftigen Argumenten vertreten. Kandidaten für die Diagnose sind neben einem Giftanschlag unter anderem Malaria, Typhus oder eine andere Magen-Darm-Infektion und das West-Nil-Fieber. Als Ursache kommen außerdem eine auf dem Indienfeldzug erlittene Verletzung oder eine seit Geburt bestehende Verkrümmung der Wirbelsäule (mehrere Büsten und Statuen, die Alexander darstellen, weisen einen Schiefhals, eine Kopfzwangshaltung auf) in Frage. Auch eine akute, heute in die Obhut eines Chirurgen fallende Notsituation wie die Perforation des Zwölffingerdarms, des Magens oder eines anderen, durch den chronischen Alkoholkonsum geschädigten Organs ist nicht auszuschließen. Was all diesen Verdachtsdiagnosen gemeinsam ist: Sie erklären einige der überlieferten mutmaßlichen Symptome, aber nicht alle. Malaria und Typhus waren in der Region endemisch und sind glaubwürdige Kandidaten. Der plötzliche lanzenstichartige Schmerz – wenn es ihn gegeben hat – passt freilich weniger zu einer solchen Infektion. Für diesen wäre neben einer Perforation auch eine plötzlich einsetzende Entzündung der Bauchspeicheldrüse, eine akute Pankreatitis, eine Erklärung. Sie hat selbst heute noch recht hohe Mortalitätsraten (bis zu 20 Prozent) und einer ihrer Hauptauslöser ist: massiver Alkoholkonsum.

Die Rekonstruktion seiner letzten elf Lebenstage weist auf Fieber als wesentliches Symptom neben dem fraglichen stechenden Schmerz im Oberbauch. Am dritten Tag fühlte er sich fit genug, um sich mit seinem Freund Medios bei einem Würfelspiel zu vergnügen; auch ließ er sich zum Euphrat bringen, weil er sich von der frischeren Luft am Fluss Erleichterung erhoffte. Noch am 8. Juni soll er der Flotte den Befehl gegeben haben, sich für den kommenden Feldzug bereitzuhalten. Dann ließ seine Fähigkeit zu sprechen nach. Wahrscheinlich starb er am Abend des 10. Juni im Jahr 323 vor Christus. Im Zeitalter der Aufklärung lamentierte Johann Gottfried Herder: »Und siehe, da stirbt der Sieger in der schönsten Blüte seines Lebens; mit ihm stirbt alle diese Hoffnung, eine neu erschaffene griechische Welt!« Alexander hatte viel geschaffen, doch eine Regelung seiner Nachfolge gehörte nicht dazu. Auf die Frage, wem er sein Reich anvertrauen wolle, hat er der Überlieferung nach geantwortet: dem Besten.

Es war vorauszusehen, dass der Besitz seiner sterblichen Hülle dem Machtanspruch seines Nachfolgers Autorität und Legitimität verleihen würde. Unter den Kommandeuren Alexanders, die nun als Diadochen das Reich unter sich aufteilten, war es sein General Ptolemäus, der den Leichnam mit in seine Satrapie Ägypten nahm. Zufall oder nicht: Von allen Diadochenreichen hatte das der Ptolemäer den längsten Bestand und ging endgültig erst fast dreihundert Jahre nach Alexanders Tod unter, als die letzte Ptolemäerin, Kleopatra VII., und ihr Geliebter, Marcus Antonius, in der Seeschlacht bei Actium im Jahr 31 v. Chr. vom aufsteigenden

Stern des römischen Reiches besiegt wurden – von Octavian, der sich bald darauf Augustus nennen würde.

Wie sein Adoptivvater Caesar vor ihm und römische Kaiser wie Septimius Severus und Caracalla nach ihm soll auch Augustus bei einem Aufenthalt in Ägypten an der Sema, dem Mausoleum des großen Makedonen in Alexandria gestanden und sich verneigt haben. Die Grabstätte war eine der wichtigsten Attraktionen für Reisende im Imperium Romanum. Irgendwann im vierten nachchristlichen Jahrhundert, nach Pestzügen und einem Tsunami, verliert sich die Spur der letzten Ruhestätte Alexanders des Großen.

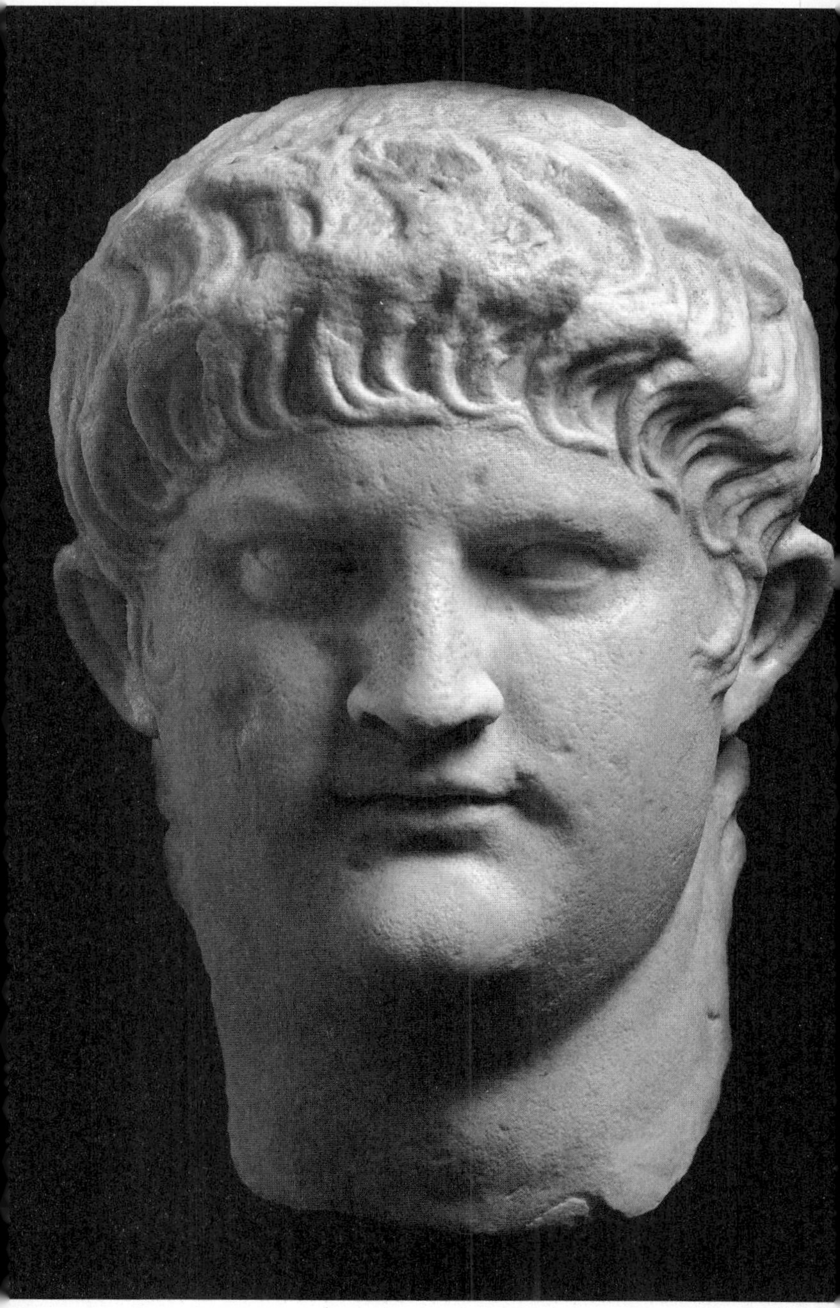

◄ Nero war der letzte Kaiser der julisch-claudischen Dynastie und regierte das Imperium Romanum von 54 bis 68 n. Chr. Vielleicht kann er – als Künstler durchaus begabt – als Beispiel dafür gelten, dass ein Tyrann nicht unbedingt wahnsinnig sein muss. Nur grausam. Und – wie Nero – intelligent.

Imperium Romanum

Die Kaiser und der »Cäsarenwahn«

Der mit 24 Jahren ungewöhnlich junge neue Herrscher des größten Reiches, das die europäische Welt (bis zum heutigen Tag) je gesehen hat, war bei der Bevölkerung außerordentlich beliebt und, wichtiger noch, bei den Machtinstitutionen, dem Senat, den Legionen und der Prätorianergarde hoch angesehen. Diese Elitetruppe, die in der Stadt Rom, dem Zentrum eines Imperiums, das vom westlichen Asien bis an den Ärmelkanal reichte, anstelle der fern der Hauptstadt stationierten Legionen die militärische wie polizeiliche Gewalt ausübte, konnte ein entscheidender Machtfaktor sein. Man schrieb den März des Jahres 37 nach Christus[1], und ein neues, glänzendes Zeitalter schien zu beginnen. Der neue Mann an der Spitze des wohlorganisierten Staates senkte die Steuern, ließ politische Gefangene aus der Verbannung nach Rom zurückkommen und gab dem Volk, wonach es begehrte: *panem et circenses*, Brot und Spiele. Der Herrscher hieß Gaius Caesar Augustus Germanicus. Wir kennen ihn indes unter dem Namen, den ihm die Legionäre als Kind gaben, weil er so gern kleine Soldatenstiefel trug: Stiefelchen – Caligula.

Sueton, der antike Autor und Verfasser von Biografien römischer Herrscher, wählt für den Übergang von den Groß-

zu den Schandtaten die Worte: »So weit vom Fürsten, nun muss ich vom Ungeheuer erzählen.«[2] Denn der junge Herrscher hatte so seine – zurückhaltend ausgedrückt – Eigenheiten, die seinen Namen zu einem Synonym von Verderbtheit, Perversion und Geisteskrankheit machten. Wie bereits bei der Betrachtung Alexanders des Großen gilt indes auch für ihn und die anderen Imperatoren des römischen Reiches: Es gibt nur wenige Quellen und an deren Authentizität muss gelegentlich gezweifelt werden. Sueton ist die wichtigste Quelle. Er wurde indes fast ein Menschenalter nach Caligulas Zeit geboren, hatte – wie jeder Historiker – sicher seine eigene Agenda und Bewertungskriterien, von denen wir nicht wissen, ob sie berechtigt sind. Außerdem neigte er dazu, auf Klatsch und Gerüchte zu hören – je drastischer die Details, desto größer die Freude, mit der er sie in sein die Jahrtausende überdauerndes literarisches Werk einflocht, das auch heute noch dem historisch Interessierten eine äußerst unterhaltsame Lektüre bietet.

Wie hoch oder gering auch der Wahrheitsgehalt von Suetons Caligula-Biografie sein mag: An der Tatsache, dass dieser Herrscher ein psychisch auffälliger Mensch war, gibt es wenig Zweifel. Etwa ein halbes Jahr nach seinem Regierungsantritt durchlitt er eine schwere Erkrankung, die ihn vollends veränderte. Es gilt als sehr wahrscheinlich, dass er ein Krampfleiden, möglicherweise eine Epilepsie hatte, an der in seiner Familie, der julisch-claudischen Dynastie, mehrere Personen litten. Darunter war auch der Ahnherr des Hauses und des römischen Herrscherprinzips des Diktators, das unter seinem Adoptivsohn Octavian (dem späteren Kaiser Augustus) zum Kaisertum mutierte: Gaius Julius Caesar. Caligula vermied jedenfalls den bei der römischen Elite beliebten Freizeitspaß des Schwimmens: Einen Anfall dabei zu bekommen, hätte tödlich sein können.[3]

Seine schwere Krankheit im Herbst 37 n. Chr könnte eine Enzephalitis, eine meist durch Viren hervorgerufene Entzündung des Gehirns gewesen sein, die bereits vorhandene pathologische oder asoziale Wesenszüge verstärkte. Denn das Bild, das Caligula bot – wieder: unter aller Vorsicht bei der Berücksichtigung der Quellen –, ist wenig einnehmend. Er begann, potenzielle Gegner, auch innerhalb der eigenen Familie, umbringen zu lassen. Die Art und Weise der Hinrichtungen, denen er gern selbst beiwohnte, wurde immer grausamer. Mit seiner Schwester Drusilla soll er inzestuöse sexuelle Beziehungen gehabt haben; als sie im Sommer 38 n. Chr. starb, ordnete er Staatstrauer an, wie es sie in Rom noch nie für eine Frau gegeben hat. Einem Sklaven, der beim Stehlen erwischt worden war, soll er die Hände abgehackt und ihm diese um den Hals gehängt haben. Während eines Abendessens in Caligulas Palast wurde der Bestrafte sodann zur Abschreckung den Gästen vorgeführt – damit niemand auf die Idee käme, sich am Tafelsilber zu bedienen. Gingen bei den Spielen die Gladiatoren aus, hat er wohl auch schon einmal Zuschauer in die Arena zerren lassen, in der Löwen und Tiger auf die Unglückseligen warteten. Dazu kamen sexuelle Ausschweifungen, die selbst für die Verhältnisse der römischen Oberschicht schockierend gewesen sein dürften. Sein Lieblingspferd behängte er mit Juwelen und machte es zum Senator, während die echten Senatoren zunehmend um ihre Macht und auch um ihr Leben fürchten mussten. Es war wohl dieses einst mächtige Gremium, das als treibende Kraft hinter der Ermordung des Kaisers durch die Prätorianer stand. Am 24. Januar 41 n. Chr., keine vier Jahre nach seiner Thronbesteigung, streckten ihn mehrere Schwerthiebe in einem Theater nieder. Sueton schildert die letzte Minute des Tyrannen und das danach einsetzende Chaos in seiner gewohnten Liebe zum Detail: »Als er sich am Boden liegend wand und schrie ›Ich lebe noch!‹, machten ihm die übrigen mit dreißig Wunden den Garaus. Denn ihre verabredete Parole war: ›Noch eins!‹ Manche stießen ihm sogar das Schwert durch die Schamteile. Auf den ersten Lärm eilten seine Sänftenträger mit ihren Stangen zur Hilfe herbei, bald auch seine germanischen Leibwächter, und in der Tat hieben sie einige der Mörder sowie auch einige unschuldige Senatoren nieder.«[4]

Ob Caligula manifest geisteskrank gemäß unserer heutigen psychiatrischen Definition oder »nur« ein zynischer Machtmensch mit sadistischen Neigungen war, muss aus der Distanz von fast zweitausend Jahren unbeantwortet bleiben. Indes ist sein Name zum Symbol für den sogenannten Cäsarenwahn geworden, welcher der Epoche des römischen Kaisertums anhaftet. Andere Exponenten mit Anzeichen für Paranoia, Psychosen oder Schizophrenien sind vor allem Nero, Elagabal und Caracalla. Es spricht indes für das Vorhandensein von gewissen Schutz- und Selbstreinigungsmechanismen im römischen Kaisertum, dass von diesen vier psychiatrisch auffälligen Imperatoren drei eine sehr kurze Regierungszeit hatten, bevor sie gewaltsam aus dem Amt entfernt wurden. Caligula regierte nur drei Jahre und zehn Monate. Caracalla, einer der frühesten Herrscher in Europa, mit dem der Begriff »Terror« assoziiert ist, zeichnet für die Ermordung einiger Tausend Menschen verantwortlich. Als er sich einmal in der Arena vom Publikum verspottet fühlte, ließ er ein wahlloses Massaker unter den Zuschauern anrichten. Er endete nach sechs Jahren (211–217 n. Chr.) auf dem Kaiserthron durch eine Verschwörung während eines Feldzuges im Zweistromland. Aber er hinterließ auch die prachtvollen Caracalla-Thermen in Rom. Sein mutmaßlich unehelicher Sohn Elagabal war fast exakt wie Caligula drei Jahre und zehn Monate an der Macht, von Mai 218 bis März

222. Auch sein Privatleben war von Ausschweifungen geprägt, was jedoch nicht bedeutet, dass der junge Herrscher (der nicht wesentlich älter als 18 Jahre wurde) geisteskrank gewesen sein muss. Er entsprach – vor allem aufgrund der versuchten Übernahme kultureller Traditionen aus dem Orient – eher nicht den ohnehin lockeren Moralvorstellungen der Epoche. Der einzige recht lange regierende Imperator mit psychischer Auffälligkeit war Nero, der von 54 bis 68 nach Christus über Rom und sein Reich gebot. Dass er Rom in Brand stecken ließ und dazu auf der Leier spielte und sang, ist eine der langlebigsten Legenden aus dem antiken Rom, für deren Wahrheitsgehalt wenig bis gar nichts spricht. Als der Brand im Juli 64 ausbrach, war Nero gar nicht in Rom; die Katastrophe war eher auf einen trockenen Sommer und reichlich Bausünden in der übervölkerten Metropole zurückzuführen. Sein schlechter Ruf basiert mehr auf dem Umgang mit einigen Familienmitgliedern – er ließ unter anderem seine Mutter ermorden – und der ersten großen, von ihm angeordneten Christenverfolgung.

Doch das Imperium Romanum war keineswegs vom Cäsarenwahn beherrscht. Die psychischen Alterationen einiger weniger Herrscher (auch der von 81 bis 96 n. Chr. regierende Domitian fällt darunter) sind Abweichungen von einer Norm, die eine der langlebigsten Regierungsformen der europäischen Geschichte prägte. Der Prinzipat, die Herrschaft eines Einzelnen in Kooperation, manchmal auch in Konfrontation mit anderen Machteliten wie vor allem dem Senat und den Streitkräften, ist eine Erfolgsgeschichte. Sie währte von ihrem Begründer, Octavian/Augustus (ab 27 v. Chr. galt er als *princeps*), bis zur Absetzung des letzten (west-)römischen Kaisers nicht weniger als fünfhundert Jahre später. Im oströmischen Reich (Byzanz/Konstantinopel) überlebte das Kaisertum noch einige weitere Jahrhunderte.

Ein solches Erfolgsmodell wäre nicht möglich gewesen ohne eine Abfolge von Herrschern, die staatsmännisches Geschick besaßen und hochintelligent waren. Ihre Leistungen haben sie vollbracht, obwohl manche von ihnen mit körperlichen Leiden zu kämpfen hatten, gegen die es in der Antike keine Therapien gab. Ihr Vorläufer Caesar, unter dem die römische Republik endgültig zu einer Diktatur wurde, hatte höchstwahrscheinlich Epilepsie, ein Leiden, das im Deutschen früher als Fallsucht bezeichnet wurde. Von Gefäßleiden wie Herzinfarkt und Schlaganfall waren unter Dauerstress (wie dem Regieren eines Weltreiches) stehende Männer mittleren Alters in der Antike ebenso wenig frei wie in der Moderne. Zu den Imperatoren, die aufgrund eines solchen Gefäßereignisses verstarben, gehört auch Trajan[5], bei dessen plötzlichem Ableben im Jahr 117 n. Chr. das Imperium Romanum seine größte Ausdehnung hatte. Trajan bildet zusammen mit Hadrian (117–138), Antoninus Pius (138–161) sowie den gemeinsamen Herrschern Lucius Verus (161–169) und Marcus Aurelius (161–180) die Liste der sogenannten »guten Kaiser«. Es waren Staatenlenker, von denen die meisten Völker Europas in den kommenden Jahrhunderten nur träumen konnten.

Rom und sein Imperium haben tiefe Spuren in der Kultur, Sprache und in den Traditionen weiter Teile Europas hinterlassen – auch in der politischen Tradition. Den Herrschaftsanspruch, das Machtverständnis der Cäsaren führten mehrere europäische Großmächte noch bis vor gut einhundert Jahren, bis zum Ende des Ersten Weltkrieges in der Nomenklatur ihrer Systeme: denn von Caesar leiten sich Zar wie Kaiser ab. Dann wurde die Epoche dieser Herrscher von Russland, Deutschland und Österreich durch die Urkatastrophe des 20. Jahrhunderts unwiederbringlich beendet. An Roms Kultur beeindruckt unter medizinhistorischen

Gesichtspunkten auch die öffentliche Gesundheitsvorsorge, die neue Maßstäbe setzte. Es steht nicht im Widerspruch zur Würdigung solcher Pionierleistungen, wenn wir sie nach dem heutigen medizinischen Wissensstand als unzureichend oder gar kontraproduktiv ansehen. So sind die römischen öffentlichen Gemeinschaftstoiletten – verschiedentlich mit einer, wenn auch schwachen, Wasserspülung – unzweifelhaft ein Fortschritt gegenüber der weit verbreiteten Unsitte, sich zu erleichtern, wo immer es den Menschen notwendig dünkte. Allerdings vermag man dem Reinigungsmechanismus wenig abgewinnen: Dafür wurde ein an einem Stock befestigter Schwamm benutzt, den die Besucher der Einrichtungen miteinander teilten.[6] Die Neigung der Römer zum Besuch öffentlicher Bäder ist ein Dokument des menschlichen Strebens nach Sauberkeit und im weitesten Sinne nach Hygiene, auch wenn das Wasser in den Thermen sicher nicht den heutigen hygienischen Vorstellungen entsprochen hat. Mit dem Wachstum der Metropole (sie hatte in ihrer Glanzzeit geschätzte 1,2 Millionen Einwohner) wuchsen die Probleme. Der Tiber galt als vollständig verdreckt und war ein Herd von Keimen; die Malaria war im Umfeld der Stadt oft endemisch. Nichtsdestotrotz: Ansätze von Hygiene, Gesundheitsvorsorge und die Betreuung durch gebildete und oft ihren Erfahrungen und Beobachtungen vertrauende Heilkundige (und nicht von religiösen Dogmen gelenkte wie im Mittelalter) wie im antiken Rom und seinen Provinzen standen weit über allem, was es bis dahin in Europa gegeben hatte. Mancherorts würde man erst im 19. und 20. Jahrhundert wieder dieses Niveau erreichen.

Die Transformation der römischen Welt im fünften Jahrhundert als Folge zunehmender innerer Schwäche, der nachlassenden Kompetenz der Herrscherpersönlichkeiten und der Masseneinwanderung fremder Völker über verfallene und ignorierte Grenzen führte nach den Worten des englischen Historikers und Archäologen Bryan Ward-Perkins zu einem »katastrophalen Rückgang der Lebensstandards, die [kommenden] ›dunklen Zeiten‹ waren wahrhaft bedrückend«. Er schließt sein bemerkenswertes Buch über den Fall des römischen Reiches mit der Warnung: »Die Römer waren vor dem Fall des Reiches genauso sicher, wie wir es heute sind, dass ihre Welt für immer ohne grundlegende Änderungen existieren würde. Sie irrten. Wir wären klug, wenn wir ihre Selbstgefälligkeit nicht kopieren würden.«[7]

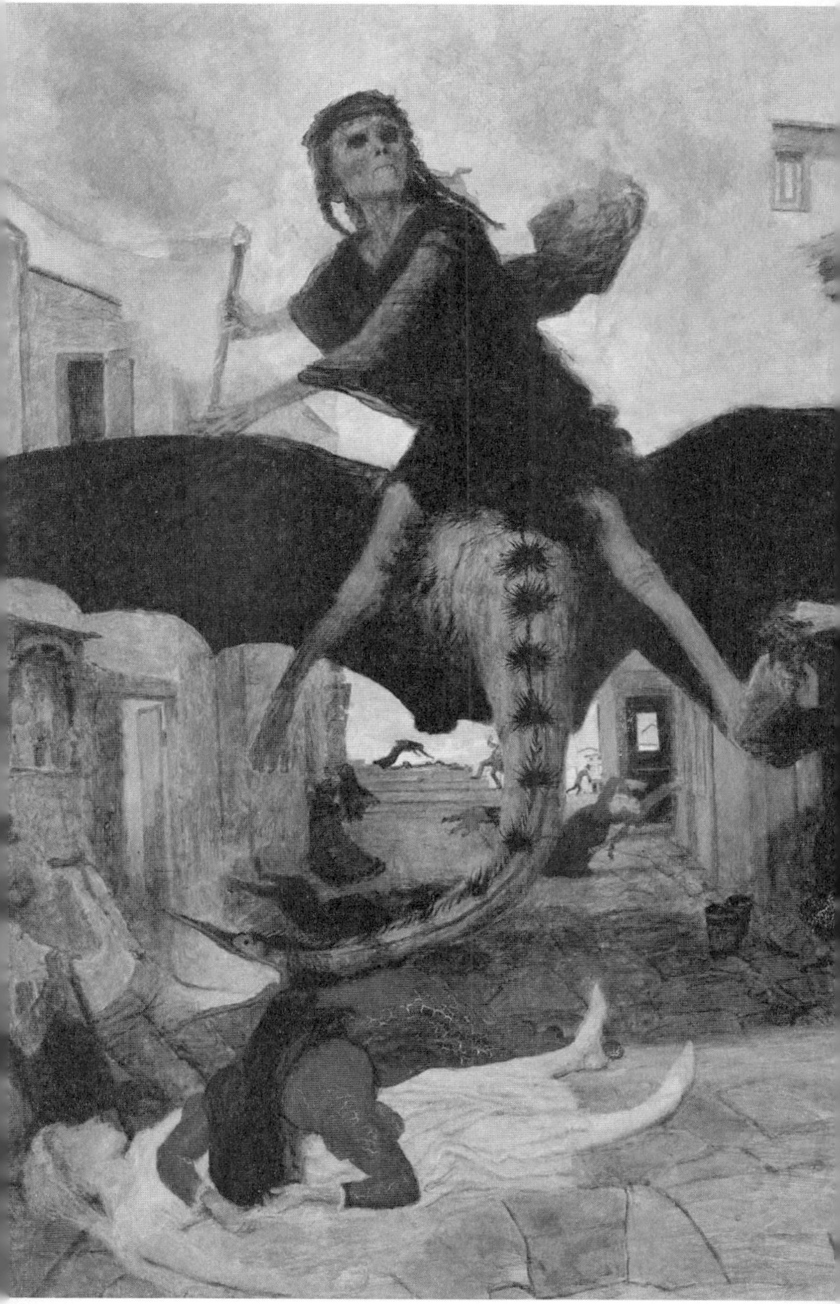

◄ Als Arnold Böcklin 1898 »Die Pest« schuf, war die Seuche längst aus Europa vertrieben. Doch als Sinnbild für eine furchtbare Heimsuchung hat sie sich tief in unser Bewusstsein eingegraben.

Der Schwarze Tod in Europa

Die Pest

Die größte demografische Katastrophe in der Geschichte unseres Kontinents nahm an der Peripherie Europas ihren Anfang. Dort begann der Zug einer Seuche, der im Verhältnis zur Gesamtbevölkerung mehr Männer, Frauen und Kinder zum Opfer fielen als bei allen naturgegebenen oder von Menschen unwillentlich oder willentlich verursachten Heimsuchungen der letzten zwei Jahrtausende (den Zweiten Weltkrieg eingeschlossen). Innerhalb von nur fünf Jahren lagen zwischen einem Viertel und einem Drittel der Europäer (mit großen regionalen Unterschieden) in einem frühen Grab – meist in einem Massengrab.

Die Stadt Kaffa (heute Feodossija) am östlichen Zipfel der Krim war ein wichtiger Handelsposten Genuas, jener italienischen Stadtrepublik, die im 14. Jahrhundert eine der bedeutendsten europäischen Wirtschaftsmächte war. Seit Sommer 1346 wurde Kaffa von den Tartaren belagert, denen es aber versagt blieb, die Stadt einzunehmen, denn in ihrem Lager wütete eine Krankheit, die diese Streitmacht radikal dezimierte und 1347 schließlich zum Abbruch der Belagerung zwang. Vor ihrem Abzug indes ließen die Tartaren nach den Berichten eines zeitgenössischen Chronisten ihrer Frustration freien Lauf und griffen zur biologischen Kriegsführung: Mit Katapulten schleuderten sie die Leichen an der Seuche Verstorbener über die Mauern Kaffas. Wie so oft bei Erzählungen aus längst vergangener Zeit mag diese Begebenheit ausgeschmückt oder zumindest nicht der singuläre Anlass dessen gewesen sein, was nun folgte. Denkbar ist auch, dass die Ratten, die das Tartarenheer begleiteten, den Weg nach Kaffa hinein fanden und mit ihnen ein Parasit in ihrem Fell: der Rattenfloh *Xenopsylla cheopsis*, der wiederum von einer Bakterie befallen ist, die der Schweizer Arzt Alexandre Yersin 1894 entdeckte und die ihm zu Ehren *Yersinia pestis* heißt. Diese Bakterien stören – um den komplexen Übertragungsweg etwas vereinfacht zu beschreiben – den Verdauungstrakt des Flohs, der keine Nahrung mehr aufnehmen kann und immer hungriger wird. Er sucht sich immer hektischer seine Opfer, um Blut zu saugen, und drückt dabei seinen bakterienbesiedelten Mageninhalt in die Wunde. Der Floh springt von Ratte zu Ratte, auf andere Tiere und auch auf Menschen. Seinen Opfern bringt er den Tod, erst den Ratten, dann den Menschen.

Dieser Tod wütete in Kaffa, und die Genuesen verließen fluchtartig die Stadt. Auf den Schiffen begann das große Sterben, aber es war nicht schnell genug, als dass sich die Seuche auf hoher See hätte austoben und verlöschen können. Im Herbst 1347 brachten die Schiffe die Pest nach Sizilien, von wo aus sie sich rapide ausbreitete. Gerüchte darüber, dass genuesische Schiffe Tod und Verderben in ihren Frachträumen hätten, waren den Galeeren vorausgeeilt, und so verweigerte die Heimatstadt ihren Seeleuten und Händlern in Genuas Hafen einzulaufen. Daher war in den letzten Tagen des Jahres 1347 Marseille die Endstation für den todbringenden Exodus aus Kaffa. Noch bevor der harte Winter jenes Jahres endete, war die Hälfte seiner Einwohner verstorben.[1] Es war auch die Stadt Marseille, in der 1720 bis 1722 die letzte große Pestepidemie auf europäischem Boden wüten sollte.

Die Krankheit war nichts Neues für Europa, aber sie war längst in Vergessenheit geraten. Und sie hatte nie mit einem solchen Furor gewütet, wie sie es in den Jahren 1347 bis 1352 tun sollte. Nicht zuletzt, weil sie im 14. Jahrhundert ganz andere demografische, soziale und epidemiologische Voraussetzungen antraf als in früheren Epochen.

In Ostasien gab es die Pest wahrscheinlich schon lange vor Beginn unserer Zeitrechnung; für den europäischen Raum galt bisher der früheste vermeintliche Zeitpunkt ihres Auftretens mit der Erwähnung durch den griechischen Historiker Thukydides als gesichert. Die sogenannte Pest von Athen traf die auf dem Höhepunkt ihrer Macht befindliche Stadt zu Beginn des langen und zu ihrem Niedergang führenden Peloponnesischen Krieges, der von 431 bis 404 v. Chr dauerte. Thukydides, ein Zeitzeuge, beschreibt die Geschichte dieses Konfliktes in einem der klassischen Werke der griechischen Antike und widmet sich auch der Symptomatik des Leidens, das sich ab 430 in der dicht bevölkerten, durch zahlreiche Flüchtlinge übervollen Stadt manifestierte. Bisweilen wird die Epidemie auch »Pest des Thukydides« genannt. Die Krankheit begann unspezifisch mit Fieber, Kopfschmerzen, Husten und Niesen, bevor vor allem eine Magen-Darm-Symptomatik hinzukam: »Entweder gingen die meisten am neunten oder siebten Tag zugrunde an der inneren Hitze, ohne ganz entkräftet zu sein, oder sie kamen darüber weg, und dann stieg das Leiden tiefer hinab in die Bauchhöhle und bewirkte dort ein starkes Schwären, wozu noch ein wässriger Durchfall auftrat, sodass die meisten später an diesem starben, vor Erschöpfung. Denn das Übel durchlief von oben her, vom Kopfe, wo es sich zuerst festsetzte, den ganzen Körper, und hatte einer das Schlimmste überstanden, so zeigte sich das am Befall seiner Gliedmaßen. Denn nun schlug es sich auf Schamteile, Finger und Zehen, und viele entrannen mit deren Verlust, manche auch dem der Augen. Andere hatten beim ersten Aufstehen rein alle Erinnerung verloren und kannten sich selbst und ihre Angehörigen nicht mehr.«[2] Dies klingt zwar grausam – nur klingt es nicht nach der Pest! Thukydides erwähnte, dass auch Vögel plötzlich starben, aber in seinem Text findet sich kein Hinweis auf ein Rattensterben oder eine Dezimierung von Nagetieren im Allgemeinen. So ist es bis heute ein ungelöstes Rätsel, worum es sich bei der »Pest des Thukydides« oder der attischen Pest (benannt nach der Halbinsel Attika, auf der Athen liegt) tatsächlich handelte. Viren und Salmonellen sind Kandidaten, ebenso wie eine sich aus mehreren Erregern rekrutierende Epidemie oder auch eine heute unbekannte oder ausgestorbene Infektionskrankheit.

Auch eine andere Seuche in der Antike wird offenbar ihrem Namen nicht gerecht. Die sogenannte antoninische Pest der Jahre 165 bis 167 n. Chr. war höchstwahrscheinlich eine Pockenepidemie, wofür unter anderem auch die von einem zeitgenössischen Beobachter hinterlassene Beschreibung der Symptomatik spricht: »… vielen befiel sie das ganze Gesicht, nur die Augen blieben frei, sie verbreitete sich dann aber auch auf Hals, Brust und Händen, die Haut mit scheußlichen Schuppen bedeckend.«[3]

In der Spätantike hielt die Pest nach unserem heutigen Verständnis des Krankheitsbilds unzweifelhaft Einzug im Mittelmeerraum. Den Boden bereitete ihr wie auch später bei ihrem Auftreten ab 1347 eine Klimakatastrophe. Vermutlich führte ein Vulkanausbruch in Ostasien, der um das Jahr 535 seine Asche in die Atmosphäre schleuderte, in weiten Teilen der Welt zu einer Verringerung der Sonnenexposition und damit zu niedrigeren Temperaturen. Die dendrochronologische Untersuchung einer finnischen Universität (die Analyse von Jahresringen, die Auskunft über die Wetterbedingungen beim Wachstum von Bäumen geben können) hat einen abrupten Temperatursturz für das Jahr 536 nachgewiesen. Zwei weitere Reduzierungen der mittleren Temperaturwerte folgten, sie fielen 542 gar auf den niedrigsten Wert der letzten eineinhalbtausend Jahre. Eine solche Klimaanomalie mit wenig Sonne, langanhaltenden Schnee- und Regenfällen oder dem Gegenteil, mit Dürreperioden, in denen gelegentlich Hagel auch noch den kärglichen Rest der Ernte vernichtete (wie in einigen Provinzen Chinas, wo es im Jahr 536 zu Hungernöten kam), war für agrarisch geprägte Gesellschaften wie jene der Spätantike äußerst bedrohlich. Missernten und die daraus folgende Lebensmittelknappheit führten zu großer existenzieller Not. Die ganz überwiegende Mehrzahl der Menschen im 6. Jahrhundert musste – wie in allen Jahrhunderten zuvor und vielen danach – um ihr Brot, ihren Reis hart ringen; viele Menschen waren minder- und mangelernährt: Selbst wenn man satt wurde, war die Nahrung alles andere als ausgewogen. Nach einer klimabedingten Missernte – oder besser gesagt, mehreren, denn die schmalen Jahresringe der dendrochronologischen Proben aus jener Zeit deuten auf eine mehrere Jahre anhaltende Krise hin – verschlechterte sich der allgemeine Gesundheitszustand rapide. Und das heißt vor allem: Die körpereigene Abwehr, das Immunsystem, war geschwächt.

Die Pest kam aus Afrika, und wie 1347 waren es die Handelsbeziehungen in einer zwar noch nicht globalisierten, aber dennoch von beträchtlichem Warenverkehr durchzogenen Welt, die ihre Ausbreitung förderte. Im Jahr 542 erreichte sie die Stadt Pelusium am Nil, einen wichtigen Umschlagplatz für Waren – und nun auch für Krankheitserreger – aus

Afrika vor ihrer Weiterbeförderung über das Mittelmeer. Das Triumvirat aus Ratten, Flöhen und Yersinien erreichte binnen einiger Tage mit der Geschwindigkeit eines beladenen Segelschiffes Rom und Marseille, die Küste Spaniens, vor allem aber das Zentrum der europäischen Zivilisation, Konstantinopel. Auf dem Landweg ging es etwas langsamer voran. Dennoch suchte die Pest im selben Jahr noch Jerusalem und Antiochia, die Hochburg des frühen Christentums (heute die türkische Stadt Antakya), heim. Dort wirkte der Historiker Prokopius von Caesarea, von dem eine detaillierte Beschreibung des Ausbruchs stammt: »Während dieser Zeit kam es zu einer Pestilenz, durch die fast die gesamte menschliche Rasse ausgelöscht worden wäre. Für alle anderen Geißeln, die der Himmel schickt, mögen kluge Menschen eine Erklärung finden. Aber für diese Kalamität ist es unmöglich eine andere Erklärung in Worte oder in Gedanken zu fassen, als sie direkt auf Gott zurückzuführen. Bei den meisten kam es so, dass sie von der Krankheit ergriffen wurden, ohne zu wissen, was auf sie zukommen würde, entweder durch eine Vision oder einen Traum.« Die Betroffenen bekamen plötzlich Fieber, doch zeigte »der Körper keine Veränderung gegenüber seiner vorherigen Farbe …, noch war er heiß, wie zu erwarten, sondern das Fieber war von solch einer schwachen Art, dass es weder dem Kranken selbst noch einem Arzt, der ihn untersucht hätte, irgendeinen Verdacht einer Gefahr geboten hätte. Es war daher ganz natürlich, dass nicht einer von denen, die sich die Krankheit zugezogen hatten, erwartete, daran zu sterben. Aber in manchen Fällen am selben Tag, in anderen am nächsten Tag, und beim Rest nicht viele Tage später, entwickelten sich beulenartige Schwellungen, und dies geschah nicht nur am Unterleib, sondern auch in den Achselhöhlen, in einigen Fällen auch hinter den Ohren und an unterschiedlichen Punkten der Schenkel. Der Tod kam in einigen Fällen sofort, in anderen nach mehreren Tagen; und bei einigen traten am Körper schwarze Pusteln etwa so groß wie Linsen auf, und diese überlebten nicht auch nur einen Tag, sondern starben sofort. Bei vielen folgte auch ein Erbrechen von Blut ohne sichtbare Ursache und brachte alsbald den Tod.«[4]

Es war eine frühe und dabei sehr präzise Beschreibung der Krankheitssymptome. Die klinische Erscheinungsform der Pest wird von Infektiologen in drei Varianten eingeteilt. Geradezu symbolhaft für die Seuche ist die Beulenpest, bei der massive Schwellungen der Lymphknoten, vor allem in der Leiste und der Achselhöhle, aber auch in anderen Körperregionen das klinische Bild prägen. Diese Beulen können eine enorme Größe – beinahe wie ein Tennisball – annehmen und sich aufgrund von Einblutungen dunkel verfärben. Holzschnitte und ähnliche Darstellungen aus dem Spätmittelalter zeigen verschiedentlich Heilkundige bei der Öffnung solcher Beulen, auch Bubonen genannt, mit einem skalpellähnlichen Schneideinstrument. Unbehandelt sterben etwa 60 Prozent der Infizierten. Höher als bei der Beulenpest ist die Sterblichkeit bei der Lungenpest, die vor allem die Atmungsorgane befällt und an der ohne eine Therapie mehr als 90 Prozent der Patienten versterben. Die Lungenpest kann die »klassische« Infektionskette vom Floh über die Ratte auf den Menschen durchbrechen: Sie kann durch Tröpfcheninfektion direkt von Mensch zu Mensch übertragen werden. Die Erreger finden neue Opfer, wenn der Infizierte durch Husten, Niesen oder »feuchte Aussprache« Flüssigkeit aus seinem Respirationstrakt absondert. Besonders gefürchtet ist die Pestsepsis, eine Blutvergiftung durch die Erreger mit Befall zahlreicher Organe, die in vergangener Zeit unausweichlich zum Tode führte. Die Dunkelfärbung großflächiger Körperareale und die manchmal schwarz verfärbten Bubonen gaben der schlimmsten Epidemie der Jahre 1347 bis 1352 den Beinamen »der Schwarze Tod«.

Die Pestepidemie des sechsten nachchristlichen Jahrhunderts verbindet man mit dem Namen des Kaisers Justinian I., der damals das oströmische Reich regierte. Der in Konstantinopel residierende Kaiser erkrankte selbst, überlebte aber. Seine Frau Theodora, eine der herausragenden Frauengestalten der Geschichte, übernahm in dieser Zeit die Regierungsgeschäfte. Die »Pest des Justinian« war einer der großen Seuchenzüge der Geschichte, die Zahl der Toten wird auf mehrere Millionen geschätzt. Die Pest blieb Europa in Wellen erhalten: Immer wieder flammten in den nächsten beiden Jahrhunderten erneut Infektionsherde auf, die britischen Inseln wurden 664 bis 666 von der Seuche heimgesucht. Danach ebbte die Pest ab. Eine wichtige Bedingung für ihre schnelle Ausbreitung ist das Zusammenleben vieler Menschen – und mit ihnen vieler Ratten – auf eng begrenztem Raum: in der Stadt. Das Frühmittelalter, oft auch nicht ganz unzutreffend »Das dunkle Zeitalter« genannt, war indessen keine Blütezeit der Urbanisation – ganz im Gegenteil. Städte, die im römischen Reich in Blüte standen, verloren in vielen Regionen Einwohner. Zahlreiche andere Anzeichen lassen auf einen Rückgang der Infrastruktur und des Zivilisationsgrades schließen. Dies änderte sich erst, als mit der Blütezeit des Hochmittelalters auch der Aufschwung urbaner Entwicklung und urbaner Kultur einsetzte.

Diese Blütezeit wurde durch eine Phase der Krise abgelöst, die mit dem Schwarzen Tod ihren schrecklichen Höhepunkt erreichte. Für die Ausbreitung der Pest war schon gut dreißig Jahre zuvor eine wichtige Voraussetzung geschaffen worden – und abermals spielte dabei ein Klimawandel eine Rolle. Ab 1315 begann die Zeit des »großen Regens«, dem nach zahlreichen Missernten der »große Hunger« folgte. Die

Menschen sahen in den Regenfällen, die allmählich zu einer Versorgungskrise führten, wie es sie seit Jahrhunderten nicht mehr gegeben hatte, eine Strafe Gottes, eine neue Variante der biblischen Sintflut. Im gleichen Stil galt auch die Pest als Geißel des Herrn für die vermeintliche Sündhaftigkeit des Menschen. Der endlose Regen traf auf eine Gesellschaft, deren demografisches Wachstum nicht von Verbesserungen der Infrastruktur begleitet wurde, die das hochmittelalterliche Europa vor derartigen Krisen zumindest einigermaßen geschützt hätten. Die Armen starben zuerst, doch die Hungerkatastrophe erfasste bald auch die Bessergestellten, wie Gilles de Muisit, Abt von St. Martin de Tournai im heutigen Belgien, beobachtete: »Männer und Frauen von den Mächtigen, dem Mittelstand, den Niedrigen, Alt und Jung, Reich und Arm, starben tagtäglich in so großer Zahl, dass die Luft durch den Gestank [der Toten] faulig war.«[5] Auch wenn nach der großen Hungersnot im Verlauf der 1320er und 1330er Jahre die Landwirtschaft wieder annähernd den Ertrag der Jahre vor 1315 erreichte, blieb eine nicht nur dezimierte, sondern auch geschwächte Bevölkerung zurück. Hinzu kamen die in den mittelalterlichen Städten aus heutiger Sicht katastrophalen hygienischen Verhältnisse: das enge Nebeneinander von Mensch und Nutztier (Schafe und Kühe wurden auch innerhalb vieler Stadtmauern gehalten); der allgegenwärtige Unrat in einer Gesellschaft, die sich praktisch unreglementiert ihrer Abfälle und Exkremente entledigte. *Yersinia pestis*, der von ihr befallene Floh und dessen Wirt, die Ratte, fanden in dieser Kombination bei ihrer Rückkehr nach Europa geradezu ideale Bedingungen vor.

Die Pest breitete sich mit den Handeltreibenden, den Flüchtlingen, den Reisenden aus – und in ihrem Gepäck. Stoffhandel war ein wichtiger Wirtschaftszweig; in Stoffen und vor allem in Pelzen konnten sich die Flöhe über Tage und manchmal Wochen halten, besser jedoch im Fell der Ratten, die sich in den Laderäumen praktisch jedes Schiffes fanden. Eindrucksvolle cineastische Darstellungen dieser Ausbreitung der Pest sind die *Nosferatu*-Verfilmungen von Friedrich Wilhelm Murnau (1922) und von Werner Herzog (1979). Verschiedene Hafenstädte sperrten sich gegen ankommende Schiffe oder führten die Quarantäne ein; als Wegbereiterin dieser Infektionsprophylaxe gilt die Stadt Ragusa an der Adria, das heutige Dubrovnik. Doch die Abwehrmaßnahme wies immer wieder Lücken auf. In England hatte man von der Ausbreitung der Pest in Frankreich vernommen, angesichts des gegen den Erzrivalen tobenden Hundertjährigen Krieges nicht ganz ohne Schadenfreude. Die drohende Gefahr wurde erkannt, und der Bischof von Bath and Wells warnte: »Eine katastrophale Pestilenz aus dem Osten ist in einem benachbarten Königreich angekommen [Frankreich] und es steht sehr zu befürchten, dass – sollten wir nicht fortgesetzt und fromm beten – diese Pestilenz ihre giftigen Zweige auch in dieses Land ausbreiten wird.«[6] Dennoch erreichte sie England über die kleine Hafenstadt Melcombe[7], von wo sie sich auf verheerende Weise über das Inselreich ausbreitete, in dem zwischen 40 und 50 Prozent der Bevölkerung starben.[8] Die Untersuchungen über die Mortalität im Zuge des Schwarzen Todes in England machen deutlich, dass niemand vor der Seuche völlig geschützt war, dass es aber – wie immer – von Vorteil war, wenn man der Oberschicht angehörte. Die Aristokratie, die in steinernen Häusern und nicht wie die Bauern in Holz- und Lehmkaten wohnte und deren Landsitze nicht in dem gleichen Maße als Heimstatt für Ratten dienten wie die überfüllten Quartiere in der aus allen Nähten platzenden Stadt London, verzeichnete eine Sterblichkeit um 27 Prozent. Die Mortalität bei der Landbevölkerung und den Tagelöhnern lag hingegen je nach Region zwischen 45 und 70 Prozent[9]. Wie in Seuchen- und Krisenzeiten nicht ungewöhnlich, versuchte ein Rivale die Not seines Kontrahenten auszunutzen. In Schottland »lachte man über den Feind und den ekelhaften Tod [*foul death*] von England.« So stellten die Schotten im Sommer 1350 eine Armee an der Grenze zu England auf, um dem normalerweise weit stärkeren Nachbarn einen schweren Schlag zu versetzen. Doch die in den Worten eines zeitgenössischen Chronisten »Rachehand Gottes« erreichte dieses Heer in Gestalt der Pest, die nun auch in dem nördlichen Königreich auf den britischen Inseln Einzug hielt.[10]

Zwei gesellschaftliche Folgeerscheinungen des Schwarzen Todes waren die Suche nach Sündenböcken und das Auftreten der Flagellanten. Zwar schrieb man die Pest in erster Linie dem Zorn Gottes über des Menschen Sündhaftigkeit zu, doch vermeinte man, Schuldige auch im irdischen Bereich finden zu müssen. Es traf jene Bevölkerungsgruppe, die früher und auch in der Zukunft immer wieder Opfer eines fanatisierten, oft auch gezielt gelenkten Mobs wurde: die jüdischen Gemeinden in vielen Teilen Europas. Wieder einmal verdächtigte man sie, die Brunnen vergiftet zu haben. Im Sommer 1348 wurden Juden in einigen Städten Südfrankreichs und Spaniens ermordet. Es kam zu Pogromen, denen die Obrigkeit allenfalls halbherzig entgegentrat. Abermals geisterte die Mär von einer jüdischen Verschwörung durch die Köpfe; die Zahl der Städte und Gemeinden, in denen es zu Massenmorden kam, ist Legion. Heinrich Truchsess, ein Geistlicher in Konstanz, notierte nüchtern: »Zwischen Allerheiligen 1348 [1. November] und dem Michaelistag 1349 [29. September] wurden alle Juden zwischen Köln und Österreich verbrannt und getötet.«[11] Es waren »Mordaktionen, deren Ausmaße so groß waren, dass Historiker von der schwersten Katastrophe des mitteleuropäischen Judentums vor der nationalsozialistischen ›Endlösung‹ sprechen«.[12] Für zahlreiche Städte ist das grausige Geschehen von Historikern genau untersucht worden. In Basel wurden Juden in ein hölzernes Gebäude auf einer Rheininsel gesperrt, danach wurde es verschlossen und in Brand gesetzt. In Straßburg wurden am 14. Februar 1349 jüdische Bürgerinnen und Bürger, die nicht geflohen waren, nackt zum Friedhof getrieben und dort ermordet. Rund 900 Menschen aus einer Gemeinde von etwa 1800 Mitgliedern kamen bei diesem Massaker am St. Valentinstag um.[13]

Die Flagellanten waren über die Lande ziehende Gemeinschaften von fanatischen Gläubigen, die sich selbst mit Peitschen, in deren Enden oft kleine Metallspäne eingeflochten waren, vor staunendem und erschüttertem Publikum geißelten. Mit dieser Kasteiung wollten sie um Abbitte für die Sünden der Menschen bitten. Die Geißler, oft von der weltlichen wie kirchlichen Obrigkeit misstrauisch beobachtet, waren nicht selten ein Element des mörderischen Antisemitismus der Pestjahre. In mehreren Orten, wie zum Beispiel Frankfurt am Main, beteiligten sich die Geißler an den Pogromen oder stachelten dazu an.

Im Sommer 1352 erreichte die Pest die letzte europäische Großstadt auf ihrem verheerenden Zug über den Kontinent. Moskau, die damalige Hauptstadt des Zarenreiches, liegt gut eintausend Kilometer nördlich der Krim. Die Pest hatte von Kaffa ausgehend eine Reise angetreten, die auf einer Karte gezeichnet ein wenig an die Schlinge des Henkers erinnert. Die Pest fraß sich tief ins Bewusstsein der Europäer ein. Noch für Jahrhunderte wurde der Name dieser Krankheit zu einem Synonym für das Apokalyptische, für die Vision des Weltuntergangs schlechthin. Eines der großen Kunstwerke aus dieser Zeit, das bei seiner Betrachtung unweigerlich Entsetzen auslöste, ist der 1498 von Albrecht Dürer erschaffene Holzschnitt »Die vier apokalyptischen Reiter«. Der berühmte Medizinhistoriker Hans Schadewaldt beschreibt die vier Unheilsverkünder: »Auf dem roten Pferd saß mit einem großen Schwert der Krieg. Ihm ward gegeben ›den Frieden zu nehmen von der Erde und dass sie sich untereinander erwürgten‹. Auf dem schwarzen Pferd hingegen saß einer, der hatte eine Waage in seiner Hand und symbolisierte dadurch die Teuerung: ›Ein Maß Weizen um einen Groschen und drei Maß Gerste um einen Groschen.‹ Und auf einem fahlen Pferd saß derjenige, des Namen Tod hieß und dem die Hölle nachfolgte. Auf einem weißen Pferd saß ein weiterer Reiter, ›der hatte einen Bogen‹ und war das Symbol für das, was man in jener Zeit und viele Jahrhunderte später auch noch als Pest im Sinne von Krankheit bezeichnete. Pfeil und Bogen waren schon die Werkzeuge gewesen, mit denen Apollon, der antike Gott über Gesundheit und Krankheit, die Seuchen schickte, wie es Homer bei der Belagerung von Troja im Zusammenhang mit einer Epidemie des griechischen Besatzungsheeres beschrieben hat. Und jahrhundertelang ist fast bis in unsere Zeit der tödliche Pfeil das Symbol für die Seuche schlechthin gewesen.«[14]

Jahrhundertelang blieb auch die Pest den Europäern erhalten. Vor allem im 17. Jahrhundert kam es zu zahlreichen Pestzügen, oft zusammen mit und in ihrer Ausbreitung gefördert durch die zahlreichen Kriege der Epoche, vor allem den Dreißigjährigen Krieg – die vier apokalyptischen Reiter traten in dieser Zeit besonders häufig zusammen auf. Die Medizin war weitgehend machtlos; die in abenteuerlichen Verkleidungen durch die Straßen ziehenden Pestärzte hatten keine Vorstellung von den Ursachen der Seuche, geschweige denn eine Therapie. Erst die zunehmende Trennung von Mensch und Tier und erste Ansätze körperlicher Hygiene in manchen Bevölkerungsschichten im Zeitalter der Aufklärung trugen ab der Wende zum nächsten Jahrhundert dazu bei, dass die Pestepidemie allmählich abflaute, bis diese Geißel der Menschheit nach ihrem letzten Auftreten in Marseille 1722 in Europa selten wurde.

Bei allen regionalen Unterschieden gehen Historiker davon aus, dass von 1347 bis 1352 rund 30 Prozent der europäischen Bevölkerung der Pest erlagen, was einer Gesamtzahl von etwa 18 Millionen entsprechen dürfte.[15] Ganz genau wusste es der Heilige Vater: Eine von Papst Clemens VI. in Auftrag gegebene Untersuchung ermittelte exakt 42 836 486 Tote[16] – was allerdings nicht nur eine Phantasiezahl, sondern auch zu hoch gegriffen war. So grausam der Schwarze Tod war, für viele Überlebende brachte er Verbesserungen ihrer sozialen und wirtschaftlichen Situation. Es herrschte Arbeitskräftemangel, weshalb der Handwerkergeselle und vor allem der Landarbeiter gegenüber dem Ladenbesitzer oder dem Grundherrn eine ungewöhnlich gute Verhandlungsposition hatte. Leibeigenschaft hatte in weiten Teilen Europas, vor allem im Westen und im Norden, keine Zukunft mehr. Die Lebensmittelpreise fielen nach einem vorübergehenden Anstieg, die Ernten mussten weit weniger hungrige Mäuler stopfen als vor 1347. Die bei Weitem größte Bevölkerungsschicht war der Bauernstand. Vor dem Auftreten des Schwarzen Todes waren die Parzellen der meisten Bauern so klein, dass sie nach deren Tod nur jeweils an den ältesten Sohn übergehen konnten. Um 1450 waren die Grundstücke vielerorts so groß, dass sie an alle Kinder verteilt werden konnten – und, ein Novum, auch an Töchter. Dies ist eine der merkwürdigsten Folgen der Katastrophe: Vor der Epidemie herrschten in weiten Teilen Europas Hunger, Armut, mancherorts Überbevölkerung; soziale Immobilität war die Regel. Die geschrumpfte Bevölkerung nach 1352 konnte es sich erlauben, mit den einst begrenzten Ressourcen sinnvoller umzugehen. Wenig ertragreiche Böden konnten als Weideland genutzt werden, menschliche Muskelkraft wurde durch technologische Innovationen ersetzt, die Zahl der Mühlen nahm zu. Vermutlich muss man den Grundoptimismus der neuen Welt besitzen, um das Fazit ziehen zu können: »So schrecklich ein Jahrhundert des unaufhörlichen Todes war: Europa kam aus dem Beinhaus von Pestilenz und Epidemie gesäubert und erneuert – wie die Sonne nach dem Regen.«[17]

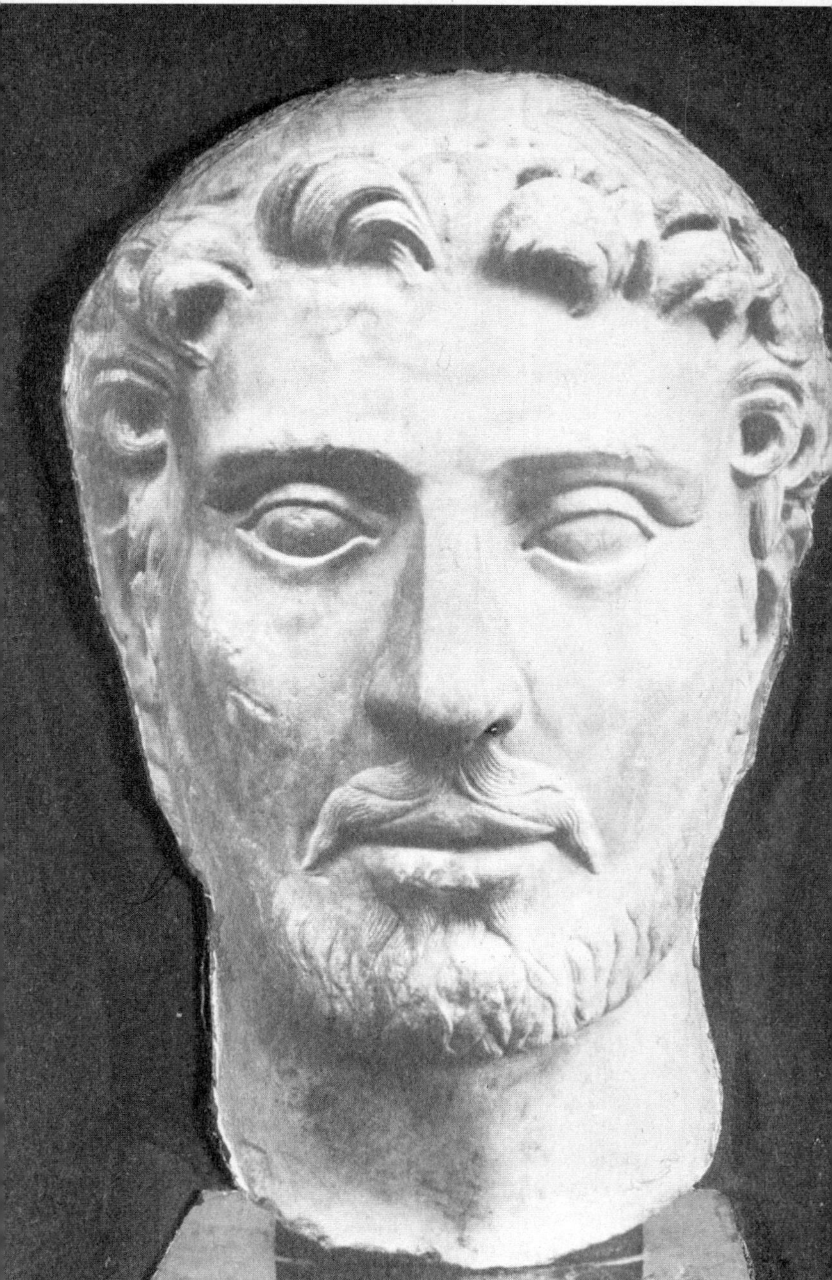

◄ Zwei bedeutende Persönlichkeiten der deutschen und europäischen Geschichte gelten als Friedrich II. Hier ein Porträtkopf des 1250 gestorbenen Stauferkaisers, dessen Tod das Ende des Hoch- und den Beginn des Spätmittelalters markiert. Der Preußenkönig gleichen Namens (»... der Große«) lebte 500 Jahre später.

Stupor mundi

Das Staunen der Welt und das Ende der Staufer

Geschichte fasziniert viele Menschen aus unterschiedlichen Schichten. Im Fernsehprogramm haben historische Dokumentationen einen festen Platz, in manchen Ländern gibt es sogar spezielle TV-Programme wie den History Channel. In Buchhandlungen finden sich spezielle Tische mit Neuerscheinungen (bei Waterstone auf der Piccadilly in London wartet fast eine ganze Etage auf den an Geschichte Interessierten) sowohl an Sachbüchern als auch an historischen Romanen. Dank der erzählerischen Brillanz von Autoren wie Ken Follet und Rebecca Gablé ist dieses Genre wahrhaft lukrativ geworden. Das auffallendste Zeichen für das große Interesse an der Geschichte und das Vertrauen in einen profitablen Geschäftszweig sind die sich der Historie widmenden Tochterpublikationen von angesehenen Medien wie der *Zeit*, dem *Spiegel* oder *Geo*, um nur einige zu nennen; das renommierte Magazin *Damals* ist die älteste existierende Zeitschrift dieser Art und erreicht schon seit fünfzig Jahren seine Leserschaft. Und da Sie dieses Buch in Händen halten, gehören Sie zu den Menschen mit einer besonderen Neigung zu Klio, der griechischen Muse der Geschichtsschreibung.

Nicht immer war Geschichte so populär. Ein Ereignis, das eine Trendwende andeutete, wird möglicherweise jeder Zeithistoriker spontan nennen. Es war die baden-württembergische Landesausstellung »Die Staufer« im Jahr 1977. Sie dauerte nur etwas mehr als zwei Monate, zog aber das Mehrfache der vermuteten Besucher an, mehr als 650 000 – es war ein Andrang, der zu langen Schlangen vor dem alten Schloss in Stuttgart führte. Eigentlich, so hat man später nachgerechnet, hätte sich während der Öffnungszeiten auf jedem Quadratmeter begehbarer Fläche stets ein Besucher befinden müssen. Die Staufer-Ausstellung war ein Ereignis, das zahlreiche andere vergleichbare Projekte nach sich zog, wie die inzwischen ebenfalls legendäre Preußen-Ausstellung 1981 direkt an der Mauer im damals noch geteilten Berlin. Zahlreiche Museen bieten heute reiche historische Exponate und wechselnde Ausstellungen, darunter vor allem das Haus der Geschichte in Bonn und Leipzig sowie das Deutsche Historische Museum in Berlin.

Würdigen wir an dieser Stelle die Staufer als Wegbereiter moderner Geschichtsbegeisterung kurz unter pathobiografischen Gesichtspunkten. Das besondere Interesse an diesem aus dem Schwäbischen stammenden Herrschergeschlecht rührt möglicherweise daher, dass es nicht nur für eine uns ferne und dabei faszinierende Epoche steht, sondern dass es auch eine der glanzvolleren Seiten des in der Laienwahrnehmung lange als »finster« geltenden Mittelalters repräsentiert – nachdem exzellente populärwissenschaftliche Bücher dieses Image korrigierten.[1] Dieses Attribut kann man mit einigem Recht dem frühen Mittelalter, der Zeit nach der Völkerwanderung zubilligen. Das Spätmittelalter andererseits wird mit zahlreichen Krisen assoziiert wie dem Klimawandel ab etwa 1315, vor allem aber dem Schwarzen Tod ab 1348, den wir im vorausgegangenen Kapitel kennengelernt haben. Die Stauferzeit des 12. und 13. Jahrhunderts ist hingegen eine Epoche, die uns zahlreiche Kulturschätze wie die Dichtkunst Walters von der Vogelweide und prächtige Bauwerke hinterlassen hat – wenngleich eines der berühmtesten, der Kölner Dom, erst 600 Jahre später fertiggestellt wurde. Um nicht missverstanden zu werden: Glanz und kulturelle Blüte sind nur ein Teil der Realität gewesen. Auch in der Stauferzeit gab es Kriege, Gewalt, Mord und Folter; auch in dieser von Wirtschaftswachstum und sich ausbreitender Prosperität geprägten Zeit hungerten Menschen, wenn auch nicht in dem Ausmaß wie in den Epochen zuvor und in manchen der nachfolgenden. Und es starben Menschen an Krankheiten, gegen welche die Heilkundigen der Epoche keine Mittel hatten.

Das galt auch für den vielleicht berühmtesten Staufer, Friedrich II., und für zwei seiner Vorfahren. Der Großvater, Friedrich I., genannt Barbarossa, starb eines für einen König ungewöhnlichen Todes, um den sich zahlreiche Legenden ranken. Einer dieser Legenden zufolge soll er im Berg Kyffhäuser schlafen und irgendwann wieder erwachen, um die Deutschen aus ihrem Elend zu befreien (welcher Art auch immer dies sein mag). Friedrich führte ein Heer von Kreuzfahrern ins Morgenland, als er am 10. Juni 1190 das Lager seiner Streitmacht am Fluss Saleph in der heutigen Türkei dazu nutzen wollte, sich in diesem ein wenig zu erfrischen. Es war ein brütend heißer Sommertag und das Wasser des aus den Bergen kommenden Flusses verlockend kühl. Der wahrscheinlich 68 Jahre alte Kaiser (das genaue Geburtsdatum ist nicht bekannt) war nach den Vorstellungen seiner Zeit ein Greis, fast ein Methusalem. Den Bitten seiner Gefährten, nichts ins Wasser zu steigen, folgte er nicht – im

Gegensatz zu den meisten seiner Zeitgenossen konnte er schwimmen. Der ausgeprägte Temperaturunterschied zwischen dem kalten Wasser und der flimmernd-heißen Luft indes war zu viel: Friedrich dürfte nicht, wie es vielfach heißt, ertrunken sein, sondern er erlitt mit hoher Wahrscheinlichkeit einen Herzinfarkt. Der Umgang mit seiner sterbliche Hülle mag den heutigen Leser erschüttern: Um die schnelle Verwesung in der Hitze zu vermeiden, löste man seine Muskeln und Gewebe durch Kochen vom Skelett. Wo die derart präparierten Überreste des Herrschers eine letzte Ruhestätte fanden, ist unbekannt. Den Kreuzzug (es war der dritte) führten nach seinem Tod Philipp II. von Frankreich und Richard Löwenherz von England weiter.

Während Barbarossa als älterer Herr das Zeitliche segnete, wurde sein Sohn Heinrich VI. unzeitig, im 31. Lebensjahr, abberufen. Der Herrscher verstarb in Messina an einer Geißel, die über Jahrhunderte vor allem im Mittelmeerraum ihre Opfer fand, in Zeiten warmen Klimas aber vorübergehend auch in England und am Rhein grassierte: die Malaria. Wie beinahe bei jedem plötzlichen Herrschertod kamen auch Gerüchte über einen Giftmord auf, an dem Gattin Konstanze beteiligt gewesen sein soll.

Der frühe Tod Heinrichs VI. war nicht ohne Konsequenzen, über deren Auswirkungen man spekulieren kann. Der römisch-deutsche König und Kaiser des Heiligen Römischen Reiches war bestrebt, dieses Reich zu einer Erbmonarchie zu machen, und damit unabhängig von den Wahl- und Einflussmöglichkeiten der Fürstenhäuser. Ein erster derartiger Versuch kurz vor seinem Tod scheiterte an deren Widerstand. Wenn ihm, der das Staufergeschlecht auf die Höhe seiner Macht geführt hatte, mehr Zeit verblieben wäre, hätte die deutsche Geschichte möglicherweise einen gänzlich anderen Verlauf genommen: mit einer zentralisierten Macht, ohne die kleinstaatliche Zersplitterung, die bis 1870 vorherrschte. Das Reich wäre dann denselben Weg wie Frankreich, England, Spanien und Schweden gegangen – mithin den der europäischen Normalität.

Friedrich II. schließlich galt als ein so vielfältig begabter Herrscher, als eine ungemein faszinierende und schillernde Persönlichkeit, dass man ihn bald *stupor mundi*, das Staunen der Welt, nannte. Das überaus positive Image des Kaisers ist vor allem späteren Hagiografien zu verdanken; eine 1927 erschienene Biografie des Historikers Ernst Kantorowicz stilisiert ihn zur idealen Herrscherpersönlichkeit. In der Gegenwart – und vielleicht typisch für diese – versucht man ihn zu entmythologisieren, »nüchterner« zu betrachten. Was ihn heute als beeindruckende Person erscheinen lässt, sind – ebenfalls relativierte und strittig diskutierte – Ansätze einer modern wirkenden Toleranz. An seinem Hof verkehrten jüdische und islamische Gelehrte, in seiner Leibwache dienten Muslime und Soldaten aus Äthiopien. Dass mehrere Päpste seine erbittertsten Gegner waren, ihn mehrfach exkommunizierten und der Vatikan die Nachricht seines Todes mit – überhaupt nicht der christlichen Nächstenliebe entsprechender – Häme und Freudenausbrüchen kommentierte, scheint nicht unbedingt gegen den Charakter des Mannes zu sprechen. Unzweifelhaft ist, dass sein Hof – der Kaiser hielt sich den größten Teil seiner Regierungszeit (1220–1250) in Sizilien auf – ein Mittelpunkt von Kunst, Kultur und einer von Reglementierung weitgehend freien Wissenschaft war. Dass er in seinem Wissenshunger Kinder in Isolation heranwachsen ließ, um einer vermeintlichen Ursprache des Menschen auf die Spur zu kommen, oder Personen die Bäuche aufschneiden ließ, um Erkenntnisse über den Verdauungsprozess zu gewinnen, sind nur böswillige, von seinen zahlreichen Gegnern in die Welt gesetzte Verleumdungen.

Unbestritten ist jedoch seine bedeutende literarische Hinterlassenschaft. Der begeisterte Jäger und Falkner verfasste das Buch *De arte venandi cum avibus*, *Über die Kunst mit Vögeln zu jagen*. Der bibliografische und künstlerische Klassiker hat zahlreiche Auflagen und Übersetzungen erlebt und ist heute in Antiquariaten und im Versandbuchhandel erhältlich – ein über 750 Jahre alter Bestseller.

Die letzte Stunde des vielseitigen Herrschers schlug am 13. Dezember 1250 in seinem Schloss Castel Fiorentino in Apulien. Auch er dürfte einer der damals grassierenden Infektionskrankheiten erlegen sein, die den Verdauungstrakt befallen – wahrscheinlich Typhus oder Paratyphus. Es ist das Jahr, in dem Historiker später die Epochengrenze vom Hochmittelalter zum Spätmittelalter ziehen werden. Die päpstliche Propaganda ließ umgehend wenig appetitliche Details ausstreuen, um Friedrich in seinem Todeskampf unter Brechdurchfällen als Sünder und vom wahren Glauben Abtrünnigen zu zeichnen. Fairer war ein Nachruf des Chronisten Matthäus von Paris, der ungeachtet seines Namens Engländer war und in St. Albans nördlich von London lebte. Er war es, der den Kaiser 1251 als größten unter den Herrschern der Welt und als ihr Staunen bezeichnete: stupor mundi.

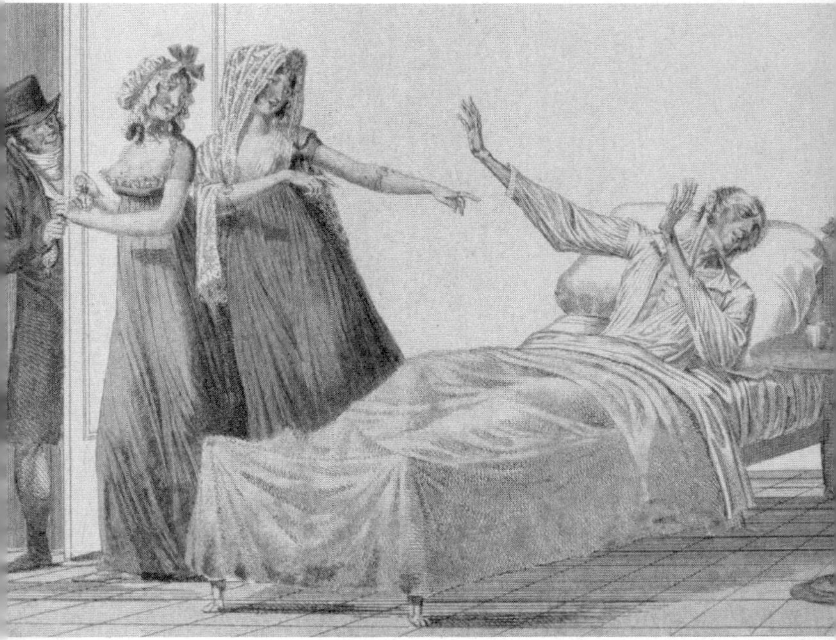

◄ Eine Karikatur von der Mitte des 19. Jahrhunderts prangert die Folgen eines Besuches in einem Haus der Freude an: Syphilis.

Die Syphilis

Die Soldaten konnten ihr Glück kaum fassen. Während sie die gegnerische Hauptstadt belagerten, entschloss man sich dort zu einer offenbar verzweifelten Maßnahme. Ein Zeitzeuge berichtet, dass die Verteidiger »gewaltsam ihre Huren und Frauen aus der Zitadelle jagten, vor allem die schönsten von ihnen, unter der Begründung, dass die Nahrungsmittel zur Neige gingen. Und die Franzosen, von Leidenschaft ergriffen und von der Schönheit verzaubert, nahmen sie auf.«[1] Der Zeuge hieß Falloppio und er konnte nicht ahnen, dass sich sein noch nicht geborener Sohn Gabriele einst als einer der berühmtesten Anatomen und Ärzte der Renaissance[2] fast sein ganzes Berufsleben lang mit den epidemiologischen Folgen des Geschehens beschäftigen sollte. Denn was Falloppio senior beobachtete, war nichts anderes als ein frühes Beispiel biologischer Kriegführung.

Im Februar 1495 zog die siegreiche Armee des französischen Königs Karl VIII. in das von ihr zuvor belagerte Neapel ein – in die Stadt, deren Verteidiger den Feinden ihre schönsten Frauen ausgeliefert hatten. Dies war jedoch nicht nur aus Sorge um die schwindenden Lebensmittelvorräte geschehen, sondern mit dem Vorsatz, die Armee des französischen Königs nachhaltig zu schädigen. Es war ein teuflischer Plan, dessen Ergebnis alle Erwartungen übertraf. Die Damen waren nämlich nicht ganz gesund. Die Soldaten im französischen Heer, die sich mit ihnen vergnügten, zahlten einen furchtbaren Preis. Als es wenige Monate später, im Juli 1495, zur Schlacht von Fornovo kam, machten die Wundärzte[3], die sich um die Verwundeten kümmerten, eine entsetzliche Entdeckung: Die Körper vieler französischer Soldaten waren mit Pusteln und anderen Hautveränderungen übersät, die teilweise an Lepra erinnerten. Bei einigen führte das Leiden zum Tod, andere hatten Jahre qualvollen Siechtums vor sich. Die Armee des Franzosenkönigs wurde durch das Leiden schneller dezimiert als durch die Soldaten der gegnerischen italienischen Fürsten und musste den Rückzug antreten. Die Wundärzte beobachteten bei den erkrankten Soldaten einen schnellen körperlichen und geistigen Verfall. Die neue Krankheit war eine Heimsuchung wie eineinhalb Jahrhunderte zuvor der Schwarze Tod. Eines war indes anders als bei den bekannten Epidemien wie der Pest, der Lepra oder den Blattern: die Art und Weise der Ansteckung. Es war nicht zu übersehen, wo die ersten Veränderungen auftraten, nämlich am Penis des Infizierten. Und, so man deren Geschlechtspartnerinnen oder Huren untersuchte, an deren Vulva. Es war ganz ohne Zweifel ein Leiden, das durch den Beischlaf übertragen wurde.

Was die neue Seuche, die man im Deutschen bald auch die bösen Blattern und im Englischen *malicious pox* nannte, indes mit der Pest gemeinsam hatte, war die äußerst schnelle Ausbreitung über den europäischen Kontinent. Es war eine Ausbreitung mit der Reisegeschwindigkeit der Epoche – und mit der Geschwindigkeit eines marschierenden Heeres. In diesem Fall war es das Heer Karls VIII. Daheim in Frankreich nannte man die neue Seuche nach dem Ort der

Erstinfektion (aus französischer Sicht) die »neapolitanische Krankheit«, in Italien und auch in anderen Ländern wie im deutschen Sprachraum und in England war es die Franzosenkrankheit. In den Niederlanden nannte man es die spanische Krankheit, in Polen die deutsche Krankheit und in Russland die polnische Krankheit. In der Terminologie spiegelte sich der Infektionsweg – und gleichzeitig eine Schuldzuweisung an den geografischen Nachbarn.[4]

Die Armeen auf dem italienischen Kriegsschauplatz bestanden, wie in jener Zeit üblich, aus Landsknechten, die in den unterschiedlichsten Ländern angeworben wurden. So kämpften sowohl auf italienischer als auch auf französischer Seite Landsknechte aus Spanien. Dies führte bald zu einer Erklärung der Herkunft des neuen Leidens, die trotz kontroverser Diskussion auch heute noch weitgehend ihre Gültigkeit besitzt. Denn die furchtbare Seuche erschütterte Europa kurz nach einem welthistorischen Ereignis: Im März 1493 war Christoph Kolumbus mit seinen zwei verbliebenen Schiffen[5], der *Niña* und der *Pinta,* aus einer neuen Welt zurückgekehrt. Diese Welt hatte er für die zeitgenössischen Europäer auf der Suche nach einem Seeweg nach Indien entdeckt oder, besser gesagt, wiederentdeckt. Denn fast 500 Jahre zuvor waren nordeuropäische Seefahrer (Wikinger) in Nordamerika gelandet. Ihre Siedlungen dort hatten aber keinen Bestand – im Gegensatz zu der Welle von Kolonisierung und Eroberung, die Kolumbus auslösen sollte. Zwei Ärzte, Fernandez de Oviedo und Ruy Diaz de Isla, die bei der Ankunft der Seefahrer in Spanien oder kurz danach anwesend waren, berichteten von merkwürdigen Erkrankungen, die sich einige Matrosen offenbar im Umgang – man konnte ahnen, welcher Art – mit den Ureinwohnern der neuen Welt zugezogen hatten, mit Menschen, denen man den Namen »Indianer« gab. Die Krankheit war nach Einschätzung der Doctores »bis jetzt nicht gesehen und nicht beschrieben« worden; die Heimkömmlinge hätten indes zu berichten gewusst, dass die Indianer mit dem Leiden vertraut seien und Behandlungsmöglichkeiten hätten.[6] Zu den Betroffenen gehörte einer der prominentesten Teilnehmer der Expedition, Martin Alonzo Pinzon, der einer einflussreichen Familie aus Palos de la Frontera entstammte. Er war Kapitän der *Pinta* und hatte mit zwei Brüdern die historische Reise angetreten. Pinzon soll bei seiner Heimkehr so schwach gewesen sein, dass er auf einer Trage vom Schiff gebracht werden musste; er starb nur zwei Wochen später.

Die Hypothese, dass die Syphilis auslösenden Erreger *Treponema pallidum* durch Besatzungsmitglieder der Exkursion des Kolumbus von 1492/93 und möglicherweise auf den drei weiteren Reisen des Genuesen (und anderer Eroberer nach ihm) in die alte Welt eingeschleppt wurden, überzeugte nicht nur die Zeitgenossen, sondern hat trotz alternativer Ansätze nach wie vor Bestand. Ihr steht die »präkolumbianische« Hypothese gegenüber, gemäß der es bereits vor 1492 in Europa Syphilis gegeben habe. Restlos überzeugt hat sie bislang nicht. So wird vor allem auf Knochenfunde hingewiesen, die typische syphilitische Veränderungen aufweisen sollen. Doch sowohl an diesen diagnostischen Kriterien als auch an der Datierung sind Mängel festgestellt worden, während die Nachweise von syphilitischen Veränderungen in der neuen Welt vor der Ankunft von Kolumbus recht eindeutig sind. In der heutigen Dominikanischen Republik gehen sie auf Gräber bis aus dem achten Jahrhundert zurück. Die Häufigkeit syphilitischer Knochenaffektionen in der Region wird mit sechs bis 14 Prozent angegeben – was angesichts der Tatsache, dass nicht jeder Infizierte eine Knochenbeteiligung bekommt, auf eine beträchtliche Infektionsrate schließen lässt.[7] Man ist geneigt, die Syphilis als eine Art vorweggenommene Rache der amerikanischen Ureinwohner an den »Weißen« anzusehen, die ihnen in den nächsten Jahrhunderten ihr Land rauben und vielerorts Genozid an ihnen begehen sollten – nicht zuletzt durch eingeschleppte Krankheiten, denen das Immunsystem der Ureinwohner nichts entgegenzusetzen hatte.

Für die Novität der Geschlechtskrankheit um die Mitte der 1490er Jahre spricht ihre rasche Ausbreitung und vor allem das weit verbreitete Entsetzen, das die Krankheit auslöste. Etwas Vergleichbares kannte man offensichtlich nicht, was sehr gegen die »präkolumbianische« Hypothese spricht. Die furchterregende Seuche schlug sich schnell im öffentlichen Bewusstsein, in der Publizistik und auch in der Kunst nieder. Bereits 1496 schuf Albrecht Dürer den Holzschnitt eines syphiliskranken, mit Geschwüren übersäten Landsknechtes. Aus dem gleichen Jahr stammt ein Holzschnitt von Sebastian Brandt, der die Jungfrau Maria mit dem Heiligen Kind zeigt. Dieses sendet Lichtstrahlen auf von Ulzerationen bedeckte Syphiliskranke aus – ob zur Strafe oder zur Heilung, sei dahingestellt. Während Maria mit der Rechten das Kind hält, setzt sie mit der Linken König Maximilian I. eine Krone auf: als Belohnung für sein Edikt von 1495. Maximilians Edikt geißelt »jene vor kurzem entstandene schlimme neue Krankheit, die man gemeinhin das Franzosenübel nenne und von der man zuvor seit Menschengedenken noch nie etwas gehört habe«,[8] als Strafe für Sündhaftigkeit und Blasphemie.

Damit war auch die Tonlage vorgegeben, die von den Autoritäten, vor allem den religiösen, gegenüber Syphilitikern in den folgenden Jahrhunderten angeschlagen wurde. Eine Krankheit, die man sich bei der Fleischeslust zuzieht, könne nur strafenden Charakter haben, klang es von den Kanzeln und aus den Druckschriften. Dabei hatte vor allem die katholische Kirche Grund, selbst in den Spiegel zu schauen – oder, besser gesagt, auf die Spitze ihrer Hierarchie. Denn gleich mehrere Päpste zogen sich die Syphilis zu und, so darf vermutet werden, verbreiteten sie auch weiter bei ihren erotischen Eskapaden, die den Gläubigen natürlich vorenthalten werden mussten. Neben dem berüchtigten Borgia-Papst Alexander VI. sollen auch Julius II. und Leo X. erkrankt gewesen sein. Über Julius II. schrieb sein Leibarzt: »Eine Schande ist es zu sagen, dass kein Teil seines Körpers nicht mit den Zeichen einer ungeheuerlichen und scheußlichen Wollust bedeckt gewesen wäre.«[9]

Die geistlichen Herren waren indes nicht allein in ihrem Leiden, die weltlichen suchte die Lustseuche ebenso schnell heim. Die Syphilis verbreitete sich im europäischen Hochadel so dramatisch, dass im Englischen die Bezeichnung *royal pox* oder auch *die Hofkrankheit* aufkam. Natürlich steht Karl VIII. von Frankreich in Verdacht, sich die Syphilis wie seine Soldaten nach der Belagerung Neapels zugezogen zu haben. Sein Beiname »der Freundliche« lässt vermuten, dass er Vergnügungen jeglicher Art, Gelagen und Orgien nicht abgeneigt war. Allerdings ist die Ursache für seinen frühen Tod eher ungewöhnlich für ein gekröntes Haupt: Auf dem Weg zu einem Tennisspiel stieß er mit dem Kopf an einen Türrahmen und zog sich eine Hirnblutung zu, der er im Alter von 28 Jahren erlag. Sein Nachnachfolger Franz I. gilt ebenso als Syphilitiker wie sein weltpolitischer Rivale Kaiser Karl V. Doch bei Verdachtsdiagnosen bei historischen Persönlichkeiten ist Vorsicht angezeigt. Da die Syphilisdiagnose etwas Stigmatisierendes, Herabsetzendes hat, wurde sie gern von politischen oder dynastischen Gegnern (oder von dem Objekt ihrer Studien wenig gewogenen Historikern) benutzt. Unter Syphilisverdacht stehen ferner

Heinrich VIII. von England, der russische Zar Iwan der Schreckliche und die französischen Könige Ludwig XIV. und Ludwig XV.

Auf das Zusammenleben der Menschen hatte die Seuche, die sich an der Wende zur Neuzeit rascher und mit stärker ausgeprägter Symptomatik ausbreitete als heute (und für die es natürlich heute eine erfolgversprechende Antibiotikatherapie gibt), tiefgreifende Auswirkungen. Die im Mittelalter, das bei aller Glaubensstrenge kein den körperlichen Vergnügungen entsagendes Zeitalter war, so beliebten Badestuben und Badehäuser, in denen auch »Bademägde« ihrem Gewerbe nachgingen, verschwanden binnen Kurzem fast vollständig aus den europäischen Stadtbildern. Gleichzeitig begann die Verdammung – auch hier wieder unter Führung der Kirche – außer- oder vorehelicher Sexualität oder gar jedweder Form des Beilagers, das nicht dem Zeugen von Nachwuchs diente. In weiten Teilen Europas wurde eine Sexualitätsfeindlichkeit zur Norm, die vor allem den breiten Schichten als moralischer Imperativ präsentiert wurde, während die weltliche und klerikale Oberschicht alles andere als keusch lebte. Vor allem Prostituierte wurden für die Seuche verantwortlich gemacht und je nach Land und Gesellschaftsordnung mit unterschiedlich grausamen Repressionen wie Zwangsbehandlungen und Brandmarkungen belegt. Und selbst einer der aufgeklärtesten Geister der Epoche, der Humanist Erasmus von Rotterdam[10], forderte höchst drastische, zutiefst inhumane prophylaktische Maßnahmen. »Vor der Hochzeit sollten beide Ehepartner auf Syphilis untersucht werden. Wenn einer der Brautleute krank war, sollte das Grund genug sein, das Eheversprechen auflösen zu können. Am besten wäre es, laut Erasmus, das Übel an der Wurzel zu packen: ›Man hätte das Heil der ganzen Welt bewahren können, wenn man die ersten Syphilitiker verbrannt hätte.‹ So sollten kranke Männer dann am besten auch kastriert werden.«[11]

Der bereits erwähnte Gabriele Falloppio verfasste 1564 eine wissenschaftliche Studie zur Syphilis unter dem Titel *De morbo gallico*. Den Begriff Syphilis hatte der italienische Arzt und Astronom Girolamo Fracostoro 1530 eingeführt; er setzte sich erst gut zwei Jahrhunderte später endgültig durch. Falloppio beschrieb nicht nur die Symptomatik und die damals vorhandenen Therapieansätze, er hatte auch eine geniale Idee zur Prophylaxe der Übertragung. Der in Padua lehrende Anatomieprofessor führte eine der ersten großen wissenschaftlichen Untersuchungen, in heutiger Terminologie eine Kohortenstudie, durch. Nicht weniger als 1100 Probanden soll er verpflichtet haben, beim Geschlechtsverkehr eine kleine Kappe aus Leinengewebe, das unten am Penisschaft mit einem rosa Bändchen zusammengebunden wurde, zu tragen und vorher mit Speichel für die notwendige Lubrifizierung zu sorgen. Außerdem wurde es vor dem Überziehen in eine Mischung aus Salz und Kräutern getaucht, in einer anderen Versuchsreihe auch in Milch. In keinem einzigen Fall, so legte Falloppio in seinem Klassiker dar, sei es zur Infektion gekommen. Damit kann Falloppio als Erfinder des Kondoms gelten, ungeachtet allerlei alternativer Legenden. Ein französisches Städtchen dieses Namens ist wohl unschuldig, und jener Dr. Condom, der dem englischen König Charles II. Überzieher aus Hammeldarm verordnet haben soll, ist nicht eindeutig zu identifizieren.

Zu Falloppios Zeiten gab es bereits therapeutische Ansätze, von denen einige fast noch schlimmer waren als die Krankheit selbst. Zunächst setzte man große Hoffnung in das wie die Seuche selbst aus Amerika stammende Guajakholz. Aus dem in Südamerika und auf karibischen Inseln wachsenden Baum wurde nach Raspeln des Holzes ein Extrakt gewonnen, der eingenommen oder aufgetragen wurde. Der berühmte Humanist und Ritter Ulrich von Hutten sang das Loblied auf diese Therapie: »Meinen Beobachtungen nach wirkt das Mittel [Guajakholz] langsam und gleichmäßig, nicht rasch oder stürmisch. Weit entfernt davon, dass seine heilsame Wirkung sofort subjektiv empfunden wird oder dass es die Schmerzen, die es schließlich vollkommen beseitigt, rasch lindert, wird im Gegenteil zu Anfang der Cur und für die ersten vierzehn Tage die Krankheit im höchsten Grad acut: Die Qualen nehmen zu, die Geschwüre breiten sich aus und in der That kommt es dem Kranken vor, als ginge es ihm schlechter denn je.«[12] Dass das Holz völlig wirkungslos gegen die Erreger der Syphilis ist, dürfte Hutten in der Endphase seines Lebens geahnt haben: Der Ritter starb 1523 im Alter von 35 Jahren an der Syphilis.

Das langlebigste Therapeutikum gegen die Syphilis wurde Quecksilber. Typischerweise wurde es äußerlich angewendet, zum Beispiel in Form einer Salbe, mit der großflächig weite Körperpartien bestrichen wurden. Oft wurde dies durch Hitzeanwendung, zum Beispiel dem Sitzen in einem erhitzten und abgeschlossenen Zuber, ergänzt – eine wahre Tortur, die nicht selten im Exitus des kreislauferschöpften Patienten endete. Auch die Einnahme quecksilberhaltiger Tabletten oder Pastillen und die Inhalation von Quecksilberdämpfen waren Bestandteile des therapeutischen Repertoires über die Jahrhunderte. Erst zu Beginn des 20. Jahrhunderts wurde die Quecksilbertherapie abgeschafft. Die Giftigkeit des Quecksilbers war davor noch nicht bekannt oder wurde unterschätzt. Die über Jahre Behandelten erlitten Symptome wie Haarausfall und Zahnverlust bis zur manchmal vollständigen Zerstörung des Zentralnervensystems und innerer Organe. Im Englischen beschreibt ein Sprichwort den verhängnisvollen Zusammenhang von Syphilis und Syphilistherapie – wobei es schwerfällt zu sagen, was schlimmer war, die Krankheit oder die Behandlung – sehr treffend: *A night with Venus, a lifetime with Mercury.*[13] Auf eine wirklich sinnvolle und effektive Medikation zur Behandlung der Syphilis musste die Menschheit bis 1909 warten, bis der deutsche Immunologe Paul Ehrlich und der japanische Mikrobiologe Sahachiro Hata das Salvarsan entwickelten, dessen chemische Basis bemerkenswerterweise auch ein Gift ist: das Arsen. Paul Ehrlich, ein wahrhaft genialer Forscher, wurde in Deutschland zu Recht mit einem Porträt auf einem einst beliebten und begehrten Gegenstand geehrt: der 200-DM-Banknote.

Die Syphilis war mehr als vierhundert Jahre lang nicht nur eine Geißel der Bevölkerung in vielen Teilen der Welt, sie begleitete auch die europäische Kulturgeschichte in einem erstaunlichen Ausmaß. Die Zahl der Poeten, Schriftsteller und Künstler, die entweder zweifelsfrei an ihr litten oder eine Symptomatik aufwiesen, die auf eine Syphilis hindeuten, ist enorm. Als solle der klassischen Bezeichnung Franzosenkrankheit Gerechtigkeit widerfahren, befinden sich auffallend viele Vertreter des Kulturlebens der grande Nation unter den Syphilispatienten und den Verdachtsfällen. Zu ihnen gehören Charles Baudelaire, Gustave Flaubert, Guy de Maupassant, Edouard Manet, Paul Gauguin und Henri de Toulouse-Lautrec. Ludwig van Beethoven hatte ebenfalls Anzeichen der Krankheit, und ein renommiertes Musiklexikon schreib ihm eine bereits in jungen Jahren erworbene Syphilis zu. Ein Biograf des großen Komponisten indes mahnt, »auf zehn Forscher, die behaupten, dass Beethoven keine Syphilis gehabt hat, kommen zehn, die überzeugt sind, dass er sie hatte«.[14]

Tragisch, aber in diesen biografischen Details nicht ungewöhnlich für einen jungen, aus bürgerlichen Verhältnissen stammenden Genius vergangener Epochen ist das Schicksal von Franz Schubert. Nach den napoleonischen Kriegen unternahm der junge Komponist mit Freunden gern sogenannte Schubertiaden[15] im lebensfrohen Wiener Nachtleben oder auf Ausflügen in der Umgebung. Dabei gab es im wahrsten Sinne des Wortes reichlich Wein, Weib und Gesang. Wien, wo 1814/15 der Wiener Kongress zur Neuordnung Europas nach einem Vierteljahrhundert an Revolution und Krieg abgehalten wurde, war möglicherweise die »Hurenhauptstadt« der Welt; es gibt Schätzungen von 20 000 Prostituierten auf gut 300 000 Einwohner. Schubert soll sich um 1822, im Alter von etwa 25 Jahren, infiziert haben. Er hatte wiederholt Phasen, in denen er die Öffentlichkeit scheute, wahrscheinlich wegen entstellender Hautveränderungen und Geschwüre. Hinzu kam eine Neigung zum Alkohol. Er wurde von Kopfschmerzen und schließlich von massiven Magenbeschwerden gepeinigt, sodass er kaum Nahrung bei sich behalten konnte. Bei seinem Tod am 19. November 1828 war erst 31 Jahre alt.[16]

Einem wahren Genie konnte die Krankheit mitunter weder Kreativität noch Lebensmut nehmen. Beschließen wir dieses Kapitel mit einem kurzen Blick auf die Pathobiografie eines der größten Dichter und eines der brillantesten Essayisten und Satiriker deutscher Sprache, des im Dezember 1797 in Düsseldorf[17] geborenen Heinrich Heine. In seinen frühen Schriften findet sich ein Hinweis auf den Gebrauch der Erfindung von Gabriele Falloppio – eine der seltenen Erwähnungen dieses Präventivums gegen Geschlechtskrankheiten und Schwangerschaft in der klassischen deutschen Literatur. Einem Freund schrieb er an einem kalten Februartag des Jahres 1824: »Ich habe gestern Abend bey der neuen Putzhändlerin ½ dutzend Gondons anmessen lassen und zwar von veilchenblauer Seide.«[18] Im gleichen Brief bekennt Heine, damals Student in Göttingen, wie flexibel er in Herzensangelegenheiten doch war: »Auch die Liebe quält mich. Es ist nicht mehr die frühere, die einseitige Liebe zu einer Einzigen. Ich bin nicht mehr Monotheist in der Liebe, sondern wie ich mich zum Doppelbier hinneige, so neige ich mich auch zu einer Doppelliebe.«[19] Heine erkannte in den seidenen Kondomen das einzige Mittel, sich vor jener Seuche zu schützen, die er fürchtete – während seiner Zeit in Deutschland, vor allem aber auch später in den langen Jahren im sinnenfrohen Paris. Nach eigener Diagnose ergriff ihn die Syphilis dennoch, auch wenn heutige wohlmeinende Biografen ihm die weniger stigmatisierende und politisch korrektere amyotrophe Lateralsklerose (ALS) zuschreiben. Heine hingegen hatte wenig Zweifel. Lassen wir als Zeugen den Pionier der Arbeiterbewegung, Ferdinand Lasalle, der Heine 1856, kurz vor dessen Tod, in seiner Pariser Wohnung besuchte, in seiner derben Sprache zu Wort kommen: »Er freute sich sehr, mich zu sehen, und rief nach der erste Begrüßung gleich aus (auf seinen Schwanz weisend): ›Sehen Sie, welcher Undank! Diese Partie, für die ich so viel getan habe, hat mich so weit gebracht!‹«[20]

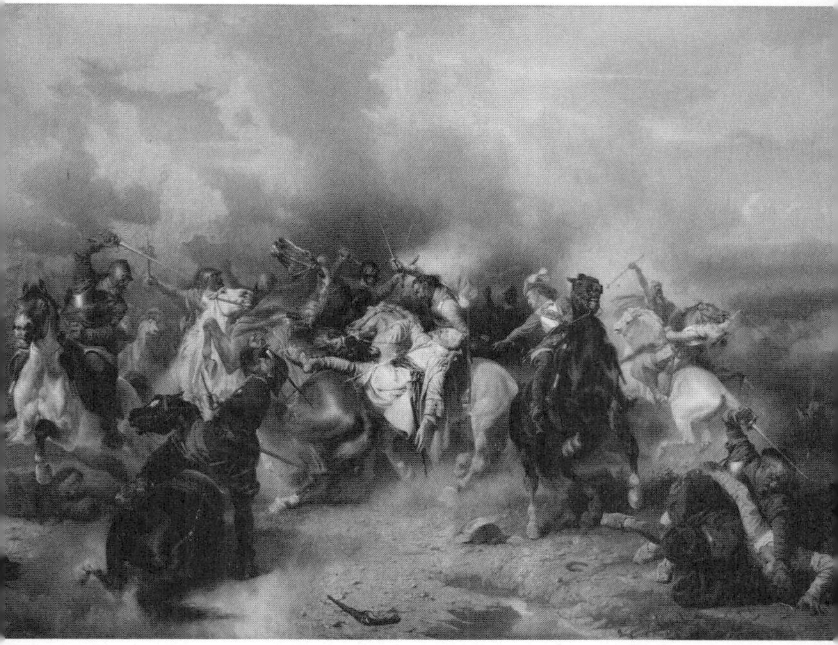

◄ Der Tod des Schwedenkönigs Gustav II. Adolf in der Schlacht bei Lützen im November 1632.

Tod bei Lützen

Gustav II. Adolf verliert die Orientierung

Im frühen 21. Jahrhundert ist die Kurzsichtigkeit so weit verbreitet, dass Augenärzte geradezu von einer Epidemie sprechen. In den meisten westlichen Industrienationen sind nach Erhebungen oder Schätzungen rund 40 Prozent der Erwachsenen kurzsichtig. In Südostasien ist sie, vor allem unter jungen Menschen, noch häufiger. In Singapur, Hongkong, Taiwan und anderen Regionen sind in den High Schools und Universitäten bezeichnenderweise über 80 Prozent der Studenten, Schülerinnen und Schüler kurzsichtig. Dieser Brechungsfehler des Auges bedeutet, dass man auf größere Distanzen – und das heißt bei einer leichten Kurzsichtigkeit von einer Dioptrie: ab einem Meter – undeutlich sieht. Kurzsichtige bedürfen zur Korrektur ihres Sehfehlers (und vor allem, um Auto fahren zu können) einer Brille oder Kontaktlinsen. Sobald sich die Fehlsichtigkeit stabilisiert hat und nicht weiter zunimmt (typischerweise nach dem 20. Lebensjahr), kann sie durch eine Augenoperation, einen sogenannten refraktiven Eingriff wie LASIK (Laser in situ Keratomileusis), behoben werden.

Als Ursachen für die zunehmende Verbreitung der Kurzsichtigkeit werden neben anderen Faktoren wie erbliche

Veranlagung moderne Lebens-, Arbeits- und Lerngewohnheiten vermutet. Kinder und Jugendliche, die während des Wachstums (und damit auch des Wachstums des Auges) viel »Naharbeit« verrichten, sind prädisponiert. Und Naharbeit bedeutet heutzutage: Lesen, Computer- und Videospiele, Smartphone. Tätigkeiten also, die bei vielen Teenagern einen Großteil der Freizeit ausmachen. In Südostasien, in den so gern als dynamische Wachstumsgesellschaften bezeichneten Regionen, werden Wissenserwerb, Ausbildung, Ehrgeiz und Karriere besonders hoch geschätzt, was dazu beiträgt, dass so viele strebsame und smarte junge Menschen kurzsichtig sind. Umgekehrt haben Studien ergeben, dass Kinder und Jugendliche, die viel Zeit unter freiem Himmel verbringen und draußen spielen, in geringerem Maße kurzsichtig werden. Man kann ergänzen: Kinder, die ihre Freizeit zumindest teilweise so verbringen wie die Kinder in längst vergangenen Jahrhunderten.

Kurzsichtigkeit gab es auch früher, wenn auch in geringerer Prävalenz (Verbreitung) als heute. Schon vor 200 Jahren machte ein britischer Arzt namens Sir James Ware eine bemerkenswerte Entdeckung: Offensichtlich besteht ein Zusammenhang zwischen Kurzsichtigkeit und Bildungsstand. In einer Militärschule in Chelsea, wo der Schwerpunkt auf Drill und nicht unbedingt auf Wissen lag, stellte Ware Kurzsichtigkeit bei nur 3 von rund 1300 Kadetten fest. Ganz anders seine Beobachtung an den beiden renommierten Universitäten des britischen Empire: »Ich setzte darauf meine Nachforschungen an verschiedenen Colleges in Oxford und Cambridge fort und, auch wenn es in der Zahl der Brille tragenden Studenten große Schwankungen gibt, so war es insgesamt doch ein großer Anteil an der Gesamtzahl der Studenten beider Universitäten. In einem College in Oxford hatte ich eine Liste von nicht weniger als 32 Namen von insgesamt 127 Studenten der Jahre 1803 bis 1807, die eine Brille oder eine Lorgnette trugen. Es ist nicht auszuschließen, dass darunter auch einige waren, die dies taten, weil es modisch war. Ich glaube aber, dass deren Zahl gegenüber jenen, die davon [von der Brille] etwas Unterstützung bekamen, zu vernachlässigen ist.« Je belesener junge Leute sind, desto größer ist die Chance, dass sie kurzsichtig sind, bemerkte Ware.[1]

Angesichts dieses Zusammenhangs zwischen Bildung und einem Sehfehler[2] dürften in Zeiten, in denen weite Teile der Bevölkerung Analphabeten waren, die relativ wenigen Kurzsichtigen vor allem in der Oberschicht zu finden gewesen sein. Vom römischen Kaiser Nero wird berichtet, dass er sich – zum Beispiel in der Arena, wo es auf eine gute Sicht auf größere Distanzen ankam – einen gefärbten Stein vor das Auge hielt, um besser sehen zu können. Der Legende nach soll es ein Beryll gewesen, woraus sich einer schönen, aber wohl nicht haltbaren Etymologie zufolge das deutsche Wort Brille ableitet. Sehhilfen, die unserer Definition einer Brille entsprechen, gab es im deutschen Sprachraum nachweislich im Hochmittelalter; früheste Beschreibungen der Herstellung stammen aus der Zeit um 1270. Es waren indes primär Lesebrillen, die älteren Menschen das deutliche Sehen in der Nähe ermöglichten, wenn das bis dahin gesunde Auge die Fähigkeit zur Nahfokussierung nach dem 40. bis 45. Lebensjahr zu verlieren begann. Mit Aufkommen des Buchdrucks um 1450 und dem sich anschließenden Boom der Wissensverbreitung aufgrund des plötzlich in großer Menge verfügbaren Lesestoffes entstand ein immenser Markt für Lesebrillen, der zum Gedeihen eines neuen Berufsstandes, des Brillenmachers, führte. In der reichen Handelsstadt Nürnberg entstand eine wahre Hochburg seiner Kunst.[3] Kurzsichtige indes benötigen Brillengläser, die auf ganz andere Art geschliffen sind als Lesebrillen; sie mussten noch mehrere Jahrhunderte auf eine adäquate Versorgung warten.

Diese etwas weit ausholende Vorgeschichte sei gestattet, da es gilt, den Blick auf einen Jungen zu richten, der im trüben Schein der Kerzen viel las, bereits als Achtjähriger an Sitzungen des Staatsrates teilnahm und die dabei erstellten Dokumente studierte. Zwei Sprachen beherrschte er fließend – Deutsch und Schwedisch –, und darüber hinaus soll er bereits als Zwölfjähriger nach den Erinnerungen eines Zeitgenossen noch Latein, Italienisch, Französisch und Niederländisch gesprochen haben. Der Name des jungen Mannes ist Gustav Adolf. Er war der Sohn des schwedischen Reichverwesers – ab 1604 als Karl IX. König von Schweden – und seiner Frau Christine von Schleswig-Holstein-Gottorp. Am 9. Dezember 1594 im Schloss von Stockholm geboren, wurde er schon als Kind von seinem Vater in Regierungsgeschäfte eingeweiht und reiste mit dem König zu den Kriegsschauplätzen, auf denen Schweden, das sich erst unter seinem Großvater Gustav Vasa 1523 von dänischer Herrschaft losgesagt hatte, seine Konflikte mit dem Nachbarn austrug. Gustav Adolf versetzte die Zeitgenossen mit seiner Hochbegabung in Erstaunen. Er las dank der exzellenten Ausbildung durch seinen Lehrer Johan Skytte nicht nur Livius und Cicero im Original, sondern brillierte auch im Flötenspiel. Gleichwohl war er kein Bücherwurm, sondern höchst athletisch und von einem manchmal unbeherrschten Draufgängertum – was ihm später zum Verhängnis werden sollte. Enthusiasmus, so nannte es der Historiker Nils Ahnlund, war bei ihm der Normalzustand.

Als junger Mann war er von großem und kräftigem Wuchs, mit hellblondem Haar und einem ähnlich hellen Spitzbart. In dem länglichen Gesicht mit der leicht fliehenden Stirn imponierten zwei blaue und als ungewöhnlich groß beschriebene Augen. Kurzsichtige Augen sind größer, haben eine größere Achsenlänge als normale. Ein Experte kann bei einem hochgradig Kurzsichtigen diese Fehlsichtigkeit auf den ersten Blick erkennen. Trotz dieser Beschreibung von Gustav Adolfs Augen und der Hinweise von Zeitgenossen und Biografen lässt sich der Grad seiner Kurzsichtigkeit nicht bestimmen: Zu dieser Zeit gab es noch keine Untersuchungsmethoden wie jene, mit denen heute ein Augenarzt die Fehlsichtigkeit feststellt und ihre Stärke bis auf eine Vierteldioptrie genau quantifiziert.

Die ungewöhnlich guten Anlagen des jungen Mannes, sein Organisationstalent, sein gesunder Menschenverstand und sein persönlicher Mut waren dringend gefragt, als er 1611 nach dem Tod seines Vaters mit nur 17 Jahren unter dem Namen Gustav II. Adolf König des noch jungen Landes wurde. Gustav I. war sein Großvater, Gustav Wasa gewesen, der Schweden von 1523 bis zu seinem Tod 1560 als König regiert hatte. Schweden befand sich in einer bedrohlichen Lage: Es lag praktisch im Kriegszustand mit seinen drei wesentlichen Nachbarn, Dänemark-Norwegen, dem russischen Zarenreich, das damals noch keinen Zugang zur Ostsee hatte, und Polen, auf dessen Thron König Sigismund, ein Onkel Gustav Adolfs, saß, der auch Ansprüche auf den schwedischen Thron geltend machte. In den nächsten Jahren gelang es dem jungen Schwedenkönig mit seinem gut ausgebildeten Heer, das man bald als professionellste Armee in Europa zu respektieren und zu fürchten begann, alle diese Krisenherde wenn nicht zu eliminieren, so doch zu beruhigen. Dabei halfen ihm nicht nur zahlreiche, meist erfolgreich verlaufende Schlachten und Scharmützel, sondern auch sein diplomatisches Geschick und seine Geduld bei Verhandlungen. Nach dem sogenannten Krieg von Kalmar konnte 1613 ein Friedensvertrag mit Dänemark (Frieden von

Knäred) und 1617 mit Russland (Frieden von Stolbova) geschlossen werden. Die Auseinandersetzung mit Polen indes begleitete Gustav Adolf über seine gesamte Regierungszeit. Erst 1629 konnte der recht labile Waffenstillstand von Altmark geschlossen werden. Ein Blick auf eine zeitgenössische europäische Karte zeigt, welche Ausdehnung der schwedische Herrschaftsbereich angenommen hatte: Neben Kernschweden wehte die blau-gelbe Fahne über Finnland und weiten Teilen des Baltikums. Auch jene heute zu Russland gehörende Küstenregion, in der knapp 100 Jahre später Peter der Große die Stadt St. Petersburg anlegen ließ, war als Provinz Ingermanland schwedisch. Noch nicht zum Königreich gehörte der heute südlichste Teil Schwedens, die Provinz Schonen mit Malmö und der Universitätsstadt Lund, die noch dänisch war und erst 1658 erobert wurden.

Zur Konsolidierung seiner Herrschaft im Inneren über das nicht mit Reichtümern gesegnete Schweden trug nicht nur seine Bereitschaft bei, mit dem Reichstag und den Ständen zu kooperieren, sondern auch die fruchtbare Zusammenarbeit mit einem der brillantesten Politiker des 17. Jahrhunderts, dem nur wenige Jahre älteren Axel Oxenstierna. Dieser war seit 1612 – damals als 28-Jähriger – Reichskanzler und engster Vertrauter Gustav Adolfs. Schweden wurde unter dieser Führung grundlegend modernisiert; vor allem die Universität Uppsala wurde massiv gefördert und war bald eine der renommiertesten Hochschulen in Europa.

Das Königreich Schweden war unter Gustav Adolfs Herrschaft nicht nur erstarkt, sondern auch nicht länger eine abgelegene Randregion. Was auf dem Kontinent passierte, tangierte auch Schweden, und umgekehrt richteten die europäischen Höfe zunehmend ihren Blick nach Norden und versuchten herauszufinden, welche Pläne und Strategien der Schwedenkönig verfolgte. Vor allem im Deutschen Reich war man wegen der Respekt einflößenden Armee und des Umstands, dass der junge König zu einem Idol der Protestanten geworden war, beunruhigt. Es stand nicht gut um diesen Protestantismus und die protestantischen Territorien des Reiches. Der nach dem Prager Fenstersturz vom 23. Mai 1618 ausgebrochene Konflikt hatte sich von einer lokalen Auseinandersetzung zwischen böhmischen Rebellen und dem Kaiser aus dem Hause Habsburg zu einem europäischen Krieg ausgeweitet, der vor allem auf dem Boden des Deutschen Reiches ausgetragen wurde. Die katholische Liga unter Führung des Kaisers Ferdinand II. und des Bayernherzogs Maximilian hatte die protestantischen Fürsten militärisch geschlagen und auch die erste ausländische Intervention siegreich beendet: Gustav Adolfs bisheriger regionalpolitischer Rivale Christian IV. von Dänemark hatte gegen das kaiserliche Heer eine schwere Niederlage erlitten, kaiserliche Truppen drangen bis nach Jütland vor. Der kaiserliche Heerführer Wallenstein erreichte die Ostseeküste und wurde für seine Verdienste mit dem Herzogtum Mecklenburg belohnt, dessen bisheriges protestantisches Herrscherhaus der Kaiser kurzerhand zwangsenteignete.

Gustav Adolf wurde von zwei Beweggründen geleitet: der Glaubenssolidarität mit den Protestanten in Deutschland und den Macht- sowie Sicherheitsinteressen Schwedens. Eine potenziell feindliche Macht an der Schweden gegenüberliegenden Ostseeküste und die Habsburger Unterstützung für die polnischen Wasa lagen ihm schwer auf der Seele. Dass der Kaiser seinem Feldherrn, dem überaus innovativen Kriegsunternehmer Wallenstein, überdies den klangvollen Titel eines Generals des ozeanischen und baltischen Meeres verliehen hatte, sah der König als eine Art Warnsignal an. Als sich die unabhängige Stadt Stralsund der Einnahme durch Wallenstein widersetzte, griff Gustav Adolf

1628 vorsichtig in den Konflikt ein und schickte eine kleine Einheit angeworbener schottischer Söldner. Zum ersten Mal seit Menschengedenken handelte ein schwedischer König dabei im Verbund mit einem dänischen Monarchen. Wallenstein musste seine Belagerung aufgeben, und Stralsund wurde für die nächsten knapp zwei Jahrhunderte die schwedischste Stadt Deutschlands; erst 1815 fiel sie von dem nordischen Königreich an Preußen.

Nach vielen Diskussionen innerhalb der schwedischen Regierung und im Reichstag gab Gustav Adolf im Sommer 1630 – nach langem Ringen mit seinem Gewissen – dem Drängen der Interventionsbefürworter und den Hilfsappellen der militärisch von Wallenstein besiegten, vom Untergang bedrohten deutschen Protestanten nach. Wenn er an böse Omen glaubte, hätte er gewarnt sein müssen. Gustav Adolf hatte ein Schiff bauen lassen, das zum Stolz seiner Flotte werden sollte und den Namen seines Geschlechts trug: die (gemäß schwedischer Schreibweise) Vasa. Die Kiellegung erfolgte am 1. Januar 1626, gut zwei Jahre später war das imposante Kriegsschiff fertig. Seine Jungfernfahrt wurde indes ein Desaster. Am 10. August 1628 verließ das Schiff die Werft. Die Fahrt endete nur zwanzig Minuten später und knapp zwei Kilometer weiter, als eine Windböe das mit zu wenig Ballast beladene Schiff auf die Seite legte, Wasser durch die geöffneten Geschützpforten eindrang und die Vasa mit rund 50 Mann Besatzung kenterte und schnell unterging. Mehr als drei Jahrhunderte ruhte sie auf dem schlammigen Bodes des Stockholmer Hafens, bevor der Meeresarchäologe Anders Franzén 1957 ihre Position fand und das Schiff schließlich 1961 gehoben wurde. Nach mehrjährigen Restaurierungsarbeiten ist sie heute eine der wichtigsten Besucherattraktionen Stockholms und steht in einem weltweit einmaligen Museum[4], wo das Schiff und

Hinterlassenschaften seiner Besatzung einen Einblick in die Zeit Gustav Adolfs gewähren.

Die Schiffe, mit denen Gustav Adolf und sein Heer von rund 13 000 Mann über die Ostsee setzten, erwiesen sich als zuverlässiger. Das schwedische Expeditionskorps landete am 6. Juli 1630 bei Peenemünde. Der erwartete Zustrom von Verbündeten blieb indes aus, sowohl Brandenburg-Preußen als auch Sachsen (beides Zentren des Protestantismus) zierten sich. Stattdessen kam monetäre Unterstützung aus Frankreich. Das katholische und von einem Kirchenfürsten, Kardinal Richelieu, regierte Land zahlte an Schweden Subsidien – ein prägnantes Beispiel dafür, dass konfessionelle Fragen gegenüber nationaler Machtpolitik in diesem Konflikt zunehmend in den Hintergrund traten. Frankreich sah in Gustav Adolf einen geeigneten Verbündeten, um den großen machtpolitischen Rivalen, die Habsburger, in die Schranken zu weisen.

Erst nach einem Ereignis, welches das an Kriegsgräuel gewöhnte Europa zutiefst erschütterte, zeigten sich Verbündete. Und im darauffolgenden Jahr avancierte der Schwedenkönig gar zum Hoffnungsträger der Protestanten. Die protestantische Stadt Magdeburg hatte sich der Belagerung durch die kaiserliche Armee unter Graf Tilly widersetzt, auch in der Hoffnung, dass die Schweden rechtzeitig zum »Entsatz« eintreffen würden. Diese Hoffnung wurde enttäuscht. Stattdessen erstürmten die Soldaten Tillys am 20. Mai 1631 die Stadt und veranstalteten ein Massaker, wie man es in Europa lange nicht gesehen hatte. Rund 20 000 Magdeburger sollen von der entfesselten Soldateska ermordet worden sein; selbst die Zuflucht in den Dom schützte die Menschen nicht. Es wurde vergewaltigt, geplündert, gebrandschatzt. Der kaiserliche General Pappenheim vermeldete, Gott sei mit ihnen gewesen, und alle seine Soldaten seien reich geworden. So ähnlich sah es auch Papst Urban VIII., der in einem Schreiben seine Freude über die Vernichtung so vieler Ketzer zum Ausdruck brachte.

Angesichts dieser Gräuel und der Skrupellosigkeit der anderen Seite konnte der Jubel nicht überraschen, mit dem Gustav Adolf in protestantischen Regionen Deutschlands empfangen wurde – und die Sorge vor Rache, die weiter südlich erwachte. Indes war das schwedische Heer zu Lebzeiten des Königs noch relativ diszipliniert, und Gustav Adolf war eher an der Versorgung und Besoldung seiner Soldaten als an Vergeltung interessiert; den eroberten Städten wie München und Nürnberg verlangte er beträchtliche Kontributionen ab. Mit dem überlegenen schwedischen Sieg bei Breitenfeld im September 1631 hatte sich der Kriegsverlauf geändert. Die Kaiserlichen waren nun auf dem Rückzug. Die sich dramatisch verschlechternde Lage bewog den Kaiser, den entlassenen Generalissimus Wallenstein erneut an die Spitze der Armee zu berufen. Ungeachtet seiner durch Gicht verursachten Behinderung und seines allgemein schlechten Gesundheitszustandes verstand es Wallenstein, geschickt zu taktieren und einer offenen Feldschlacht auszuweichen, was für einen Aktionisten wie Gustav Adolf frustrierend war. Das monatelange Manövrieren der beiden Armeen hatte am 6. November 1632 ein Ende, als Wallenstein seiner Armee, mit der er schon auf dem Marsch in die Winterquartiere war, den Befehl gab, auf einer als vorteilhaft erachteten Stellung bei Lützen, unweit von Leipzig, ihre Formationen einzunehmen.

Die Schweden griffen im Laufe eines regnerischen und nebligen Vormittages an, bei Witterungsbedingungen, die einen kurzsichtigen Menschen wie Gustav Adolf zusätzlich behinderten. Der Angriff begann gegen elf Uhr mit einer Heftigkeit, die selbst Wallenstein überraschte, der am folgenden Tag von »einer solchen furia, daß niemand je solches gesehen oder gehört hat« berichtete. Trotz seiner visuellen Behinderung, trotz des Nebels focht Gustav Adolf mit und verharrte nicht, wie andere gekrönte Häupter, auf einem Feldherrnhügel. Folgen wir den letzten Minuten des Königs in der meisterhaften Prosa von Golo Mann: »Da Gustav querfeldein sprengte, an den Rand seines gleichfalls hart beschädigten linken Infanteriezentrums geriet und tief in es hinein, sich dem Feind erkenntlich machte als ein sehr Vornehmer, durch die Art, in der die Seinen ihn ehrerbietig passieren ließen, einen Musketenschuß in den linken Arm erhielt und seinen Schimmel nicht mehr lenken konnte, der schwere, kurzsichtige Mann in Rauch und Nebel hilflos abtreibend, auf einen Schwarm kaiserlicher Reiter traf, die ihn töteten mit Pistolenschüssen und Stichen, in den Kopf, in den Rücken, und dann ihn plünderten, Kette und Uhr und silberne Sporen, und Hut und Kleider und Stiefel auch, so daß der nackte Leichnam auf nackter Erde lag, der Löwe aus Mitternacht, der Kreuzfahrer, der Don Quixote.«[5]

Noch sechs Stunden ging die Schlacht, die mit einem teuer, zu teuer erkauften Sieg der Schweden endete. Noch sechzehn Jahre ging der Krieg weiter – es waren die noch schlimmeren, die mit noch mehr Morden und Plündern der Zivilbevölkerung einhergingen. Der Krieg wurde ein Dreißigjähriger, im Deutschen Reich fiel ihm direkt oder indirekt (durch Seuchen, Hunger etc.) ein Drittel der Bevölkerung, geschätzte sechs Millionen Menschen, zum Opfer. Schweden blieb für knapp einhundert Jahre eine europäische Großmacht. Ab dem 19. Jahrhundert wandelte sich das Land zu einer fortschrittlichen, liberalen Demokratie. Im 21. Jahrhundert ist Schweden laut Umfragen das Land mit den höchsten Sympathiewerten bei den Deutschen. Wäre dem Mann, der bei Lützen nicht wusste, wo und bei wem er sich befand, eine normale Lebens- und Regierungsdauer beschieden gewesen, wäre nicht nur der Krieg schneller zu Ende, sondern auch Schwedens Einfluss auf Deutschland größer gewesen als dies nach dem Friedensschluss von 1648 der Fall war. Es ist nicht die unangenehmste Vision eines alternativen Geschichtsverlaufes.

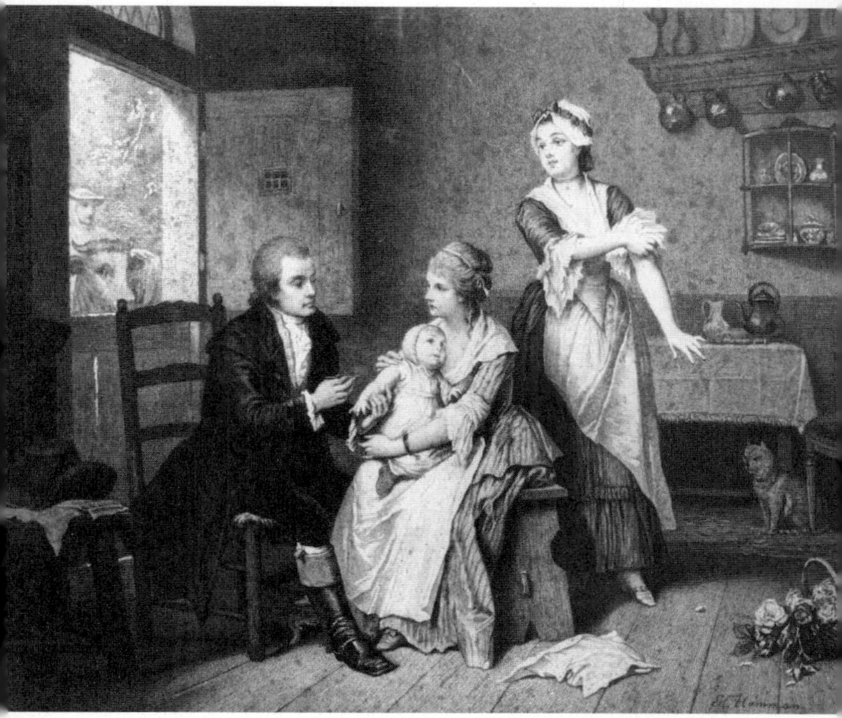

◄ Die erste Pockenimpfung durch Edward Jenner 1796.

Die Pocken

Der 8. Mai 1980 kann durchaus als eine Sternstunde der Menschheit bezeichnet werden. An diesem Tag erklärte die Weltgesundheitsorganisation WHO in Genf die Pocken offiziell für ausgerottet. Zum ersten Mal überhaupt war eine epidemische Krankheit eliminiert worden. Es war eine Seuche, deren verheerende Wirkung über viele Jahrhunderte heute kaum noch vorstellbar ist; allein im 20. Jahrhundert sollen ihr rund 300 Millionen Menschen zum Opfer gefallen sein.[1]

Die Erkrankung, bei der sich charakteristischerweise zahlreiche Pusteln im Gesicht und am Körper bilden, verläuft zunächst mit recht unspezifischen Frühsymptomen wie Fieber, Kopf-, Rücken- und Gliederschmerzen und Abgeschlagenheit. Rund 200 der mit Flüssigkeit gefüllten Pusteln im Gesicht zu haben, gilt noch als ein vergleichsweise »milder« Verlauf, bei schweren Verläufen können es 500 und mehr dieser kleinen Bläschen sein. Stirbt der Betroffene nicht daran, wird er oder sie ein ganzes Leben an die Erkrankung, die im Deutschen auch als »Blattern« bekannt ist, erinnert: Die Bläschen hinterlassen Narben, manchmal in einem Ausmaß, dass das ganze Gesicht entstellt ist. Für viele junge Frauen und Mädchen war dieser Verlauf in der Vergangenheit eine Katastrophe, galten sie doch mit einem narbenübersäten Gesicht als nicht heiratsfähig. Viele dieser Opfer endeten in sozialem Elend, die noch vergleichsweise Glücklicheren fanden vor allem im Mittelalter Zuflucht in einem Kloster. Zahlreiche historische Persönlichkeiten waren von Pockennarben gezeichnet. Dass uns das verborgen blieb, liegt an der Feinfühligkeit (und der Geschäftstüchtigkeit) der Porträtmaler, die dieses Detail kaschierten, um ihre Auftraggeber nicht zu düpieren. Goethe und Mozart gehörten zu ihnen; der Gründervater der USA, George Washington, kam mit nur leichter Narbenbildung davon. Auslöser der Pocken sind – oder besser gesagt, waren – zwei Subtypen des Variola-Virus. *Variola major* war der im Englischen *angel of death* genannte schlimmere Typ mit einer Mortalitätsrate von bis zu 50 Prozent; *Variola minor* hingegen verursachte einen wesentlich leichteren Befall und führte nur bei etwa 0,2 Prozent der Erkrankten zum Tode. »Sich *Variola minor* einzufangen«, so beschreibt es der britische Arzt und Medizinautor Garreth Williams, »war ein doppelter Glücksfall: Das Opfer kam normalerweise mit einer leichten Erkrankung und unbedeutender Vernarbung davon und hatte danach eine lebenslange Immunität auch gegen *Variola major.*«[2]

Die Pocken haben verschiedene Kulturen offenbar bereits vor Jahrtausenden heimgesucht. Im antiken China sollen sie um 1120 v. Chr. ihre Opfer gefunden haben. Die prophylaktische Maßnahme der Inokulation, auf die ich weiter unten eingehen werde, wird in chinesischen Texten beschrieben, die auf das sechste vorchristliche Jahrhundert datiert werden. In ägyptischen Papyri finden sich offenbar keine Hinweise auf die Krankheit, doch hat man an der Mumie des um das Jahr 1157 v. Chr. verstorbenen Pharao Ramses V. Veränderungen im Gesicht gefunden, die für Pockennarben gehalten werden. Das antike Europa scheint weitgehend verschont geblieben zu sein; die Pocken kamen vor allem in Asien und Afrika vor und begleiteten die Gründer des Islam von der arabischen Halbinsel ins Zweistromland und nach Nordafrika. Um etwa 910 verfasste der in Bagdad wirkende persische Arzt Rhazes eine exzellente Beschreibung mit dem Titel *Abhandlung über die Pocken und die Masern*. In dieser wird erstmals eine Trennlinie zwischen den beiden mit Hauteruptionen auftretenden Krankheiten gezogen; bemerkenswerterweise hielt Rhazes die Masern für das gefährlichere Leiden![3]

Nach Europa kamen die Pocken im Mittelalter, als Vektor, Krankheitsüberträger, werden die Hunnen genannt, was zutreffen mag – oder der uralten Neigung geschuldet ist, Fremden und Feinden alle denkbaren infernalischen Eigenschaften zuzuschreiben. Um das Jahr 1000 jedenfalls hatten weite Teile Europas Bekanntschaft mit den Pocken gemacht; lediglich nach Skandinavien, Russland und Island war die Seuche nicht vorgedrungen. Das Schicksal Islands war typisch für die Katastrophe, die der Kontakt der Variola-Viren mit einer Population bedeutet, die über keinerlei Immunität gegen diese Erreger verfügte. Im Jahr 1241 brachte ein dänisches Schiff die Viren auf die Insel; nach wenigen Wochen waren 20 000 der dort lebenden Nordeuropäer tot – was etwa 40 Prozent der Gesamtbevölkerung Islands entsprach.[4]

Diese Tragödie spielte sich in noch weit größerer Dimension ab, als die europäischen Entdecker und Eroberer nach 1500 die Pocken in die neue Welt einschleppten. Sie töteten weit mehr Ureinwohner als es die Arkebusen, Musketen und Degen der Eindringlinge je vermocht hätten. Hernando Cortez konnte 1519 bis 1521 mit seinen 600 Soldaten die Hochkultur der Azteken nur deshalb erobern, weil unter den Einwohnern Mexikos das große Sterben umging. Zunächst vor der Hauptstadt Tenochtitlán zurückgeschlagen, erwarteten die Konquistadoren einen Gegenangriff der Azteken, der indes nie kam. Stattdessen eroberten Cortez und seine Männer die Stadt; einer der Spanier berichtete von dem Grauen, das sie dort erwartete: »Die Häuser und Gehöfte waren voller Leichen. In den Straßen und auf den Plätzen war es das Gleiche, man konnte kaum einen Fuß setzen, ohne auf den Körper eines Indianers zu treten. Der Gestank war so schlimm, dass keiner ihn aushalten konnte.«[5] In Mexiko sollen von 25 Millionen etwa 18 Millionen Ureinwohner den Pocken zum Opfer gefallen sein.

Es war nicht die einzige Hochkultur in der neuen Welt, die von den Pocken so dezimiert wurde, dass die christlichen Eroberer leichtes Spiel hatten. Um 1526 erreichten die Pocken das Reich der Inka. Binnen zehn Jahren kamen durch diese und andere von den Spaniern eingeschleppte Krankheiten wie Influenza, Diphterie und Typhus zwischen 50 und 90 Prozent der Bewohner um. Dem Konquistador Francisco Pizarro genügte 1532 eine bescheidene Armee von 167 Fußsoldaten und 67 Kavalleristen zur Eroberung des durch diese Infektionskrankheiten und einen Bürgerkrieg angeschlagenen Imperiums.

Die Anfälligkeit der amerikanischen Ureinwohner für die Pocken wurde auch später noch von den Eroberern ausgenutzt, ja sogar gezielt eingesetzt. Zwischen dem Oberbefehlshaber der britischen Armee in Nordamerika, Sir Geoffrey Amherst, und seinem an der Grenze der Kolonie Pennsylvania zum Indianergebiet stationierten Kommandanten, Colonel Henry Bouquet, ist die folgende Korrespondenz aus dem Jahr 1763 überliefert: »Kann es nicht irgendwie angestellt werden, die Pocken zu den feindseligen Indianerstämmen zu schicken? Wir müssen jede in unserer

Macht stehende List einsetzen, um sie zu dezimieren.« – »Ich werde versuchen, die Indianer mit einigen Decken [in denen Pockenkranke gelegen hatten] zu inokulieren und dabei aufpassen, nicht selbst die Krankheit zu bekommen.«[6] Dieses Konzept einer biologischen Kriegführung war auch bei der Expansion der USA nach Westen im 19. Jahrhundert noch aktuell. Historiker sind sich indes nicht einig, ob die große Pockenepidemie von 1837 bis 1840 in der westlichen Prärie vorsätzlich ausgelöst wurde, möglicherweise sogar durch oder zumindest mit Wissen der örtlichen US-Armee (und damit einer Institution des US-Regierung), oder ob es sich um einen unglücklichen Zufall handelte. Auf dem Raddampfer »St. Joseph«, der den Missouri hinauffuhr, hatte ein Matrose auf Pocken hindeutende Symptome, die auf drei sich an Bord befindliche Frauen aus dem Volk der Arikara übertragen wurden. Der Epidemie fielen rund 17 000 Indianer zum Opfer; das Volk der Mandan wurde fast völlig ausgerottet.[7]

In Europa war das 18. Jahrhundert die Hochzeit der Pocken. Binnen eines Zeitraumes von 25 Jahren starben 15 Millionen Europäer an der Seuche; die Chance, sich in diesem Zeitalter der Aufklärung mit den Viren zu infizieren und zu erkranken, wird auf eins zu drei veranschlagt.[8] Wie sehr sie zum Alltag der Menschen gehörten, zeigt eine Bemerkung des englischen Politikers und Schriftstellers Horace Walpole in einem Brief vom April 1750: »Vor drei Tagen ist Lord Dalkeith an den Pocken gestorben. Es ist in seiner Familie ganz schrecklich, denn neben mehreren Onkeln und Tanten ist sein ältester Junge letztes Jahr daran gestorben und sein einziger Bruder, der nur zwei Tage krank war, ist so schnell verfault, dass die Gliedmaßen abfielen, als man ihn in den Sarg legen wollte.«[9]

Die bekanntesten Persönlichkeiten, die den Pocken erlagen, waren Zar Peter II. und König Ludwig XV. von Frankreich. Der Zar, ein Enkel Peters des Großen, war als Zwölfjähriger auf den Thron gekommen. Der junge Herrscher war inzwischen 15 Jahre alt und sollte im Februar 1730 mit der Tochter einer Adelsfamilie verheiratet werden. Doch dazu sollte es nicht kommen: Die Pocken beendeten am 29. Januar 1730 seine kurze Regierungszeit. Etwas mehr von seiner Stellung an der Spitze der gesellschaftlichen Pyramide hatte Ludwig XV., den man auch »den Vielgeliebten« nannte – eine Anspielung auf seine zahlreichen sexuellen Eskapaden. Unter seiner Herrschaft wurde die Mätressenwirtschaft zu einem geflügelten Wort. Madame Pompadour war die berühmteste Geliebte des Königs. Nominell wurde Ludwig bereits 1715 als Fünfjähriger König, als sein Urgroßvater, Ludwig XIV., das Zeitliche segnete. Für den Knaben wurde eine Regentschaftsregierung eingesetzt. Auch er wurde mit 15 Jahren verheiratet; zu diesem Zeitpunkt war er bereits für volljährig erklärt worden. Seine Gemahlin, eine polnische Prinzessin, gebar ihm nicht weniger als zehn Kinder. Ihm blieb beinahe ein halbes Jahrhundert auf dem Thron, bevor die Pocken den 64-jährigen König ereilten und ihn am 10. Mai 1774 aus einem genussreichen Leben abberiefen.

Das 18. Jahrhundert sah indessen auch den Durchbruch im Kampf gegen die Pocken und die Geburtsstunde der Impfung als eine der wichtigsten prophylaktischen Maßnahmen der Medizin. Die Vorgängerin war die Inokulation, die im Nahen Osten seit Längerem praktiziert wurde und durch die Schriften einer englischen Dame in Europa bekannt wurden. Lady Mary Wortley Montague begleitete 1717 ihren Mann auf dessen neuen Posten als englischer Botschafter in Konstantinopel. Nur drei Jahre zuvor war sie selbst an den Pocken erkrankt und hatte dabei, wie sie schrieb, ihre Schönheit verloren. Die Inokulation, die sie in der Türkei bei Heilkundigen beobachtete, bestand darin, dass von einem an einer milden Verlaufsform der an Pocken Erkrankten die Flüssigkeit aus den Pusteln entnommen und in die Haut eines Gesunden eingeritzt wurde. Dadurch, so die Hoffnung oder Annahme, würde bei dem Inokulierten eine ebenfalls milde Erkrankung auftreten, die keine oder wenige Narben hinterlassen und das Individuum für den Rest seines Lebens schützen würde. Es gelang nicht immer: Der ebenfalls die Inokulation propagierende Geistliche Cotton Mather in Boston erwartete eine Sterblichkeitsrate von 2,5 Prozent, was um eine Zehnerpotenz unter der bei Ausbruch einer Epidemie zu erwartenden Letalitätsrate lag. Nach ihrer Rückkehr nach England wurde Lady Mary zu einer wichtigen Verfechterin der Methode, die allmählich das Vertrauen der Ärzteschaft und auch der Herrschenden gewann: 1722 ließ der englische König Georg I. zwei Prinzessinnen aus der königlichen Familie inokulieren.

Wesentlich effektiver und vor allem sicherer war die große Innovation, die mit dem Namen des englischen Arztes Edward Jenner verbunden ist. In England war damals die Schönheit der Mägde auf den Farmen, speziell der *milkmaids*, deren Hauptaufgabe das Melken der Kühe war, legendär. Dies lag vor allem daran, dass diese nie oder selten an Pocken erkrankten und somit keine Narben hatten. Jenner machte nicht als Erster die Beobachtung, verfolgte sie aber konsequent weiter: Die Kuhpocken hingegen waren bei den Frauen geradezu eine Berufskrankheit – eine mit Blasenbildung einhergehende Infektion am Euter der Kühe. Die Blasen übertrugen sich auch auf die Hände der Mägde und wurden als Melkerknoten bezeichnet. Offenbar war derjenige, der eine Kuhpockeninfektion durchgemacht hatte, gegen Pocken immun. Im Mai 1796 führte Jenner eines der klassischen Experimente der Medizingeschichte durch: Er entnahm einer der Blasen an der Hand der Milchmagd Sarah Nelmes, die sich gerade mit Kuhpocken infiziert hatte, etwas Sekret und ritzte dies dem achtjährigen James Phipps in die Haut, der an der Einstichstelle eine leichte entzündliche Reaktion entwickelte. Einige Wochen später übertrug Jenner Flüssigkeit eines Pockenkranken auf den Jungen: Es blieb ohne Folgen. Und auch die einige Monate später neuerliche Übertragung von Material aus Pockenpusteln zeigte bei James keine Wirkung. Die Pockenschutzimpfung war geboren! Bald darauf veröffentlichte Jenner einen wissenschaftlichen Bericht über die ersten 18 erfolgreich vor der Seuche geschützten Personen. Die Impfung trat ihren Siegeszug um die Welt an. Das größte Kompliment für dieses Beispiel britischen Forschergeistes kam vom machtpolitischen Gegner Englands: 1805 ließ Napoleon seine gesamte Armee impfen. Der Weg zum Sieg über die grauenhafte Seuche war beschritten.

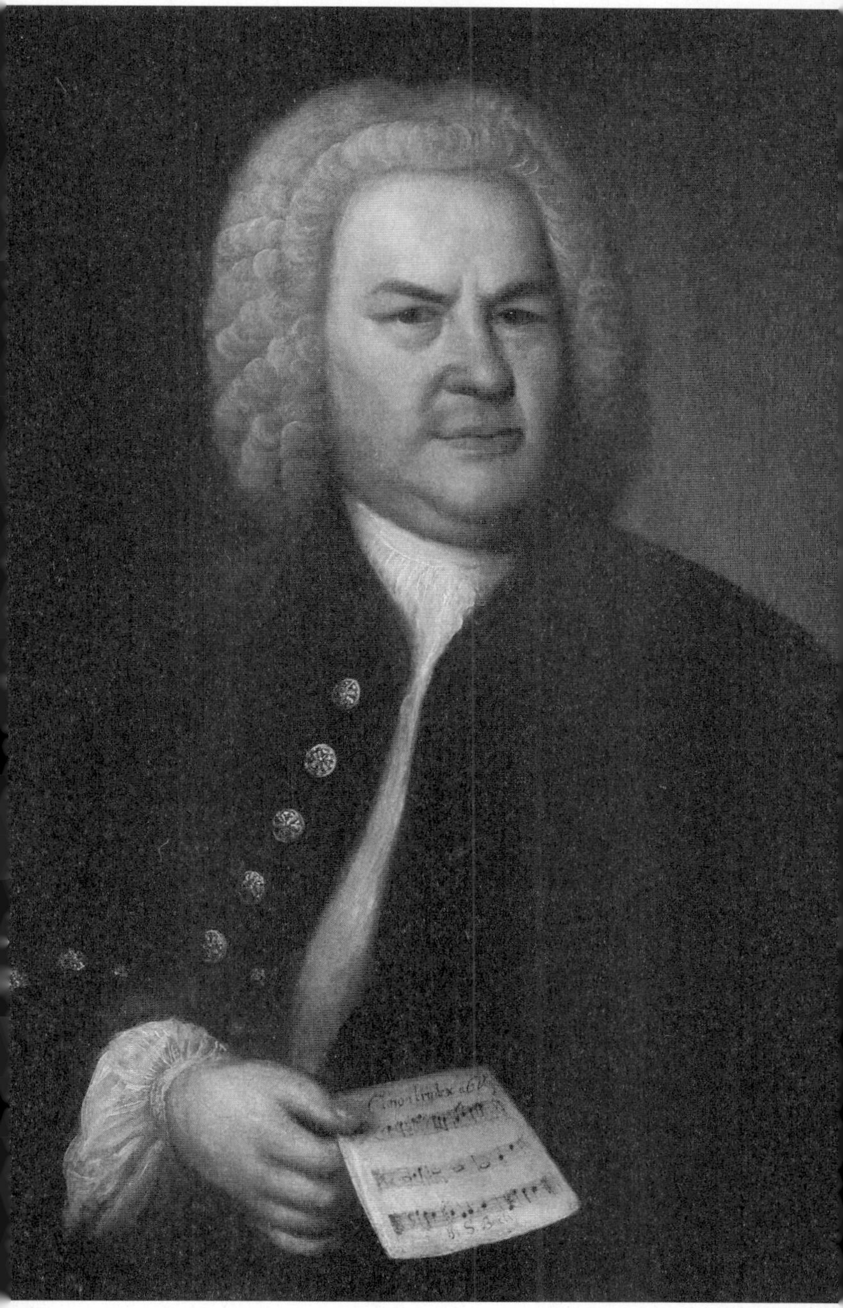

◄ Sich in der Frühen Neuzeit einem chirurgischen Eingriff zu unterziehen, war stets lebensgefährlich – gleichermaßen für Bauern, Landsknechte und für ein Genie wie Johann Sebastian Bach.

Der Chevalier und der Thomaskantor Johann Sebastian Bach

Geschichte wird natürlich nicht nur von den politisch Mächtigen geschrieben, deren Wirken von Krankheiten beeinflusst oder deren Regierung durch sie beendet wird, manchmal sogar sehr plötzlich wie im Falle Alexanders des Großen oder Franklin D. Roosevelts. Auch werden historische Abläufe nicht ausschließlich von der sogenannten breiten, anonymen Masse bestimmt, geprägt oder erlitten – so wie die vielen für uns heute Namenlosen, die der Pest, der Cholera oder der Tuberkulose zum Opfer gefallen sind. Es gibt noch eine weitere Gruppe von Individuen, die unsere Geschichte und unser Selbstverständnis als Menschen, als Staatsbürger, als Angehörige eines Volkes oder einer Volksschicht mitbestimmen: jene, die Subjekt und Teil der Kulturgeschichte sind, die das zivilisatorische Erbe eines bestimmten Raumes wie zum Beispiel Europas oder gar der gesamten Menschheit geprägt haben.

Auch hier haben Krankheiten immer wieder das Œuvre einer Künstlerin, eines Literaten, eines Komponisten beeinflusst – man denke nur an die zunehmende Schwerhörigkeit

Beethovens, an die von einer Kinderlähmung herrührende Behinderung Frida Kahlos, an die in ihrer späten Lebensphase entstandenen Bilder von William Turner oder Claude Monet, die am grauen Star litten, oder an den Rheumatismus von Auguste Renoir. Andere große Kulturschaffende wurden auf oder vor der Höhe ihres Schaffens abberufen. Welche Werke mag ein Vincent van Gogh, der wohl an einer bipolaren Störung litt und mit 37 Jahren Selbstmord beging, sonst noch hinterlassen haben? Oder ein Franz Schubert, der uns bei der Beschäftigung mit einer der folgenreichsten, verheerendsten Seuchen der Neuzeit begegnet ist. Im besonderen Maße gilt das für den Fall eines der größten deutschen Dramatiker: Georg Büchner. Der Literat – und Mediziner – hinterließ nur zwei Dramen (*Dantons Tod* und *Woyzeck*, das unvollendet blieb), eine Erzählung (*Lenz*) und ein Lustspiel (*Leonce und Lena*), als ihn eine Typhusinfektion tötete. Georg Büchner war erst 23 Jahre alt, wird aber als genial genug eingeschätzt, um dem bedeutendsten deutschen Literaturpreis seinen Namen zu geben.

Gefahr drohte nicht nur durch Krankheiten wie Büchners Typhus, die heute gut behandelbar sind, sondern auch durch die Heilkundigen früherer Epochen. Dieses Schicksal widerfuhr einem der bedeutendsten Komponisten Europas, der hier stellvertretend für die Großen der Kulturgeschichte stehen soll: Johann Sebastian Bach. Er fiel einem der Heiler in die Hände, die bei ihren Patienten mehr Schaden als Nutzen anrichteten.

Johann Sebastian Bach litt an einer Sehschwäche. Der 65-jährige Thomaskantor hatte, wie es der Verfasser seines Nachrufs in zeitgenössischer Diktion ausdrückte, ein »von Natur aus blödes Gesicht« – was bedeutete: Er hatte immer schon schlechte Augen. Da Bach einen großen Teil seines Lebens mit Komponieren und Schreiben unter oft ungenügenden Lichtverhältnissen verbrachte, war er höchstwahrscheinlich kurzsichtig. Es mag also eine ähnliche Pathogenese vorgelegen haben wie bei Gustav II. Adolf von Schweden, dessen in diesem Buch beschriebenes Ende nur wenige Kilometer entfernt von Bachs Wirkungsstätte Leipzig eintrat. Auf dem berühmten, 1748 von dem Maler Elias Gottlob Hausmann geschaffenen Porträt Johann Sebastian Bachs meinen Augenärzte die typische Faltenbildung zwischen den Brauen entdeckt zu haben – die Folge von jahrelangem Zusammenkneifen der Augen, so wie es Kurzsichtige ohne Brille oft tun. Mit zunehmendem Alter nahm Bachs Sehvermögen weiter ab, und die wahrscheinlichste Erklärung dafür ist eine altersbedingte Linsentrübung, der graue Star (Katarakt). In früheren Jahrhunderten wurde diese Augenerkrankung nicht von speziell ausgebildeten Ärzten, sondern von durch die Lande ziehenden »Starstechern« operiert, Barbiere, die nicht selten auch andere chirurgische Eingriffe wie die Entfernung von Blasensteinen vornahmen. Der berühmteste dieser reisenden Starstecher war der Engländer John Taylor.

Der wahrscheinlich 1703 in Norwich geborene Taylor gilt Medizinhistorikern als das Musterbeispiel eines Quacksalbers, der vielen seiner Patienten nur (weiteres) Elend brachte. Eine Einschätzung, die auch viele Zeitgenossen teilten. Manchmal warnten die Autoritäten vor dem Operateur, doch oft ließ man sich vom Auftreten und der unglaublichen Dreistigkeit Taylors blenden. Er nannte sich »Chevalier« und ließ Wundergeschichten über seine Heilerfolge verbreiten; Taylor trug edles Tuch und ein Ruf als Liebling der Frauen eilte ihm voraus. Immerhin, ein Aufschneider bezüglich seiner Ausbildung war er nicht: Er entstammte einer Familie von Wundärzten und ging bei dem angesehenen Chirurgen William Cheselden im Londoner St. Thomas'

Hospital in die Lehre. Taylor spezialisierte sich auf Augenbehandlungen und zog durch England, dann auch über den Kontinent. Angeblich erwarb er einen medizinischen Doktorgrad in Lüttich und einen weiteren in Köln. Wo die Wahrheit liegt und wo die Dichtung beginnt, lässt sich dreihundert Jahre später noch schlechter entscheiden als im frühen 18. Jahrhundert. In der Schweiz allein, so gab er später einmal zu, habe er einige Hundert Leute blind gemacht. Er war ein klassischer Starstecher: Er drückte die getrübte Linse mit einer Nadel in den Glaskörper des Auges und übte bei diesem simplen und doch komplikationsträchtigen Eingriff mit seinem selbstbewussten, wenn nicht gar selbstherrlichen Auftreten eine beträchtliche suggestive Wirkung auf seine Patienten aus. Taylor verkörperte »die Droge Arzt« im schlechtesten Sinne. Dass der englische König Georg II. ihn zum Hofokulisten ernannte – zu Majestäts Glück ohne sich einem Eingriff durch Taylor unterziehen zu müssen – war die beste Werbung für den Operateur, der damit in den höchsten Kreisen respektiert wurde und von seinem Standort London aus mehr als 30 Jahre lang immer wieder durch Europa zog.

Im Frühjahr 1750 kam Taylor nach Leipzig, wo ihm der berühmte Komponist vorgestellt wurde. Zwischen dem 28. und dem 31. März 1750 operierte Taylor bei Bach »den Star«. Dass dabei die mit einer »Starnadel« aus ihrer Verankerung gehebelte Linse im Auge belassen wurde, ist aus heutiger Sicht beinahe eine Garantie für schwere Komplikationen. Eine mögliche Folge war eine das Auge zerstörende Infektion (denn die Starnadeln wurden bestenfalls abgewischt, aber sicher nie ausgekocht), ein Sekundärglaukom oder eine massive Blutung im Augeninneren. Bei einer modernen Operation des grauen Stars (Kataraktoperation) wird die Linse aus dem Auge entfernt, und der Patient bekommt eine

Intraokularlinse (IOL) implantiert, die meist über viele Jahre exzellentes Sehvermögen ermöglicht, oft sogar ohne Brille. Der Eingriff dauert kaum eine Viertelstunde und ist die häufigste chirurgische Intervention in der modernen Medizin; in Deutschland allein werden pro Jahr rund 900 000 Kataraktoperationen vorgenommen.

Zu Bachs Zeiten waren eine solche Erfolgsrate und die heutige Sicherheit der Operation indes undenkbar. Rund eine Woche nach dem ersten Starstich kam es zu einem zweiten Eingriff, ob am gleichen oder dem anderen Auge ist nicht bekannt. Taylor soll übrigens bevorzugt linke Augen operiert haben – unabhängig vom Befund! Nach den beiden Eingriffen verschlechterte sich der Gesundheitszustand Bachs zunehmend. Ob dies die Folge des Eingriffs war, ist umstritten; sollte dies jedoch der Fall gewesen sein, drängt sich der Verdacht einer schleichenden Infektion auf, die schließlich auf den Gesamtorganismus übergriff. Die zeitgenössische Angabe der Todesursache – »hitsiges Fieber« – würde dazu passen. Möglicherweise hatte der übergewichtige Musiker auch Diabetes Typ 2, der nach den Eingriffen außer Kontrolle geriet. Johann Sebastian Bach verließ diese Welt am Abend des 28. Juli 1750.

Doch John Taylor versetzte der zeitgenössischen Musik und damit dem europäischen Kulturgut einen weiteren Schlag. Im August 1758 operierte er in London ein anderes musikalische Genie der Epoche, Georg Friedrich Händel. Dieser hatte sich sechs Jahre zuvor von einem anderen Okulisten ein Auge operieren lassen, offenbar durchaus mit Erfolg. Dieser stellte sich indes nach Taylors Intervention bei Händel nicht ein. Wie Bach starb auch dieser begnadete Komponist wenige Monate nach einem Taylorschen Starstich.

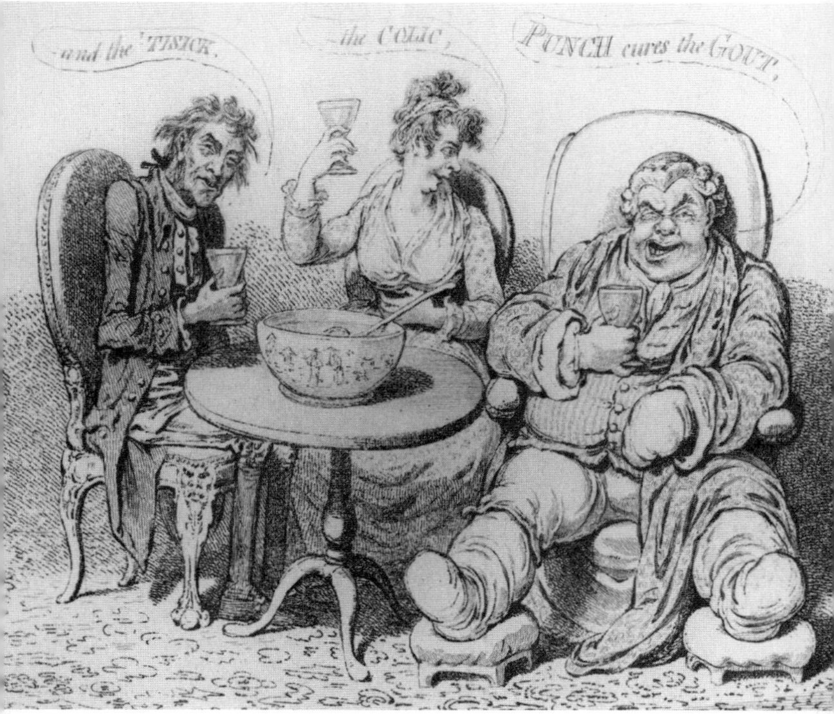
and the TISICK,
the COLIC,
PUNCH cures the GOUT,

◄ Der Punsch heilt die Gicht? Schön wäre es – in dieser Karikatur von James Gillray (ca. 1799) versetzt der Glaube Berge.

Frühneuzeitliches Leiden

Die Gicht

Der König war ein ausgesprochen unleidlicher Mensch. Zwar war er in der Reform seines Staatswesens, in der Schaffung einer gut organisierten – legendär zuverlässigen, wenig korrumpierbaren – Verwaltung und dem Aufbau einer im Verhältnis zur Einwohnerzahl des recht kargen Landes beeindruckenden Armee äußerst effektiv. Ungeachtet seines vollkommenen Mangels an Liebenswürdigkeit sprechen ihm wohlmeinende Biografen das Attribut historischer Größe zu. Er war so erfolgreich, dass sein Sohn und Nachfolger das Land gar in den Rang einer europäischen Großmacht führen konnte: Preußen. Doch im Zwischenmenschlichen war Friedrich Wilhelm I., der König Preußens von 1713 bis 1740, ein Tyrann, der wenig anderes als Furcht verbreitete: bei seinen Beamten, bei den Bürgern und auch in seiner Familie. Der Legende nach nahmen die Berlinerinnen und Berliner Reißaus, wenn ihnen ihr Herrscher bei einem seiner Inspektionsgänge auf der Straße begegnete. Mit seinem Gehstock soll er auf Passanten, die sich nicht rechtzeitig in Sicherheit bringen konnten, eingeprügelt und dabei etwas ausgerufen haben wie »Ihr sollt mich nicht fürchten! Ihr sollt mich lieben, lieben sollt ihr mich!«

Natürlich war es vor allem der üble Charakter des Monarchen, der sein Verhalten steuerte: Er war ein grober Mensch mit Verachtung für Bildung und Kultur, von ungehobeltem Benehmen und wahrscheinlich mit einer gehörigen Portion Sadismus. Davon zeugt auch sein Verhalten gegenüber seinem heranwachsenden Sohn, dem späteren Friedrich dem Großen, den er so drangsalierte, dass dieser ins Ausland zu fliehen versuchte. Nach seinem gescheiterten Fluchtversuch wünschte Friedrich Wilhelm die Todesstrafe für seinen Sohn. Als die Richter sich weigerten, zwang er den 17-jährigen Friedrich, die Exekution seines Freundes und Vertrauten Hans Hermann von Katte mit anzusehen. Doch zu dem unbeherrschten Wesen kam vor allem in der zweiten Hälfte seiner Regierungszeit ein weiterer Faktor, der ihn unberechenbar und jähzornig machte: Er litt unter heftigen Schmerzen. Friedrich Wilhelm I. hatte die Gicht. Wenn er sich einem seiner Hobbies widmete, der Malerei – einem seiner wenigen Ausflüge in die Welt der Kultur –, setzte er auf seine schlichten Bilder meist die Signatur *in tormentis pinxit*, unter Schmerzen gemalt. Woher er das Leiden hatte, war auch den Ärzten der Epoche klar: Wie so viele gekrönte Häupter frönte Friedrich Wilhelm I. den Freuden der Tafel. Auf dieser dominierten wie an allen Höfen und Adelssitzen vor allem Fleischgerichte – und natürlich wurde dabei reichlich dem Alkohol zugesprochen. Der König wurde immer übergewichtiger und konnte sich kaum noch bewegen. Als das Ende nahte, war er körperlich wie mental ausgebrannt. Friedrich Wilhelm I., der zuletzt überwiegend in einem Rollstuhl saß, starb am 31. Mai 1740 mit 51 Jahren im Stadtschloss von Potsdam.

Sein Sohn, der als Friedrich II. den Preußenthron bestieg und schon zu Lebzeiten »der Große« genannt wurde, erbte die väterliche Vorliebe für eine stark fleischlastige Ernährung. Er griff allerdings beim Dinner nicht so im Übermaß zu wie sein Vater: Friedrich der Große war nicht übergewichtig; von ihm erhaltene Uniformröcke deuten ebenso wie die zu seinen Lebzeiten angefertigten Porträts darauf hin, dass er ein zunächst normalgewichtiger und in späteren Jahren geradezu schmächtiger Mann von geringer Körpergröße war. Doch sein Ende ähnelte dem des Vaters, auch wenn ihm ein wesentlich längeres Leben beschert war: Auch Friedrich II. verbrachte in seinen letzten Jahren die meiste Zeit im Rollstuhl auf der Terrasse des von ihm erbauten Schlosses Sanssouci und in Gegenwart seiner heißgeliebten Windspiele. Die Gesellschaft der Hunde zog er dem Beisammensein mit Menschen vor. Auch Friedrich der Große – dessen Wunsch, bei seinen Hunden bestattet zu werden, sich erst 1991 endgültig erfüllte – litt an Gicht.

Die Liste der Gichtpatienten aus der frühen Neuzeit, also etwa zwischen dem 15. und dem 18. Jahrhundert, liest sich teilweise wie ein *Who is Who* der Mächtigen und Reichen. Der Zusammenhang zwischen Wohlstand, oft auch Macht, und der Anfälligkeit für das Leiden war ganz offensichtlich. Und kaum irgendwo zeigten sich die krassen sozialen Gegensätze zwischen dem oberen einem Prozent und der großen Masse der Bevölkerung so wie bei den Mahlzeiten, die bei der Oberschicht im von zahlreichen Lüstern erhellten Spiegelsaal und in den unteren Schichten in einer von Tranfunzeln fade illuminierten Kate eingenommen wurden. Der Adelsmann und seine Damen erquickten sich an Kapaun und Wild, an Schweinebäuchen und gefüllten Schwänen; in den Karaffen funkelte Wein und Port – der einfache Bauer aß Hirsebrei und trank, wenn er es sich erlauben konnte, ein Bier, dessen Genießbarkeit in einer Zeit vor Erfindung von Kühltechnologien bezweifelt werden darf. Dieses epidemiologische Verteilungsmuster setzte sich fort, als der Aufstieg des Bürger- und vor allem des Großbürgertums einsetzte und auf der anderen Seite der Bevölkerungspyramide sich die Basis proletarisierte, zum Bauernstand sich der Industriearbeiter gesellte. Die feinfühlige Krankheitsdefinition des Earl of Chesterfield, eines englischen Staatsmannes in der zweiten Hälfte des 18. Jahrhunderts, sollte man im Original auf sich einwirken lassen: *Gout is the distemper of gentlemen, whereas the rheumatism is the distemper of a hackney coachman.*[1] Die rheumatischen Erkrankungen des Kutschers, so muss erklärend ergänzt werden, beruhten ganz wesentlich auf unhygienischen, feuchten Wohnverhältnissen. Außerdem war er bei Ausübung seiner Tätigkeit auf dem Kutschbock dem Wetter ausgesetzt, während der wahre Gentleman im Inneren der Kutsche einigermaßen vor Wind und Regen geschützt war.

Die Gicht ist eine Störung des Purinstoffwechsels und führt zur Ablagerung von Harnsäurekristallen in den Gelenken. Typischerweise ist das Grundgelenk an der Großzehe des Fußes zuerst oder besonders stark betroffen: Es schwillt an, ist gerötet und schmerzt sehr. Künstler und Satiriker stellten den Gichtkranken daher oft als übergewichtigen Mann dar, dessen verbundener Fuß auf einem Schemel liegt oder der mit einer Bandage im Rollstuhl sitzt. Wilhelm Busch beispielsweise zeichnete 1872 in seiner Bildergeschichte *Der neidische Handwerksbursch* einen Patienten mit dick verbundenem linken Fuß und setzte den Reim hinzu: »Der Dicke aber – autsch! mein Bein!/Hat wieder heut' das Zipperlein.«

Das spezifische Symptom an der Zehe wird »Podagra« genannt, ein Begriff, den Betroffene vergangener Zeiten dem der Gicht vorzogen. Ein Beispiel dafür ist der erste »Kriegsunternehmer« der Moderne, der kaiserliche Generalissimus im Dreißigjährigen Krieg, Albrecht Eusebius Wenzel von

Wallenstein. Der Mann, der in der ersten Hälfte dieses Konfliktes einen geradezu kometenhaften Aufstieg erlebte und schließlich so viel Macht anhäufte, dass seine Auftraggeber – der Kaiser und seine Verbündeten auf Seiten der Liga, des katholischen Lagers – ihn schließlich vorübergehend entließen und später seine Ermordung in die Wege leiteten, war fast während seiner ganzen Karriere schwer krank. Im Jahr 1620, als der Krieg nach dem schnellen Sieg der Kaiserlichen über die böhmischen Rebellen beendet schien, traf es Wallenstein nach eigenen Worten schwer. Er hatte auch eine Erklärung parat: »Anno 1620 im Julio bin ich auf den Tod krank gewesen, und die Krankheit, vermein ich, dass ich mirs mit Trinken causiert hab.«[2] Für Wallenstein war es »das Podagra«, welches ihn teilweise immobil – auf einigen seiner Feldzüge musste er von Bediensteten getragen werden – und wohl auch jähzornig (ähnlich wie Friedrich Wilhelm I.) machte. Zeitweise konnte er kein Pferd mehr besteigen, was für einen militärischen Befehlshaber der Epoche fast einer Berufsunfähigkeit gleichkam. Es war wahrscheinlich eine Kombination aus Gicht und Syphilis, die nach seiner endgültigen Entlassung zu einem rapiden körperlichen Abbau und einer weitgehenden Hilflosigkeit führte. Gegen die entschlossenen gedungenen Mörder hatte er auf der Flucht in einer Februarnacht 1634 in Eger keine Chance.

Die Gicht ist den Heilkundigen bereits seit der Antike bekannt. Im ägyptischen Papyrus Ebers (rund 1500 v. Chr.) finden sich sowohl Hinweise auf das Leiden als auch auf Therapieansätze – genannt wird der Extrakt des Herbstkrokus. Auch dem Urvater der westlichen Medizin, dem von 460 bis 377 v. Chr. lebenden Hippokrates waren die Symptome vertraut; angesichts des hohen Weinkonsums im antiken Griechenland dürften sich ihm kausale Zusammenhänge aufgedrängt haben. In einem modernen Fachbuch wird der Kenntnisstand des Heilkundigen prägnant zusammengefasst: »Hippokrates beschrieb, dass die Gicht vorzugsweise bei Erwachsenen und am ganze Körper auftrete, dass sie bei Frauen ›bevor ihre Regel aufgehört hat‹ selten sei und dass man sie bei Eunuchen nie finde. Er erkannte sie als Erbkrankheit, beschrieb den Einfluss des Nichtstuns und der Ausschweifungen bei Tisch. Er unterschied bereits zwischen Podagra und einer anderen schmerzhaften und entzündlichen Gelenkerkrankung, die er Arthritis nannte.«[3]

Erblichkeit, Ernährungsgewohnheiten und Luxusleben wurden in der Antike als Wegbegleiter der Krankheit identifiziert, und der Philosoph Seneca betonte, dass es kein reines Männerleiden sei, sondern auch in Unmäßigkeit lebende Frauen befalle: »Wie kann man sich wundern, dass selbst der Größte der Ärzte und gründlichste Kenner der Natur auf einer Lüge ertappt wird, da es so viele podagristische und kahlköpfige Weiber gibt?«[4]

Mehrere römische Kaiser dürften Gicht gehabt haben; am Übergang vom Mittelalter zur Neuzeit soll unter anderem Heinrich VIII. von ihr befallen gewesen sein sowie zahlreiche andere Fürsten, Könige und Feldherren, darunter auch Ludwig XIV. von Frankreich und Kaiser Karl V. (die ebenso wie Heinrich der VIII. auch die Syphilis gehabt haben sollen). Karls Sohn Philipp II. war in seinen letzten Lebensjahren durch die Gicht regelrecht gelähmt und starb 1598, zehn Jahre nach der schweren Niederlage seiner Armada gegen das England Elisabeths I. Zu den Gichtpatienten aus dem Bürgerstand gehören unter anderem Emmanuel Kant und Benjamin Franklin. Und auch Martin Luther, der ursprünglich als Mönch ein Leben der Entsagung führen wollte, zahlte diesen Preis für seine Neigung zu ausgelassenem Speis und Trank.

Der Zusammenhang zwischen Harnsäure und Gicht wurde im späten 18. Jahrhundert entdeckt, nachdem der schwedische Chemiker Carl Wilhelm Scheele 1776 Harnsäure in Blasensteinen entdeckte und 1797 William Hyde Wollaston Harnsäure in den Gichtknoten Betroffener nachwies. Im 19. Jahrhundert setzte sich zunehmend die Erkenntnis durch, dass es nicht allein die Gelenke sind, die von der Gicht betroffen sind, sondern das Leiden häufig auch die Nieren befällt und zu einer Niereninsuffizienz führen kann. In Krisen- und Mangelzeiten lässt die Häufigkeit der Gicht auffallend nach. In Deutschland war sie unmittelbar nach dem Ersten und dem Zweiten Weltkrieg ausgesprochen selten. In der Gegenwart scheint sich ihre Epidemiologie im Vergleich zur frühen Neuzeit drastisch gewandelt zu haben: Schlechte, ungesunde und übermäßige Ernährung ist heute eher ein Merkmal sozial schwacher Schichten, während Wohlhabende und Eliten über die Mittel verfügen, in angesagten Öko-Supermärkten einzukaufen und in Restaurants zu essen, in denen distinguiertere und quantitativ überschaubarere Speisen aufgetragen werden, keine sich über den Tellerrand biegenden Fleischportionen.

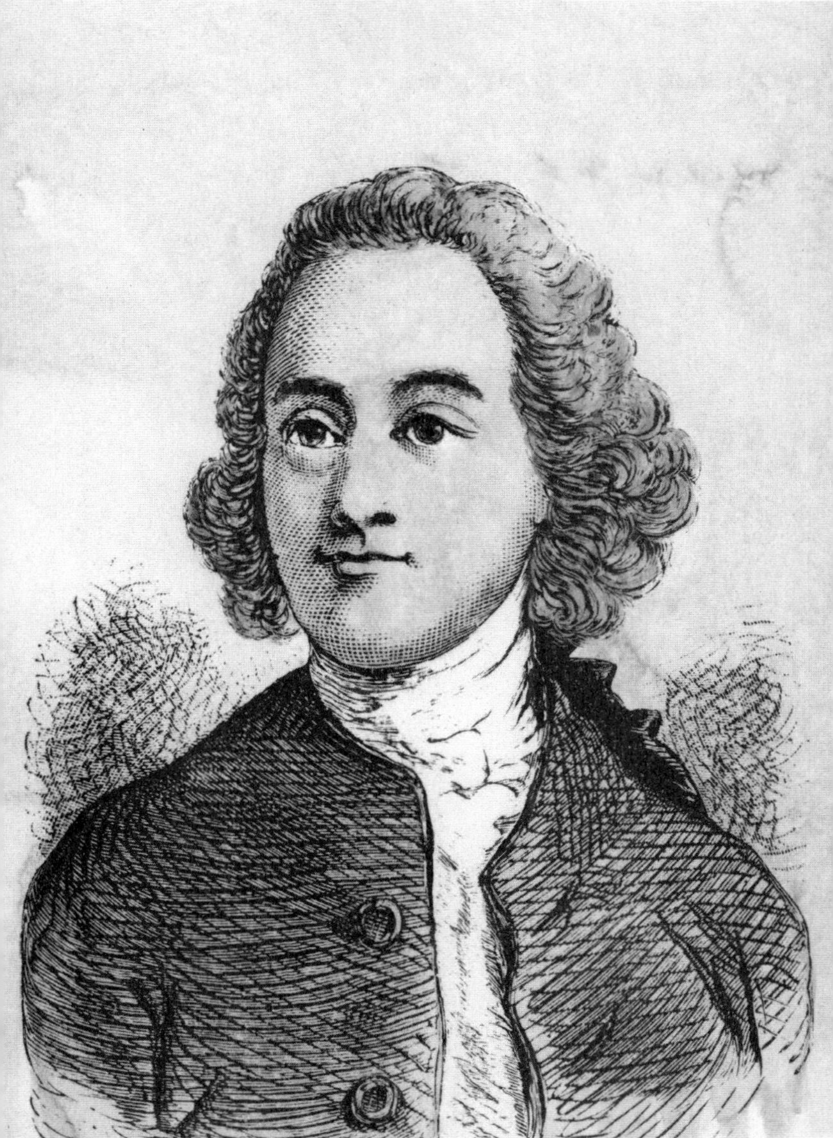

◄ Der frühe Tod des Lawrence Washington machte den Weg frei für seinen jüngeren Halbbruder George, der zum Gründervater einer neuen Nation aufstieg.

Lawrence und George Washington

Barbados, im November 1751. Noch ist es undenkbar, dass auf der Karibikinsel einst große Hotelanlagen stehen und Menschen aus aller Welt hier Erholung und landestypisches Entertainment entlang der weißen Sandstrände suchen werden. In Bridgeport und den kleineren Orten gibt es einige wenige Gasthöfe – meistens Spelunken für das raue Personal der hier anlegenden Schiffe – welche die Produkte der Insel, vor allem Zuckerrohr, abtransportieren. Allzu oft entladen sie aber eine ganze andere Fracht: Sklaven aus Afrika. Doch Reisende von höherem Stand gehen ohnehin nicht in ein Gasthaus, sondern steigen privat ab, bei Personen von ebenfalls gehobener sozialer Stellung. Dies tun auch die beiden Männer, die an Land gehen und sich sofort auf den Weg zu Captain Croftan begeben, dem Kommandanten eines der Forts der britischen Kolonie. Bei dem Offizier werden sie wohnen und in die feine Gesellschaft der Insel eingeführt.

Die beiden Neuankömmlinge sind für ihre Zeit groß gewachsen und gut gekleidet; sie gehören erkennbar ebenfalls der Oberschicht der britischen Gesellschaft an – zwar nicht dem Adel, wohl aber der weithin tonangebenden Kaufmanns- und Unternehmerschicht. Sie sind 37 Tage auf teilweise stürmischer See unterwegs gewesen, doch die beiden kommen keineswegs aus dem Mutterland England, sondern aus der gleichen westlichen Hemisphäre. Die Männer stammen aus der englischen Kolonie Virginia und die Reise auf dem Segler war so unangenehm, dass der Jüngere nach seiner Heimreise gegen Ende des Jahres in seinem ganzen Leben nie wieder eine Seereise unternehmen wird. Berühmt wird er indes durch seine Überquerung eines Flusses, des Delaware, an einem Weihnachtsmorgen, die der Historienmaler Emanuel Leutze in einem grandiosen Gemälde festgehalten hat.[1] Er ist 19 Jahre alt und sieht mit seiner kräftigen Figur aus wie das blühende Leben. Das lässt sich von seinem Begleiter nicht sagen. Der 33-jährige Mann ist bleich, hustet immer wieder und kann nur mit Mühe an den Soireen im Hause des Gastgebers und der anderen Eliten auf Barbados teilnehmen. Er hat ein Lungenleiden, aller Wahrscheinlichkeit nach eine Tuberkulose. Von der warmen Luft der Karibik erhoffen sich die beiden Linderung, vielleicht gar Heilung für den Älteren. Die erste Untersuchung bei einem Arzt auf Barbados, einem Dr. William Hillary, stimmt sie optimistisch: Der Arzt hält eine Genesung für durchaus möglich. Vor allem der Jüngere hört es mit Erleichterung: Kein Mensch steht ihm so nah wie sein vierzehn Jahre älterer Halbbruder. Lawrence ist für ihn Ersatzvater, Mentor und bester Freund, ja das Zentrum des Weltbildes für den an der Schwelle zum Erwachsenenalter stehenden George Washington.

Krankheiten waren nicht nur verschiedentlich ein die Geschichte beeinflussender Faktor, indem Mächtige und Herrscher durch sie gezeichnet und aus der vorgezeichneten Bahn geworfen wurden. Wiederholt suchten sie Personen heim, deren früher Tod den Weg für andere frei machte. So kam die englische Königin Victoria, die einem ganzen

Zeitalter ihren Namen gab, nur auf den Thron, weil in der regierenden Linie des Königshauses unerwartete Todesfälle, Kinderlosigkeit oder die Zeugung nicht zur Thronfolge befähigten Nachwuchses (außerehelich oder nicht »von Stand«) rund ein Dutzend der vor ihr positionierten Kandidaten aus dem Weg räumten. Rund drei Jahrhunderte früher kamen zwei Personen, die wir bereits kennengelernt haben, aufgrund des frühen Ablebens eines jungen *Prince of Wales* und eines ähnlich jungen Königs zur Herrschaft über Britannien: Heinrich VIII. und Mary Tudor. Manchmal indes trafen Krankheit und frühzeitiger Tod eine Person, die wir nur aufgrund ihrer Verwandtschaft mit einer bedeutenden historischen Gestalt kennen. Eine solche Person ist Lawrence Washington, der seinem ihm innig zugetanen Halbbruder George nicht nur viele Kenntnisse über Wirtschaft und Politik vermittelte, sondern ihn auch lehrte, wie man in der tonangebenden Gesellschaft auftritt und wie man Kontakte und (wie wir heute sagen) Netzwerke knüpft. Mehr noch: Das Leiden und der unzeitige Tod von Lawrence gaben George Washington jene Mittel, die seinen militärischen, gesellschaftlichen und letztlich politischen Aufstieg erst möglich machten.

Die Halbbrüder entstammten einer Pflanzerfamilie in Virginia, die wohlhabend, aber nicht wirklich reich war und (noch) nicht zur Elite dieser ältesten englischen Kolonie in Nordamerika gehörte. Lawrence, der Sohn aus der ersten Ehe von Augustine Washington, genoss eine solide Ausbildung an einem Internat in England. Während seiner Abwesenheit starb seine Mutter, und sein Vater heiratete erneut. Seine zweite Frau Mary brachte im Februar 1732 den ersten Sohn zur Welt: George Washington. Da dieser ein überaus schwieriges Verhältnis zu seiner Mutter hatte, wurde Lawrence umso mehr zu einer ihn prägenden Figur.

Dieser hatte zunächst eine militärische Karriere eingeschlagen und diente im Rang eines Hauptmanns in einer virginischen Kompanie im Krieg des Mutterlandes England gegen Spanien zu Beginn der 1740er Jahre. Ausgelöst wurde dieser Krieg, der als *War of Jenkin's Ear* in die Geschichte einging – außer durch die üblichen kolonialen Rivalitäten – nicht zuletzt durch die Misshandlung eines englischen Kapitäns durch den Kommandanten eines spanischen Küstenwachschiffes, der dem englischen Captain Robert Jenkins das linke Ohr abhackte. Der Legende nach drohte der Spanier damit, das Gleiche mit dem englischen König zu tun, würde dieser sich in spanischen Gewässern blicken lassen. Lawrence Washington erlebte bei den Kampfhandlungen in der Karibik und auf dem Gebiet des heutigen Kolumbien die einer Naturgewalt gleichende Macht tropischer Krankheiten: Durch das Gelbfieber und andere Epidemien kamen mehr Briten ums Leben als von der Hand der Spanier. Eine besondere Bewunderung hegte Lawrence für den Oberbefehlshaber der englischen Flotte, Admiral Edward Vernon. Lawrence würde später sein Landgut in Virginia Mount Vernon nennen – heute das meistbesuchte aller Präsidentenhäuser der USA und eine der wichtigsten Attraktionen nahe der Hauptstadt, die den Familiennamen der Brüder trägt.

Entscheidend für den Aufstieg der Washingtons war indes nicht die militärische Tapferkeit von Lawrence, sondern sein Glück – oder sein Geschick – bei der Wahl einer Ehepartnerin. Lawrence gewann das Herz – und die Mitgift – von Ann Fairfax. Ihre Familie war für die Verhältnisse der Kolonie Virginia geradezu unvorstellbar reich und äußerst angesehen. Im Kielwasser seines Bruders hatte nun auch der junge George Zugang zu den wichtigsten Kreisen Virginias. Sein Biograf Ron Chernow schreibt: »Die Fairfax-Connection eröffnete eine Welt unglaublicher Pracht für den jungen Washington, der sich im Vergleich wie ein Landbursche fühlen musste. Seine erstaunliche Karriere wäre nie zustande gekommen, hätte sich sein Schicksal nicht so angenehm mit den Interessen dieses tonangebenden Clans vermischen können.«[2]

George Washington entschied sich für den Beruf des Landvermessers, für den bei der Ausdehnung der Kolonien gen Westen stetiger Bedarf bestand. Die Stadt Alexandria, vor den Toren der Hauptstadt Washington am Potomac gelegen, verdankt das schachbrettartiges Muster ihres historischen Kerns den Vermessungen des damals 17-jährigen *Surveyors*. Der Schatten, der über seiner Adoleszenzzeit lag, war indes der Gesundheitszustand von Lawrence. Seine ganze liebevolle Fürsorge für den Älteren kommt in einem Brief vom Mai 1749 zum Ausdruck: »Lieber Bruder, ich hoffe Dein Husten hat sich gebessert, seit ich Dich das letzte Mal gesehen habe, und gleichermaßen hoffe ich, dass Du den Gedanken, Virginia zu verlassen, aufgegeben hast.«[3] Das Erste war indes nicht eingetreten, führte jedoch zum Zweiten. Lawrence war durch seine Heirat mit Ann wohlhabend genug geworden, um sich auf die lange Reise nach England zur Konsultation dortiger Ärzte zu begeben.

Doch die etablierten Mediziner im Mutterland konnten Lawrence nicht helfen. Zurück in Virginia begleitete George seinen Bruder zu den erst jüngst entdeckten warmen Quellen von Berkeley Springs, von deren Wasser er sich Besserung versprach. Als diese nicht eintrat, fassten die Brüder den Entschluss, nach Barbados zu reisen. Eine bemerkenswerte Frucht dieser Reise war Georges genaue Beobachtung der Art und Weise, wie der dortige Gouverneur regierte. In seinem Tagebuch vermerkte der junge Mann, dass der Vertreter des Königs in der Kolonie von seinem Vorgänger begangene Fehler vermeide und nicht allzu viel Vertraulichkeit gegenüber seiner Umgebung zeige. Es war eine Lektion, die sich George genau merkte: Als General und Präsident hielt er stets eine gewisse Distanz zu Untergebenen wie zu Bürgern; in Barbados lernte er den nach seiner Einschätzung gebührenden Umgang der Regierenden mit den Regierten.

Doch die tropische Luft hatte keinen positiven Einfluss auf den Gesundheitszustand von Lawrence und es sollte noch schlimmer kommen. Zwei Wochen nach seiner Ankunft auf Barbados erkrankte sein Bruder an der großen Seuche des 18. Jahrhunderts, den Pocken. Fast drei Wochen lang war er mit Fieber und den charakteristischen Pusteln bettlägerig, dann war es überstanden. Die Erkrankung führte bei ihm zu einer lebenslangen Immunität, die ihm zugutekam, als während des amerikanischen Unabhängigkeitskrieges die Pocken in seinem Heer grassierten.

Der Aufenthalt auf Barbados war zweifellos ein Höhepunkt in der engen Verbindung der beiden Brüder, eine Zeit, in der sie ihre Sorgen und Hoffnungen freimütig miteinander teilten. Einen therapeutischen Effekt hatte er nicht. Bald nach seiner Rückkehr starb Lawrence Washington am 26. Juli 1752. Seinen Landsitz Mount Vernon hinterließ er seiner Witwe und der kleinen Tochter Sarah. Beide überlebten ihn nicht lange. Mount Vernon fiel an George, wurde eine Basis für seinen Wohlstand und sein Ansehen. Eine andere war die Ehe mit der vermögenden Witwe Martha Custis. Und nach einer respektablen militärischen Karriere im Krieg der Briten gegen den kolonialen Erzrivalen Frankreich von 1754 bis 1763 war George Washington der vielleicht angesehenste Mann in Virginia. Unter anderen Umständen hätte vielleicht Lawrence diesen Platz in der gesellschaftlichen Pyramide eingenommen. Als sich die dreizehn Kolonien 1775 gegen das Mutterland erhoben und ein Jahr darauf ihre Unabhängigkeit erklärten, vertrauten sie dem Oberst der virginischen Miliz ihr militärisches und – was die Fürsprecher der Loslösung im Kongress anbelangt – auch ihr persönliches Schicksal als Rebellen an. Bei der Gründung einer neuen Nation gab es keine Zweifel, wer an deren Spitze stehen würde. Nach zwei Amtszeiten verzichtete George Washington 1796 auf eine erneute Wahl und setzte dabei einen Maßstab für seine Nachfolger (mit Ausnahme Franklin D. Roosevelts). Ob als Pflanzer, General oder Präsident – seine Sehnsucht nach Mount Vernon, dem Erbe seines Bruders und der Erinnerungsstätte an diesen, war stets groß. Das Territorium der späteren USA hat George Washington nach der Reise nach Barbados nie wieder verlassen.

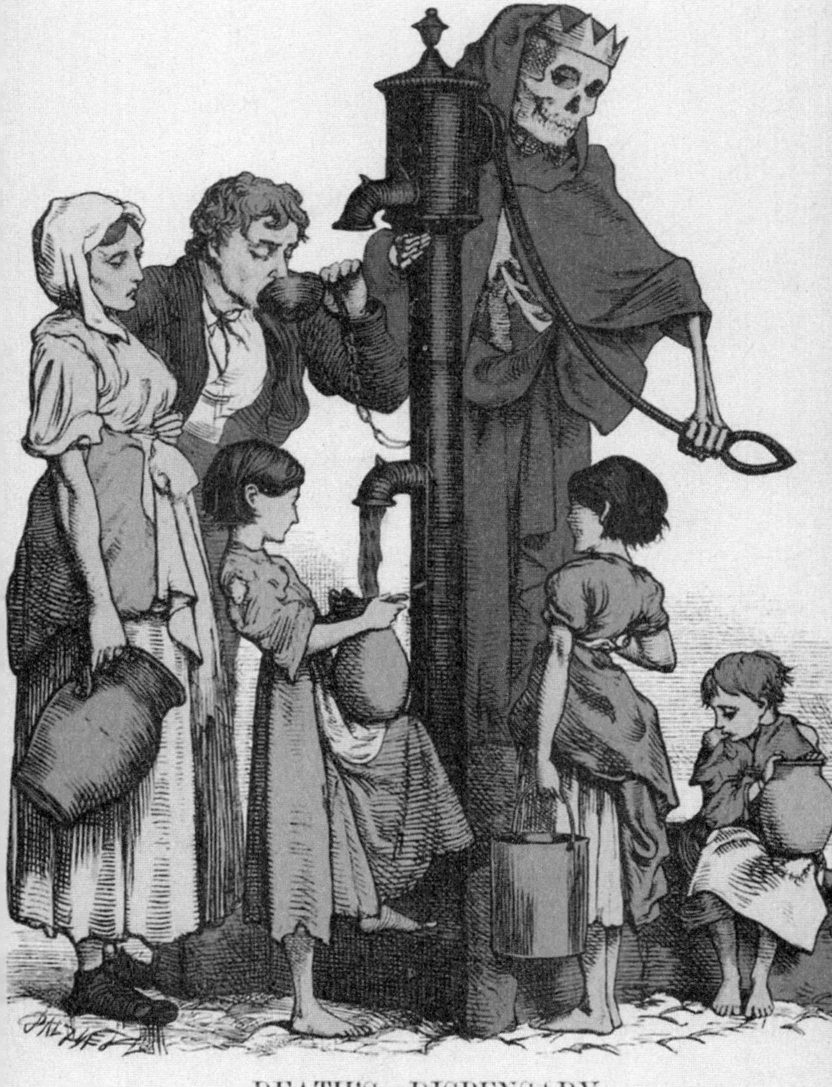

DEATH'S DISPENSARY.

OPEN TO THE POOR, GRATIS, BY PERMISSION OF THE PARISH.

◄ Der Tod verteilt auf dieser Darstellung aus dem Jahr 1854 das mit Cholera-Erregern verseuchte tödliche Trinkwasser. Dem englischen Arzt John Snow ist es zu verdanken, dass man dem Übertragungsmodus auf die Spur kam.

Globale Epidemie

Das Sterben in Zeiten der Cholera

In der an Monumenten so reichen Metropole London fällt das kleine Denkmal im Stadtteil Soho kaum auf: Es ist die Replik einer Pumpe, wie es sie in früheren Zeiten zu Hunderten in der Hauptstadt des britischen Empire gab und aus denen die Menschen ihr Trinkwasser bezogen. Dieser Pumpe indes fehlt etwas – der Handgriff. An dieser Stelle wurde ein erster Sieg über die große Seuche des 19. Jahrhunderts errungen: die Cholera. Es war gleichzeitig die Geburtsstunde der Epidemiologie, der Wissenschaft von der Entstehung und Ausbreitung von Krankheiten.

Die Cholera ist – zumindest aus europäischer Sicht – eine moderne Krankheit, die über die Menschen kam, als sich deren Lebensumstände so drastisch änderten, wie dies seit Generationen nicht der Fall gewesen war. Die Jahre nach dem Ende der napoleonischen Kriege waren das Zeitalter der Spätromantik und des Biedermeier, in dem die Bilder Caspar David Friedrichs eine grandiose, oft ein wenig bedrohlich wirkende Natur beschworen, die es vielerorts bald nicht mehr geben sollte. Denn die Zeit nach 1815 war in vielen Teilen des europäischen Kontinents von einer rasch einsetzenden Industrialisierung geprägt, die dem Vorbild

Großbritanniens folgte. Auf der Insel wurde seit etwa der Mitte des 18. Jahrhunderts die Dampfkraft als neue Energiequelle genutzt. Bergwerke und Kohlegruben florierten, Fabriken wurden gegründet, und eine ganz neue Art der Fortbewegung, unabhängig von Muskelkraft (jener der Pferde und der Menschen) und Wind geschaffen. Im September 1825 wurde der erste aus eisernen Schienen bestehende Pfad zwischen der Industriestadt Stockton und der Hafenstadt Darlington eingeweiht; auf diesem zog eine von George Stephenson konstruierte Maschine, die er als »Locomotion« bezeichnete, Güterwaggons und bald auch Personenwagen – das Zeitalter der Mobilität hatte begonnen.

Auf dem europäischen Kontinent setzte eine solche Entwicklung verzögert und mit ungleichmäßiger geografischer Verteilung ein. Wer gern die zeitgenössische Kunst bewundert, mag zwei symbolträchtige Bilder im Geiste (oder auf dem Computer) nebeneinander legen: den um 1835 entstandenen »Spaziergang in der Abenddämmerung« von Caspar David Friedrich, in dem die anbrechende Nacht eine ätherische Ruhe, einen fast greifbaren Frieden ausstrahlt; und das 1801 von Philip Jakob Loutherbourg geschaffene »Coalbrookdale at night«, eine Ikone der industriellen Revolution, in welcher der von einem mit Koks befeuerten Hochofen erleuchtete Nachthimmel wie das Tor zur Hölle erscheint. Doch allmählich entstanden auch in Deutschland und Österreich (das über den Deutschen Bund noch als Teil Deutschlands galt, aus dem es erst mit dem Krieg von 1866 herausgedrängt wurde) Industrielandschaften, vor allem in Oberschlesien und im Ruhrgebiet. Einige bislang weniger bedeutende Städte wurden zu Industriezentren wie zum Beispiel Chemnitz im Königreich Sachsen, das in Anlehnung an die Hochburg der britischen Schwerindustrie das »sächsische Manchester« genannt wurde. Es war kein Zufall, dass in Sachsen die erste wirklich bedeutende Eisenbahnverbindung in Deutschland zwischen Dresden und Leipzig fertiggestellt wurde, die 1839 für den Passagierverkehr freigegeben wurde, nur vier Jahre nach der berühmten, aber nur sechs Kilometer kurzen Strecke Nürnberg-Fürth.

Zur Industrialisierung kam eine dramatische Veränderung der Demografie: Ab etwa Mitte des 18. Jahrhunderts nahm die Bevölkerung stetig, im 19. Jahrhundert dann rascher zu. Es gab eine zunehmende Nachfrage nach Arbeit, die kaum noch im früher wichtigsten Erwerbszweig, der Landwirtschaft, gestillt werden konnte. Die vor allem jungen Arbeitsuchenden zog es in die Städte: die jungen Männer in die Fabriken, die jungen Frauen in die Haushalte des Bürgertums und des nach wie vor gesellschaftlich den Ton angebenden Adels, wo ein hoher Bedarf an Dienstpersonal bestand. Die Wohnraumentwicklung konnte mit dem urbanen Wachstum vielerorts nicht mithalten; immer häufiger lebten viele Menschen auf engem Raum zusammen, mit prekärer Wasserversorgung und noch schlechterer Entsorgung von menschlichen wie tierischen Körperausscheidungen.

Während die Industrialisierung an Fahrt aufnahm, gewann das Private einen neuen Wert. Das Zeitalter des Biedermeier oder des Vormärz – ein Begriff, der die Epoche vor der Revolution im März des Jahres 1848 beschreibt – erlebte eine Blüte und Neubewertung des bürgerlichen Familienlebens. Der in Wien lehrende Historiker Heinrich Lutz beschreibt den Wandel mit den Worten: »Der Kontrast zwischen den vorindustriellen Lebensformen, wo die Familie noch Lebens- und Produktionsgemeinschaft war, und der ›modernen Familie‹, die durch neue Merkmale wie Privatheit, Emotionalität (auch durch Freiheit der Gattenwahl) und eine veränderte Rollenverteilung zwischen Mann und Frau gekennzeichnet war, bestimmt trotz mancher Unterschiede im Regionalen wie im Sozialen die Epoche insgesamt.«[1] Und sein Kollege Thomas Nipperdey pflichtet ihm bei: »Die Familie wird hochgeachtet, gerade weil sie die Bastion der privaten Existenz ist. Das Leben in der Familie, die Arbeit für sie wird Teil des Lebenssinnes.«[2] Behaglichkeit und Empfindsamkeit kennzeichnen das Leben des wachsenden Bürgertums, das sich in der sozialen Pyramide zunehmend Platz zwischen der traditionellen Elite, der Aristokratie, und der vor allem ab etwa 1850 drastisch wachsenden proletarischen Unterschicht erkämpft. Bilder aus jener Zeit, in der die Betonung des Privaten auch durch eine resignative Haltung im Politischen aufgrund der erdrückenden Dominanz der Reaktion – geprägt durch den Einfluss Metternichs und die »Karlsbader Beschlüsse« – verursacht wird, zeigen eine Idylle mit wohlgekleideten, sich liebevoll um ihre Kinder kümmernden Paare, mit häuslichen Konzerten im Kerzenschein, von Menschen, die im privaten Salon, einem Kaffeehaus oder einer Weinstube eine Gazette lesen oder eine Goethe-Ausgabe in der Hand halten. Es sind Gemälde aus dem Vormärz, die eine vermeintlich »gute alte Zeit« beschwören, mit Paaren, die Arm in Arm (eine, zwei Generationen zuvor kaum denkbar) durch die Stadtansichten jener Zeit schreiten: der Herr im modischen Gehrock, die Damen in wallendem Kleid in Weiß oder frühlingsfrischen Farben, mit Wespentaille und einer Schute, einer zeittypischen Hutkreation auf dem Kopf und dem Sonnenschirm in der Hand; um sie her springen fröhliche Kinder und ein ebenso glücklich-animierter Hund. Es sind Darstellungen von Idyllen, die damals wie heute nichts Permanentes, nichts Selbstverständliches waren – aber offenbar doch so sehr die Norm, dass sie über ihre Allgegenwart in der Kunst und in Druckwerken jener Zeit zu einem Spiegel der Wirklichkeit, des Empfindens in der ersten Hälfte des 19. Jahrhunderts wurden.

Über die Menschen dieser Zeit, in der bürgerliches Idyll und rapider, manchmal beängstigender Wandel so nah beieinander lagen, brach eine Seuche herein, deren Manifestation bei den Erkrankten wie nur wenige andere Infektionen das Entsetzen, den Ekel der Zeitgenossen hervorrief. In Teilen Asiens, vor allem auf dem indischen Subkontinent, trat die Cholera immer wieder auf. Ob sie vor dem 19. Jahrhundert schon einmal den Weg nach Europa fand, ist ungewiss. Epidemien mit primärem Befall des Darmtraktes gab es seit der Antike und wahrscheinlich seit der Morgenröte der Menschheit, doch können für ansteckende Durchfallerkrankungen zahlreiche Erreger verantwortlich sein: Salmonellen und Shigellen, Amöben und Würmer; im heutigen Mitteleuropa sind es häufig virale Erreger wie Noroviren und Rotaviren. Die Cholera hat in aller Regel eine weitaus dramatischere Symptomatik und bestärkte mit ihrem Auftreten in Europa ab ca. 1830 die Mediziner in der Überzeugung, es mit einer ganz neuen Seuche zu tun zu haben. Übelkeit und Durchfall setzen oft fast schlagartig ein; der Flüssigkeitsverlust über den Darm ist so massiv, dass die Körper der Betroffenen schnell unter einem dramatischen Wasserentzug (Exsikkation) leiden, der unter anderem das Gesicht eingefallen erscheinen lässt und die Haut bläulich oder gar schwärzlich verfärbt. Der Erreger, *Vibrio cholerae*, ist recht empfindlich gegenüber dem sauren Milieu des Magens; hat er diesen indes passiert und den Darm erreicht, kann er sich schnell und kaum gehindert vermehren und seinen Giftstoff, sein Enterotoxin, freisetzen, das die Symptome verursacht.

In einer Epoche, in der Körperfunktionen tabuisiert waren, konnte es kaum etwas Entsetzlicheres und Stigmatisierenderes geben als das Hauptsymptom der Cholera, welches Mediziner in ihrer manchmal sehr plastischen Sprache die

»reißwasserartigen Durchfälle« nennen. Der unwillkürliche Abgang von einem Liter oder mehr Flüssigkeit konnte den Infizierten überall überkommen, in der Kutsche auf der Landstraße wie beim sonntäglichen Kirchgang. Die Symptome der Cholera lösten Abscheu und Scham aus, was alle Gefühlszustände, welche die Menschen früherer Epochen bei den Pestzügen gehabt haben mögen, wahrscheinlich weit übertraf.

Epidemiologen zählen sieben Cholera-Pandemien während des 19. und 20. Jahrhunderts. Im Gegensatz zur Epidemie ist bei einer Pandemie die geografische Ausbreitung einer Seuche weit verheerender; bei einer Pandemie kann ein ganzer Kontinent (oder mehrere Kontinente) von einer Krankheit, typischerweise einer Infektionskrankheit, heimgesucht werden. Am Beginn der ersten großen Cholera-Pandemie stand ein selbst für indische Verhältnisse ungewöhnlich heftiger Ausbruch im Jahr 1817. Ausgelöst könnte sie von der besonders schlechten Ernährungssituation in einer Zeit mit ungewöhnlichen Wetterverhältnissen worden sein, die auf eine globale Klimaverschlechterung durch den gewaltigen Ausbruch des Mount Tambora im heutigen Indonesien im April 1815 zurückgeführt werden.[3] Die Pandemie, die bis 1824 dauerte, erfasste weite Teile Asiens und gelangte bis in die östliche Mittelmeerregion. Mediziner erfuhren in ihren Journalen von der schrecklichen Symptomatik, Bildungsbürger aus ihren Gazetten über das Drama – doch Indien und China schienen weit weg. Diese Einstellung der Zeitgenossen hatte (noch) ihre Berechtigung: Die langsamen Transportmittel schlossen in Kombination mit der sehr kurzen Inkubationszeit der Cholera eine Einschleppung nach Europa weitgehend aus. Die Inkubationszeit – der Zeitraum zwischen Ansteckung und erstem Auftreten der Symptome – liegt zwischen wenigen Stunden und drei

Tagen. In der Welt des Reisens anno 1820 bedeutete dies: Ein britischer Kolonialbeamter, der in Kalkutta ein Schiff nach Liverpool oder Portsmouth bestieg und als letzte Mahlzeit Muscheln aus verseuchtem Küstenwasser verspeist hatte, bevor er an Bord ging, würde erkranken, während das Schiff noch in Sichtweite des Subkontinents durch die Wogen dümpelte. Die Besatzung hätten Vorkehrungen treffen müssen, ebenso die Hafenbehörden in einer Stadt, die von einem betroffenen Schiff angelaufen wurde. Unser Kolonialbeamter wäre angesichts einer zweimonatigen Reise zweifellos längst auf See bestattet worden und mit ihm die Millionen Vibrionen in seinem Darm. Ein unbewusstes und symptomloses Einschleppen wie beispielsweise der Pest durch einen Händler im 14. Jahrhundert, in dessen Wams oder in dessen Waren sich die Erreger tragenden Flöhe befanden, war bei der Cholera nicht möglich. Doch der technische Fortschritt würde dies bald ändern.

So blieb Europa noch wenige Jahre verschont, und wie schon mehrmals in der Geschichte waren es Soldaten auf dem Marsch zu einem der Krisenherde des Kontinents, die den Tod im Gepäck hatten – oder vielmehr in ihren Eingeweiden. Ein erneuter Ausbruch im Ganges-Delta in Indien hatte zur Ausbreitung der Cholera nach Persien, Afghanistan und schließlich in die Weiten des Zarenreichs geführt. Im September 1830 wurde Moskau als erste europäische Großstadt von der Cholera heimgesucht. Viele Einwohner flohen, es kam zu Unruhen. In Moskau wie auch bald in anderen Ballungszentren mit rasch wachsenden Elendsquartieren ging bald das Gerücht um, die Cholera sei nur eine Erfindung der Herrschenden und der Reichen, die sich der explodierenden armen Bevölkerung entledigen wollten, indem sie diese vergiften ließ. Derartige Verschwörungstheorien haben immer wieder große Epidemien begleitet; beim

Aufkommen von Aids in den 1980er Jahren beispielsweise wurde insinuiert, die Viren seien aus Labors der CIA entkommen oder es handele sich um eine Waffe konservativer religiöser Kreise zur Ausrottung der *gay community*. In Russland wurde ein solcher Verdacht noch durch das oft wenig humane Vorgehen der Behörden befeuert, die Kranke mit Gewalt in Hospitäler bringen ließen, als die Cholera im Juni 1831 die Hauptstadt St. Petersburg erreichte.[4]

Politische Unruhen öffneten der Cholera schließlich das Tor nach Mittel- und Westeuropa. In Polen kam es im November 1830 zu einem Aufstand gegen die zaristische Herrschaft. Das Kernland Polens mit der Hauptstadt Warschau war auf dem Wiener Kongress 1815 Russland zugeschlagen worden, nachdem die drei Nachbarn Russland, Österreich und Preußen das Land im späten 18. Jahrhundert unter sich aufgeteilt hatten. Polen ist damit ein gutes Beispiel dafür, wie es relativ freiheitlichen Nationen ergehen kann, deren Führungselite nicht bereit ist, in die Landesverteidigung zu investieren. Aus dem Novemberaufstand von 1830 entwickelte sich ein kurzer, aus polnischer Sicht erfolgloser Krieg um die Unabhängigkeit des Landes, welche erst 1918 Realität werden sollte. Eine noch 1831 erschienene französische Karikatur mit dem Titel »La barbarie et le choléra morbus entrant en Europe«[5] bringt es auf den Punkt: Hinter einem brutalen Riesen – die Barbarei des zaristischen Regimes –, der die tapferen Polen niedertrampelt, kommt der Sensenmann nach Europa.

Preußen, der westliche Nachbar Russlands und Polens, ergriff Maßnahmen, um die Seuche an seinen Grenzen aufzuhalten. Die Grenze durfte nur noch an zwölf Stellen überschritten werden; Reisende aus von der Cholera heimgesuchten Regionen wurden unter Quarantäne gestellt, die zwischen zehn und zwanzig Tage dauern konnte. Gepäckstücke wurden mit heißem Wasserdampf gereinigt, dem aromatische Substanzen zugesetzt waren; Briefe wurden regelrecht geräuchert. Ein solcher »Cholerabrief« wurde nur weiterbefördert, wenn er den Stempel »desinficirt« aufwies.

Es nützte nichts. Königsberg und Danzig waren die ersten größeren Städte im deutschen Sprachraum, in denen Menschen an der Cholera starben. Auch hier richtete sich der Unmut der Bevölkerung schnell gegen die Behörden, die gegen das Vordringen der Seuche machtlos waren, aber mit sinnlosen Repressionen die Menschen aufbrachten: »Provoziert wurde der Aufstand schließlich, wie schon in St. Petersburg, durch ein unverhältnismäßiges Vorgehen der Polizei. Aus einer Menschenansammlung vor dem Königsberger Schloss entwickelte sich am 28. Juli durch das Eingreifen der Polizei ein Handgemenge, das mit dem Sturm des Polizeibüros und seiner Plünderung endete. Mit dem Aufruf ›da ist Cholera drin, das muss vernichtet werden‹, der sich wie ein satirischer Kommentar auf die staatlichen Desinfizierungsanweisungen liest, wurde die gesamte Polizeiregistratur auf den Platz geworfen und zerstört.«[6]

Den Menschen war mit der Ausbreitung der Seuche schnell bewusst, dass sie es mit einer ganz neuen Bedrohung zu tun hatten. Es kam zu einer wahren Explosion an Publikationen über diese Heimsuchung; der Katalog der Leipziger Buchmesse für das Jahr 1830 weist nicht weniger als 160 Cholera-Schriften auf. Es gab eine eigene Cholera-Zeitung, die dem Leser Tipps für den Umgang mit infizierten Familienmitgliedern oder Nachbarn gab wie diesen: »Wer mit Kranken zu verkehren hat, beachte die Vorsicht, dass er niemals nüchtern zu dem Kranken geht, während des Besuchs den Speichel nicht hinabschluckt, Angelikawurzel, Kardamomen oder auch Wacholderbeeren kaut und unmittelbar nachher sich die Hände mit verdünntem Essig oder einer Auflösung von Chlorkalk wäscht. Auch das Tabaksrauchen ist solchen Personen anzuempfehlen.«[7]

Im Spätherbst 1831 war die Cholera in Berlin, von den dort rund 240 000 Einwohnern erkrankten etwa 2250, die Zahl der Toten wird mit 1417 angegeben. In anderen Metropolen forderte die Seuche einen ähnlichen Tribut und tötete zwischen 0,5 und einem Prozent der Bevölkerung. In Hamburg sollen rund 1600 der 130 000 Einwohner, in Wien 2200 von 330 000 Einwohnern umgekommen sein.[8]

Bei diesem ersten großen Cholerazug durch Europa verschonte die Epidemie weder Arm noch Reich – im Gegensatz zu ihrer fürchterlichen Wiederkehr nach Hamburg 1892, als sie bevorzugt in den Elendsquartieren des Proletariats wütete. So fielen ihr auch einige Prominente zum Opfer, unter anderem Georg Friedrich Wilhelm Hegel, der seit 1818 an der von seinem Zeitgenossen Wilhelm von Humboldt gegründeten, auf Berlins Prachtboulevard Unter den Linden gelegenen Universität lehrte. Wilhelm von Sternburg beschreibt Hegels Persönlichkeit mit den Worten: »Als Familienvater in wohl situierter bürgerlicher Umwelt lebend, als Philosoph zunehmend geachtet und auch angefeindet, als geschätzter Gesprächspartner von Goethe oder Jean Paul, aber auch dem romantischen und konservativen preußischen Kronprinzen, dem späteren König Friedrich Wilhelm IV., ist Hegel eine geistige Institution geworden.«[9]

Hegels Witwe berichtete drei Wochen nach seinem Ableben einem Bekannten in einem Brief über die letzten Tage des Philosophen und seine Angst vor der Epidemie: »Die unglückselige Cholera machte meinen Hegel besorgt und ängstlich; oft sagte er ›bei meinem schwachen Magen gehört nicht viel dazu, die Cholera zu bekommen‹. Ich musste eine Cholera-Apotheke anschaffen, ein Arzt in der Nähe des Thors war für den Unglücksfall bestellt, doch pries er sich glücklich, dass wir in so gesunder, reiner Luft dort außen wohnten, die uns ja hoffentlich bewahren würde. Ende Oktober mussten wir indessen nach der Stadt; der Anfang der Collegien. Die schlechtere Jahreszeit, die leicht gebaute Wohnung – es war nicht möglich länger außen zu bleiben. Mit der Luftveränderung klagte Hegel, es sei ihm wie einem Fisch, der von Quellwasser in Spülwasser versetzt würde. Inzwischen freute er sich jeden Abend über die Abnahme der Cholera, alle Besorgnis war verschwunden. Den 10. und 11. November fing er seine Vorlesungen an und las mit einer Frische und Lebendigkeit, dass alle seine Zuhörer darüber entzückt waren. Sonnabend hielt er noch auf der Universität Examen und machte darauf ein paar Besuche. Am Abend und am Sonntag Morgen beim Frühstück heiter wie sonst, klagte er um 11 Uhr über Magenschmerz und Üblichkeit. Augenblicklich bring ich Thee und unsere Erwärmungsmittel, um 2 Uhr war der Arzt da; den Tag und die Nacht hindurch fortwährender Magenschmerz, ›der nicht sowohl sehr schmerzlich, als beunruhigend sey‹. Senfteig, Blutegel blieben ohne Wirkung – am anderen Morgen war er schmerzenfrei, nur matt. Der Arzt beruhigt mich, der Puls hatte 90 Schläge. Er findet ihn beim zweiten Besuch vollständig verändert, der Puls war bis zur höchsten Ermattung gesunken. Es zog sich über das liebe Gesicht eine eisige Kälte, aber immer volles Bewusstsein, immer die sorgloseste Ruhe, ein Gefühl einer süßen Mattigkeit. Noch eine Viertelstunde klagt er über Mangel an Luft, verlangt zur Seite gelegt zu werden. Eine unaussprechliche Ruhe lag auf seinen lieben Zügen. Es war der sanfteste, seeligste Schlaf – das Entschlafen eines Heiligen.«[10]

Die Hegels waren begütert genug, um bei einer Seuche wie der Cholera der Großstadt zu entfliehen; was Marie Hegel als »dort außen« beschrieb, war ein Sommerhaus im damals noch ländlichen Kreuzberg, das die Hegels »Schlösschen« nannten. Diesen sicher im Vergleich zur Innenstadt hygienischeren Lebensverhältnissen musste man aufgrund von Hegels akademischem Pflichtbewusstsein entsagen: Der »Anfang der Collegien« ist mit dem heutigen Beginn des Wintersemesters vergleichbar. Die innerstädtische Wohnung des Ehepaares lag am Kupfergraben, gegenüber der heutigen Museumsinsel. Bemerkenswert ist an Marie Hegels Schilderung zu diesem Zeitpunkt, da ihr Schmerz noch so frisch war – der Brief wurde nur drei Wochen nach Hegels Tod geschrieben – weniger, dass sie von ihrem Mann als »Hegel« spricht (was damals unter Gatten in der gebildeten Mittel- und Oberschicht weithin gebräuchlich war), sondern dass sich die gut situierte Familie der Bedrohung in der Großstadt durchaus bewusst war und die Hegels – im Gegensatz wohl zu 99 Prozent der übrigen Choleraopfer – einen quasi rund um die Uhr bereitstehenden Arzt zu ihren Diensten hatten, was indes wenig nützte. Ähnlich bemerkenswert ist, dass Marie Hegel bald darauf ein altes Magenleiden ihres Mannes herausstellte, was einige Biografen Hegels zu der Deutung veranlasst hat, er sei während der Cholera in Berlin, aber nicht an ihr gestorben. Cholera indes ist die offizielle Todesursache des Philosophen. Doch gerade eine solch berühmte Persönlichkeit, ein Heiliger in Maries Worten, konnte nach der Vorstellungswelt Maries und anderer Zeitgenossen nicht einen so scheußlichen Tod sterben – das Ableben eines Philosophen hatte edel, beinahe schön und auf jeden Fall würdevoll zu sein. Es ist daher nicht auszuschließen, dass Marie Hegel in ihrer Schilderung des Sterbens das Hauptsymptom der Cholera, die massiven Durchfälle, aus Scham verschwiegen hat.[11]

Zwei der berühmtesten preußischen Militärs – in diesem Staatswesen bekanntermaßen ein gesellschaftlich tonangebender Berufsstand – zählten ebenfalls zu den Opfern der Cholera. August Neidhard von Gneisenau, der Militärreformer, der als junger Offizier am amerikanischen Unabhängigkeitskrieg teilgenommen hatte, war von seinem König Friedrich Wilhelm III. als Befehlshaber eines preußischen Korps an die Grenze zu Polen kommandiert worden. Die preußischen Streitkräfte hätten nach dem Willen des Monarchen den russischen Truppen bei der Niederschlagung des polnischen Aufstandes helfen sollen (die Russen schlugen ihn ohne preußische Waffenhilfe nieder). Gneisenau war ein großer Stratege, doch von Medizin verstand er nichts. Am 1. Mai 1831 schrieb er an Wilhelm von Scharnhorst, seinen Schwiegersohn und Sohn seines langjährigen Waffenbruders Gerhard von Scharnhorst: »Ich meinerseits halte die Cholera weder für so ansteckend noch für so gefährlich.« Am 9. August schrieb er seiner Frau: »Wenn mir die Wahl gelassen wäre, welcher Todesart ich sterben wolle, so würde ich mir, nebst einer Kanonenkugel oder einem sanften Schlagfluss, die Cholera wählen. Wenn man 71 Jahre alt geworden ist, die geistige und die Körperkraft sich gemindert haben, und Erfreuliches nicht mehr zu erwarten ist … jedann kann man wohl wie ich, mit Ruhe, in Hinsicht auf sich selbst, inmitten der Seuche diese mit Gleichgültigkeit betrachten und seine Besorgnisse nur den anderen Bedrohten widmen.«[12] Sein Wunsch ging in Erfüllung, statt einer Kanonenkugel erlag er zwei Wochen später der Cholera. Sein Generalstabschef, der berühmte Militärtheoretiker Carl von Clausewitz, folgte ihm am 16. November 1831.

Auch andere Nationen hatten während der verschiedenen Cholera-Pandemien des 19. Jahrhunderts – die dritte wird für die Jahre 1839 bis 1856, die vierte für den Zeitraum 1863 bis 1875 veranschlagt – prominente Opfer zu beklagen. Der politisch wohl Ranghöchste von ihnen war der amerikanische Präsident James Knox Polk. Er war ein Verlegenheitskandidat gewesen, der 1845 überraschend die Präsidentschaftswahl gewonnen hatte. Er war in vielerlei Hinsicht ein ungewöhnlicher Politiker. Bereits vor seiner Präsidentschaft hatte er erklärt, nicht für eine zweite Amtszeit kandidieren zu wollen. Ferner hielt er alle seine wichtigen Wahlversprechen, darunter die Einverleibung des für einige Jahre unabhängigen Texas in den Staatenbund der USA sowie die Festlegung der nördlichen Grenze zum britischen Kanada, die durch eine Mischung aus Drohung und Diplomatie gelang; Texas und mit ihm die heutigen Bundesstaaten Arizona, New Mexico, Utah, Nevada, Teile von Colorado und vor allem Kalifornien fielen nach einem kurzen Krieg gegen Mexiko an die Vereinigten Staaten – der heute weithin vergessene Mann im Weißen Haus vergrößerte die USA immens. Als er im März 1849 aus dem Amt schied, begab er sich auf eine Abschiedstour durch den amerikanischen Süden. Im Juni erlag er in Nashville, der Hauptstadt seines Heimatstaates Tennessee, der Cholera. Unfassbar angesichts der Machtfülle und der Prominenz eines amerikanischen Präsidenten: Er wurde schnell in einem Massengrab bestattet, da man die Leichen von Choleratoten schnellstmöglich und ohne Zeremonien unter die Erde bringen wollte. Später wurde Polk exhumiert und zunächst auf seinem Anwesen bestattet, 1893 dann in seine heutige Grabstätte vor dem Capitol in Nashville überführt. Für die nahe Zukunft wird eine weitere Umbettung in die Stadt Columbia und damit an seinen vierten *final resting place* erwogen – der an Cholera gestorbene US-Präsident scheint nicht zur Ruhe zu kommen.[13]

Ein weiteres berühmtes Todesopfer ist möglicherweise der große Komponist Peter Tschaikowsky. Cholera wird als offizielle Todesursache angegeben, möglicherweise durch Trinken verseuchten und nicht abgekochten Wassers in einem St. Petersburger Restaurant im Oktober 1893. Auch ein Selbstmord wird diskutiert – mit Arsen oder vielleicht gar durch die bewusste Aufnahme des infizierten Getränks.

Diese beiden prominenten Todesfälle lagen noch weit in der Zukunft, als sich die Cholera 1831/32 über Preußen hinaus ausbreitete. Immerhin gelang es einigen Staaten wie zum Beispiel Sachsen mit strengen Einreise- und Einfuhrbestimmungen (die gleichwohl oft verheerende wirtschaftliche Folgen hatten) die Seuche ganz von sich fernzuhalten. Als Dank an das Schicksal und an die Behörden wurden in verschiedenen Städten kleine Monumente errichtet, wie der von Gottfried Semper konzipierte Cholera-Brunnen in Dresden, den Besucher von »Elbflorenz« heute nahe dem Taschenberg-Palais und damit nur einige Schritte von Sempers noch berühmterer Schöpfung, der Oper, entfernt, bewundern können.

Kurz nach der Jahrhundertmitte traf es den Süden Deutschlands, vor allem das Königreich Bayern, das damals eine kulturelle Blütezeit erlebte. Die große Erfindung des 19. Jahrhunderts, die den Menschen eine Mobilität gab, wie sie bis dahin unvorstellbar war, trug nun ihren Teil zur Ausbreitung der Cholera bei, wie der Historiker Manfred Vasold in einer seiner zahlreichen Schriften zur Seuchengeschichte darlegt: »Die Stadt Nürnberg, die an keinem schiffbaren Fluss lag, war bisher verschont geblieben. Seit 1852 jedoch bestand zwischen München und Nürnberg eine direkte, vergleichsweise rasche Eisenbahnverbindung, die Fahrzeit betrug rund sieben Stunden. Und nun erreichte die Seuche auch die alte Dürer-Stadt. Der Zusammenhang liegt auf der Hand: Solange die Fahrt mit der Kutsche etwa ebenso lange dauerte wie die Inkubationszeit der Cholera, das waren in den meisten Fällen zwei Tage, konnte diese Krankheit kaum von München nach Nürnberg gelangen, denn wer sich in

München infizierte und die Kutsche nahm, erkrankte unterwegs und blieb im wahrsten Sinne des Wortes auf der Strecke. Mit der Bahn wurde das anders: Wer sich jetzt in München ansteckte und tags darauf den Zug bestieg, erreichte Nürnberg vielleicht noch scheinbar wohlauf und konnte den Erreger in Ruhe verbreiten.«[14] Insgesamt sind in dem halben Jahrhundert, das dem ersten Auftreten der Cholera 1831 folgte, wahrscheinlich etwa eine halbe Million Menschen in Deutschland der Infektion erlegen.

In Frankreich fielen der Cholera bei ihrem ersten Auftreten rund 18 000 Menschen zum Opfer. Der wohl spöttischste Chronist der Seuche war der in Paris lebende Düsseldorfer Heinrich Heine, der am 19. April 1832 einen langen Bericht für die *Allgemeine Zeitung* in Augsburg schrieb, in dem er sich über die natürlich vollkommen nutzlosen Schutzmaßnahmen mokierte, die der Pariser Bürger mit den Allerhöchsten im Lande teilte: die vermeintlich körperschützende Leibwäsche. »Das Volk murrte bitter, als es sah, wie die Reichen flohen und bepackt mit Ärzten und Apotheken sich nach gesündern Gegenden retteten. Mit Unmut sah der Arme, dass das Geld auch ein Schutzmittel gegen den Tod geworden. Der größte Teil des Justemilieu und der Haute Finance ist seitdem ebenfalls davongegangen und lebt auf seinen Schlössern. Die eigentlichen Repräsentanten des Reichtums, die Herren von Rothschild, sind jedoch ruhig in Paris geblieben, hierdurch beurkundend, dass sie nicht bloß in Geldgeschäften großartig und kühn sind. Auch Casimir Périer zeigte sich großartig und kühn, indem er nach dem Ausbruche der Cholera das Hôtel-Dieu besuchte; sogar seine Gegner musste es betrüben, dass er in der Folge dessen bei seiner bekannten Reizbarkeit selbst von der Cholera ergriffen worden. Er ist ihr jedoch nicht unterlegen, denn er selber ist eine schlimmere Krankheit. [Der französische Ministerpräsident starb, entgegen Heines Prognose, vier Wochen nach Abfassen des Artikels an der Cholera.] Auch der junge Kronprinz, der Herzog von Orléans, welcher in Begleitung Périers das Hospital besuchte, verdient die schönste Anerkennung. Die ganze königliche Familie hat sich in dieser trostlosen Zeit ebenfalls rühmlich bewiesen. Beim Ausbruche der Cholera versammelte die gute Königin ihre Freunde und Diener und verteilte unter ihnen Leibbinden von Flanell, die sie meistens selbst verfertigt hat. Die Sitten der alten Chevalerie sind nicht erloschen; sie sind nur ins Bürgerliche umgewandelt; hohe Damen versehen ihre Kämpen jetzt mit minder poetischen, aber gesündern Schärpen. Wir leben ja nicht mehr in den alten Helm- und Harnischzeiten des kriegerischen Rittertums, sondern in der friedlichen Bürgerzeit der warmen Leibbinden und Unterjacken; wir leben nicht mehr im eisernen Zeitalter, sondern im flanellenen. Flanell ist wirklich jetzt der beste Panzer gegen die Angriffe des schlimmsten Feindes, gegen die Cholera. ›Venus würde heutzutage‹, sagt ›Figaro‹, ›einen Gürtel von Flanell tragen.‹ Ich selbst stecke bis am Halse in Flanell und dünke mich dadurch cholerafest. Auch der König trägt jetzt eine Leibbinde vom besten Bürgerflanell.«[15]

Der Seuche gelang bereits bei ihrem ersten Auftreten der Sprung über die Nordsee und den Ärmelkanal in die führende Industrienation und Weltmacht des 19. Jahrhunderts, in das Großbritannien der Queen Victoria. Die Cholera trat im Herbst 1831 in der Hafenstadt Sunderland auf und erreichte im Februar 1832 London, das Herz eines weltumspannenden Empire. Da die Cholera mitten in der kalten Jahreszeit auftrat, verlief sie nicht ganz so fulminant wie anderenorts. Das Trinkwasser der expandierenden Metropole mit ihren Elendsbezirken stand schon seit Längerem in Verdacht, Krankheiten und Seuchen zumindest Vorschub zu leisten. Die Karikatur von William Heath, »Monster Soup Commonly Called Thames Water«, ist vielleicht eine der prägnantesten Darstellungen des vorhygienischen Zeitalters: Eine Dame blickt durch eine Art Mikroskop auf das Wasser der Themse und sieht so viele eklige Kreaturen in diesem schwimmen, dass ihr vor Schreck die Teetasse aus der Hand fällt. Ein offizieller Bericht hatte das Übel bereits 1828, als die Cholera noch fern war, in Worte gefasst und das Londoner Trinkwasser als »eine in Wasser verdünnte Lösung von verfaulenden tierischen und pflanzlichen Rückständen, die gleichermaßen das Auge beleidige, Ekel errege, wie die Gesundheit zerstöre« bezeichnet.[16]

In England kam einer der großen Ärzte der Epoche dem Übertragungsmodus der Cholera auf die Spur und nahm eine klassische Untersuchung vor, was zu Recht als Sternstunde der Medizin und der öffentlichen Gesundheitsvorsorge gilt. Der Name dieses Innovators war John Snow.

Der am 15. März 1813 im nordenglischen York geborene Snow hatte seinen Platz in der Medizingeschichte schon vor der Choleraepidemie von 1854 sicher: Er hatte sich ab 1847 auf die neue Kunst, Operationen und andere Eingriffe schmerzfrei zu machen, spezialisiert und stellte Forschungen (auch Selbstversuche) mit Chloroform an. Als Queen Victoria im März 1853 ihr achtes Kind zur Welt brachte, bat sie Snow, ihr die Schmerzen mit Chloroform zu nehmen oder zumindest zu erleichtern. Es war der Durchbruch der noch jungen Anästhesie in der Geburtshilfe und bedeutete gleichzeitig die Überwindung der Proteste aus kirchlichen Kreisen, wonach die Frau gemäß dem Bibelwort unter Schmerzen zu gebären habe.

Seine Experimente mit Äther, Chloroform und anderen flüchtigen Stoffen hatten in Snow die Überzeugung wachsen lassen, dass es nicht Miasmen, üble Gerüche, sind, welche

Krankheiten verursachen. Er verdächtigte das Trinkwasser, eine Rolle bei der Cholera zu spielen. Als die Cholera 1854 zum dritten Mal über das Inselreich kam, begann Snow sein *grand experiment*, die klassische epidemiologische Studie schlechthin. Londons Trinkwasser wurde im Wesentlichen von zwei Gesellschaften geliefert, der Lambeth Waterworks Company und der Southwark and Vauxhall Waterworks Company. Eines hatte sich seit der vorherigen Epidemie von 1848/49 verändert: Lambeth bezog sein Wasser nicht mehr aus der Themse bei London, sondern aus einer ländlichen Region des Flusslaufes. Snow beschrieb sein Studiendesign: »Dreihunderttausend Menschen beider Geschlechter, jedes Alters und Berufes, vom Gentleman bis zu den ganz Armen wurden in zwei Gruppen eingeteilt: eine erhielt Wasser mit Teilen des Unrats von London und daher auch mit dem, was immer Cholerapatienten abgeben mögen; die andere Gruppe bekam Wasser, das von solchen Unreinheiten weitgehend frei war.« Die Ergebnisse dieser ersten wissenschaftlichen Untersuchung zur Ausbreitung einer Krankheit waren deutlich: Während 1848/49 die Mortalität in den von beiden Gesellschaften versorgten Stadtteilen gleich hoch war, übertrafen jetzt die Todeszahlen unter den Kunden der Southwark and Vauxhall jene der Lambeth um das Acht- bis Neunfache: auf je 10 000 Haushalte mit Southwark-and-Vauxhall-Wasser kamen 315 Choleratote, auf je 10 000 Lambeth-Haushalte nur 37.

Dann machte er sein Meisterstück. In Soho, unweit von Snows eigener Wohnung, wütete die Seuche wie nie zuvor – und traf auf exzellente Bedingungen für ihre Ausbreitung: In 49 Häusern an der Broad Street lebten 860 Menschen auf engstem Raum. Innerhalb weniger Tage starben in dieser und den benachbarten Straßen mehr als 700 Menschen, allesamt in einem Umkreis von kaum 250 Metern. Snow ging in die Häuser und fragte, woher man das Wasser bezog. Er erstellte eine Karte – es war die Geburtsstunde des epidemiologischen Instrumentes des *disease mapping* – auf der er jeden Todesfall mit einer schwarzen Markierung verzeichnete. In der Mitte des Bildes einer urbanen Heimsuchung war etwas eingezeichnet: die nachmals berühmte »Broad Street Pump«, von den Anwohnern wegen ihrer angeblichen guten Wasserqualität gerühmt. Jetzt fügte Snow Indiz für Indiz zusammen. Wegen der vermeintlichen Reinheit des Wassers ließen die Inhaber der Patronenfabrik Eley einmal in der Woche ihrer am Stadtrand, in Hampstead, wohnenden Mutter Susannah eine Flasche zukommen. Snow erfuhr: Die alte Dame war am 2. September an der Cholera gestorben, eine seltene Ausnahme in Hampstead. Snow errechnete, dass von 83 in Soho Verstorbenen 61 mit Sicherheit ihr Wasser aus der Pumpe bezogen hatten. Unter denen, die dies nicht getan hatten, nahmen einige es unwissentlich zu sich: Ein örtlicher Coffee Shop bot als Erfrischung »Sherbet« an – eine gekühlte Mischung aus Aromastoffen mit Wasser aus der Broad Street Pump. Neben der Fabrik der Eleys gab es auf Snows »Krankheitskarte« zwei größere Einrichtungen, die Besonderheiten aufwiesen. Eines war das *workhouse*, ein Armenasyl – eigentlich der ideale Nährboden für die Cholera. Doch Snows Karte weist nur 5 Markierungen für Todesfälle auf – bei 535 Insassen. Seine Inspektion des Hauses zeigte, dass die Institution über einen eigenen Brunnen verfügte. Ein weißer Fleck auf dem Stadtplan des Todes in Soho war schließlich die Lion-Brauerei: 70 Mitarbeiter und kein einziger Todesfall. Der Inhaber erklärte Snow, dass die Männer wohl niemals Wasser tranken, sondern nur das Produkt des Hauses und den noch stärkeren Malt Liquor.

Snow erfuhr erst später, dass eine junge Frau, Sarah Lewis, am 24. August die Windeln ihres Babys gewaschen hatte und diese Abwässer in den wenige Meter entfernten Pumpenkanal gelangten. Das Baby starb fünf Tage später – gefolgt von vielen Nachbarn. Snow überzeugte am Abend des 7. September die örtlichen Gesundheitsbehörden immerhin so weit, dass diese am anderen Tag den Handgriff der Pumpe entfernen und diese Wasserquelle stilllegen ließen. Die Epidemie, die insgesamt 20 000 Briten das Leben gekostet hatte, flaute nun auch in Soho ab.

John Snow starb 1858 an einem Schlaganfall. Medizinische Vereinigungen in Großbritannien ehrten den Pionier im Jahr 2018 mit mehreren wissenschaftlichen Kongressen. Vor Ort, in der einstigen Broad Street (heute Broadwick Street) erinnern das Pumpenmonument und ein mit zahlreichen Dokumenten aus seinem Wirken ausgestatteter Pub an ihn, der »John Snow« – als Erinnerungsstätte nicht ohne Ironie, war John Snow doch zeitlebens Abstinenzler.[17]

Die Lehren aus den Forschungen Snows wurden bald vielerorts befolgt und Vorkehrungen gegen die Wiederkehr der Seuche getroffen. In diesem Zeitalter der bürgerlichen Revolution spielte bei den Regierenden auch stets die Sorge vor Unruhen der Massen eine Rolle. »Die Angst vor der Cholera war die große Peitsche«, schreibt der Historiker Thomas Nipperdey, »sie gab vielen Städten den entscheidenden Impuls zur Sanierung. Die Antwort hieß Kanalisation und Wasserreinhaltung, penible Trennung von Abwässern und Trinkwasser. Auch wurde oft jetzt erst dafür gesorgt, dass die alten Fäkaliengruben nicht mehr zwanzig Jahre ungeleert blieben, sodass ihr Inhalt ungehindert ins Erdreich sickern konnte.«[18] Die Prophylaxe war auch deshalb von höchster Dringlichkeit, weil die Ärzte in Unkenntnis des mikroskopischen Erregers und rund hundert Jahre vor Einführung der Antibiotika vielfältige Therapieansätze ausprobierten, die sich allesamt als wenig oder gar nicht hilfreich erwiesen. Zu unzähligen Tinkturen, Wundertropfen und Kräutermischungen gesellten sich im therapeutischen Arsenal Warm- oder Kaltwasserduschen – um die Cholera »im frischen Wasser zu ersäufen« – oder das Einführen von reichlich kaltem Wasser in das obere wie das untere Ende des Verdauungstraktes sowie als besonders rabiates, aber auch besonders sinnloses Mittel der Ansatz eines englischen Arztes, den Anus des Erkrankten mit einem geölten Korken so zu verschließen, dass die fürchterlichen Durchfälle den Körper gar nicht erst verlassen konnten.[19]

Mit welchem Feind man es bei der Cholera zu tun hatte, wurde 1883 enthüllt – unter dem Mikroskop eines der großen Wissenschaftler der Epoche. Als in jenem Jahr in Ägypten eine Cholera-Epidemie ausbrach, schickten sowohl Deutschland als auch Frankreich – seit dem Krieg von 1870/71 die großen Rivalen auf dem europäischen Kontinent – eine Expertenkommission an den Nil. Das deutsche Team wurde von Robert Koch geleitet, der im Jahr zuvor durch seine Entdeckung des Tuberkulose-Erregers berühmt geworden war. Da die Epidemie in Ägypten beim Eintreffen der Doctores weitgehend abgeklungen war, zog Koch mit seinen Mitarbeitern ins klassische Heimatland der Cholera, nach Indien. Koch beobachtete in Indien, dass in Orten, in denen die Seuche endemisch war, die Bewohner oft ihr Trinkwasser aus Gewässern bezogen, in denen die Wäsche von Erkrankten gewaschen und auch die Aborte der Gemeinde entleert wurden – damit waren letzte Zweifel beseitigt, dass die Krankheit durch Wasser übertragen wurde. Bei der Obduktion von an Cholera verstorbenen Indern fand er einen Keim, den er wegen seiner leicht gebogenen Form als »Komma-Bazillus« beschrieb – es war *Vibrio cholerae*. Koch wurde damit endgültig zur Symbolfigur der durch leistungsstärkere Mikroskope möglich gewordenen goldenen Epoche der Bakteriologie – zusammen mit dem Franzosen Louis Pasteur.

Die Kenntnis des Übertragungsmodus sowie die daraus resultierende Prophylaxe der Vermeidung infizierten Wassers durch John Snow und die Entdeckung des Erregers durch Robert Koch konnten jedoch nicht verhindern, dass während der fünften Pandemie in den 1880er und 1890er Jahren die zweitgrößte Stadt einer der wichtigsten Industrienationen auf tragische Weise heimgesucht wurde. Am 15. August 1892, während eines heißen Sommers, erkrankte in Hamburg ein Kanalarbeiter an der Cholera; vier Tage später lag die Zahl der Erkrankten bereits bei 31. Bis zum Ende des Jahres zog die Seuche eine Spur der Verheerung durch die Hansestadt, die schlimmer war als alles, was man in Deutschland seit dem ersten Auftreten in den Jahren 1831/32 erlebt hatte. Die Zahl der Erkrankten lag letztendlich bei fast 17 000; insgesamt fielen der Cholera in Hamburg in jenem Jahr 8605 Menschen zum Opfer, was 1,3 Prozent der Bevölkerung entsprach. Die Behörden riefen Robert Koch, der nicht nur über die Tatsache entsetzt war, dass sich die Hamburger Bürgerschaft und der Senat in den Jahren zuvor nicht über die Kosten einer modernen Filteranlage hatten einigen können, sondern mehr noch über die Lebensverhältnisse der Menschen, die in erster Linie an der Cholera erkrankten. Es handelte sich um die sogenannten Gängeviertel, in denen arme Bevölkerungsschichten meist in Fachwerkhäusern zusammengepfercht lebten, getrennt durch enge Gassen, durch die kaum ein Fuhrwerk passte. Die Bewohner holten sich ihr Trinkwasser oft aus den durch Kot und anderen Unrat verunreinigten Fleeten. Als Koch den allgegenwärtigen Schmutz und die erschütternde Armut sah, den permanenten Urin- und Fäkaliengeruch gewahr wurde, äußerte er jenen berühmten Satz, der die von der Hamburger Oberschicht so gern beschworene Weltläufigkeit ihrer Stadt mit Verachtung strafte: »Meine Herren, ich vergesse, dass ich in Europa bin!«

Die Cholera in Hamburg machte weltweit Schlagzeilen und stellte den Stadtvätern ein denkbar schlechtes Zeugnis aus – wozu auch beitrug, dass man, wie nicht selten beim Auftreten von Seuchen, diese Nachricht auf Druck von Wirtschaftskreisen so lange wie möglich zurückzuhalten versuchte; die Geschäfte der Kaufmannselite sollten tunlichst nicht unter dem Massensterben auf den Schattenseiten der Metropole leiden. Reporter aus zahlreichen Ländern kamen nach Hamburg und beschrieben, wie schwer man sich in der Bekämpfung der Cholera tat. Der Wiener Journalist Karl Wagner berichtete von seiner Tätigkeit als Freiwilliger beim Krankentransport: »Die zu benutzenden Gefährte waren Kutschwagen, aus denen die Polster entfernt waren, sodass die Kranken, die wir in eine Decke wickeln mussten, auf dem Sitzkasten befördert wurden. Geradezu unbegreiflich war es, dass in den Boden des Wagens fünf bis sieben Löcher gebohrt waren, die den Auswurf der Kranken auf die Straße beförderten !!! (...) Während meiner Thätigkeit habe ich 132 Kranke befördert, von denen fast die Hälfte unterwegs verstarb.«[20]

Es war die letzte große Cholera-Epidemie in den deutschsprachigen Ländern Mitteleuropas. Epidemiologen zählen eine sechste und eine siebte Pandemie im 20. Jahrhundert; die Seuche forderte immer wieder zahlreiche Todesopfer wie zum Beispiel die rund 12 000 Choleratoten in Peru 1991. Sie tritt besonders in Ländern auf, die von Kriegen und Krisen heimgesucht werden wie in der Gegenwart im Jemen, wo 2017 rund 700 000 Menschen erkrankten und mehr als 2000 an ihr starben. Ferner sind Staaten anfällig, die erbarmungslos von Diktatoren ausgeplündert und in die Armut getrieben werden wie in Simbabwe unter dem gerontokratischen Langzeittyrannen Robert Mugabe und in solchen, deren Armut durch Naturkatastrophen noch verschärft wird wie Haiti. Die Weltgesundheitsorganisation WHO hat sich zum Ziel gesetzt, die Infektion bis 2030 so weit zurückzudrängen, dass sie kein öffentliches Gesundheitsrisiko mehr darstellt. Allerdings warnt die Organisation, dass auch eine ganz entgegengesetzte Entwicklung möglich sei und dass »Klimawandel, Verstädterung und Bevölkerungswachstum ein erhöhtes Risiko für Cholera in den nächsten Jahren schaffen könnten«.[21]

Es besteht wenig Grund zur Hoffnung, dass die Menschheit des 21. Jahrhunderts in absehbarer Zeit diese drei Probleme in den Griff bekommen wird.

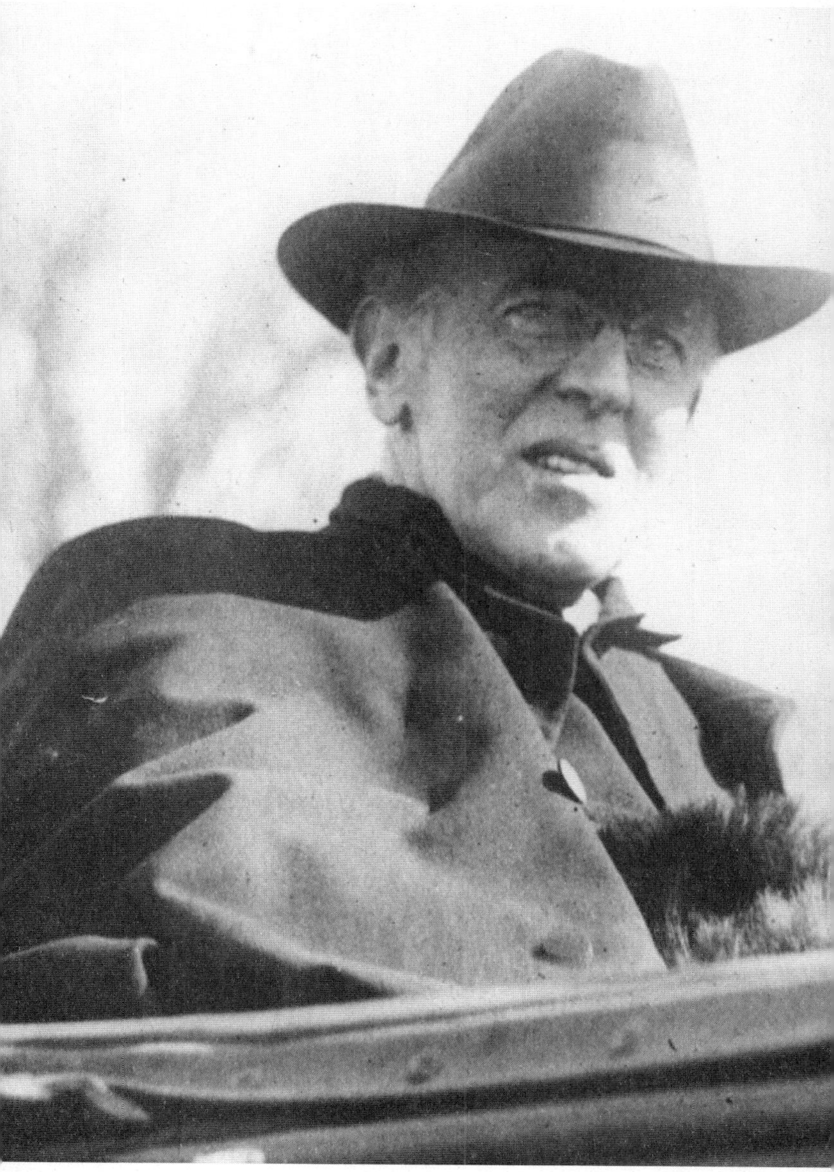

◄ Ein längst amtsunfähiger Präsident bei einem seiner wenigen Ausflüge aus dem Weißen Haus: Woodrow Wilson um 1920.

Woodrow Wilson

Teil jeder funktionierenden Demokratie ist die Kontrolle der Regierenden durch die Regierten, wozu eine Prise gesunden Misstrauens gehört. In Amerika ist seit der zweiten Hälfte des 20. Jahrhunderts eine fortschreitende Erosion des Vertrauens in »Washington« (als Synonym für den politischen Apparat und die sogenannte politische Klasse) eingetreten, was 2016 zur Wahl eines Mannes zum Präsidenten führte, den bis dahin niemand als Politiker bezeichnet hätte und der nie ein öffentliches Amt innehatte.

Der Vertrauensverlust begann vor mehr als einem halben Jahrhundert. Kennedys und Johnsons Unaufrichtigkeit bei der Darstellung der Verstrickung der USA in den Vietnam-Konflikt, Kennedys Doppelleben (das indes erst nach seinem gewaltsamen Ableben weiten Teilen der Öffentlichkeit bekannt wurde), schließlich Watergate als ultimatives Beispiel von Lüge, Vertuschung und Ansätzen von Paranoia im Weißen Haus sind wesentliche Gründe für diese Desillusionierung. Der Grundstein für diese Entwicklung, die Saat des Misstrauens, wurde jedoch schon viel früher gelegt. Im zweiten Jahrzehnt des 20. Jahrhunderts lernte Amerika, dass das Weiße Haus nicht gerade ein Ort der Offenheit und des

Anstandes ist. Die ersten und wegweisenden Kapitel der Saga von Lüge und Vertuschung, von *cover up* (ein in den USA in Zusammenhang mit Skandalen fest etablierter Begriff), wurden ausgerechnet von jenem Präsidenten und seinem engsten Umfeld geschrieben, der sich wie kein anderer auf höchste moralische Prinzipien zu berufen pflegte. An einem sonnigen Herbstmorgen begann das Verhältnis von Präsident und Volk für immer seine Unschuld zu verlieren.

Schon früh am Morgen des 26. September 1919 hatte sich eine große Menschenmenge am Bahnhof von Wichita, Kansas, versammelt, um den Präsidenten zu begrüßen. Woodrow Wilson fuhr seit drei Wochen durch die Weite des amerikanischen Westens, um sich direkt an die Bürger zu wenden. Er wollte ihnen von seinen politischen Visionen berichten und um Unterstützung für seine Politik des amerikanischen Engagements im Völkerbund werben, einer Politik, die am Widerstand des Senats zu scheitern drohte. Wie bei all seinen Stopps auf dieser achttausend Meilen umfassenden Rundreise in einem Sonderzug, wurde auch in Wichita eine Grundsatzrede erwartet: Warum amerikanische Jungs zu Zehntausenden in Frankreich hatten sterben müssen, warum ihr Tod nicht vergeblich gewesen sei, warum die alte Welt das Eintreten der neuen Großmacht USA so dringend benötige, damit endlich das Lebensziel des Präsidenten Wirklichkeit werden konnte – *to make the world safe for democracy.*

Doch an diesem klaren Herbstmorgen warteten die Zuschauer in Wichita vergebens. Sie ahnten nichts von dem Drama, das sich im Salonwagen abspielte, wo ein körperlich und geistig hinfälliger Präsident von seiner ihn ständig umgebenden Troika – Privatsekretär Joseph Tumulty, Leibarzt Dr. Cary Grayson und Gattin Edith – mit Mühe daran gehindert werden konnte, auf die Plattform des Waggons zu treten und sich der Menge zu zeigen. Der Zustand des *chief executive*, darin waren sich die drei einig, sollte der Öffentlichkeit verborgen bleiben. Eine Viertelstunde nachdem der Zug eingefahren war, trat Tumulty vor die Menge und erklärte, der Präsident leide an »nervöser Erschöpfung«, was allerdings »nicht alarmierend« sei. Langsam setzte sich der Zug gen Osten in Bewegung, während sich die Menge zerstreute. Woodrow Wilson würde als Präsident nie wieder zum amerikanischen Volk sprechen.

Wenige Tage nach Wilsons Rückkehr nach Washington verschlechterte sich sein Gesundheitszustand dramatisch. Am Morgen des 2. Oktober fand Edith Wilson ihren Mann auf dem Boden des Badezimmers des Weißen Hauses liegend. Er konnte nicht mehr sprechen, seine linke Körperhälfte war gelähmt und sein Gesicht blutüberströmt. Beim Sturz infolge eines Schlaganfalles, der sich schon auf seiner Reise in den Westen angekündigt hatte, war er auf die Toilettenschüssel gefallen und hatte sich dabei tiefe Schnittwunden am Kopf zugezogen. Es war nicht nur eine persönliche Tragödie, sondern auch der Beginn eines politischen Dramas. Vom Oktober 1919 bis zum Ende der Amtszeit Wilsons im März 1921, in einer weltpolitisch entscheidenden Phase, gab es im Weißen Haus ein Machtvakuum. Die Lähmung des Mannes, der hinter den zugezogenen Vorhängen des Weißen Hauses vor sich hindämmerte, fand ihre Entsprechung in einer weitgehenden außenpolitischen Paralyse des Landes – kurz nach dem Abkommen von Versailles und in einer Phase der Neuausrichtung der internationalen Beziehungen zu einem denkbar ungünstigen Zeitpunkt.

Doch die Erkrankung des Präsidenten kam nicht wie ein Blitz aus heiterem Himmel. Es war lediglich der fast unvermeidliche Höhepunkt einer Krankengeschichte, die den Patienten von vornherein ungeeignet für das höchste Amt erscheinen lässt. Der 1856 in Staunton, Virginia, als Sohn eines Predigers geborene Thomas Woodrow Wilson war zu keiner Phase seines Lebens als kerngesund zu bezeichnen. Körperliche und psychische Symptome wechselten sich ab und gingen oft auch eine unheilvolle Symbiose ein. Im Alter von neun Jahren konnte Woodrow immer noch nicht lesen, was spätere Biografen zu der Vermutung veranlasste, er habe unter Dyslexie gelitten. Eines konnte man ihm jedoch nicht absprechen: Willensstärke, manchmal bis zum Fanatismus. Er arbeitete an sich, gleichzeitig litt er darunter, die sich selbst gesetzten Anforderungen nicht erfüllt zu haben. Wilson lernte, wenn auch verspätet, nicht nur Lesen, sondern entwickelte einen Intellekt, der ihn an die Spitze einiger der renommiertesten Universitäten des Landes brachte, darunter auf den Rektorensessel seiner Alma Mater, Princeton. Psychosomatische Beschwerden begleiteten ihn auf dem Weg zu hohen akademischen Würden, Nervenkrisen waren immer wiederkehrende Begleiter seines Aufstieges.

Im Mai 1896 schlug jenes Leiden zu, das Wilsons Leben beherrschen sollte. In einer Phase großen beruflichen Stresses erlitt er einen Schlaganfall. Möglicherweise war es nicht das erste derartige Vorkommnis, denn schon fünf Jahre zuvor war ihm für längere Zeit der Gebrauch der rechten Hand nicht mehr möglich. Auch diesmal war die rechte Körperseite betroffen. Vermutlich war der junge Professor schon in jenen Jahren Hypertoniker, war sein Gefäßsystem vor allem im Kopfbereich permanenten Schädigungen ausgesetzt. Wilson verschanzte sich hinter einer Taktik, der er bis an sein Ende treu sein sollte. Er negierte die Krankheit, ignorierte so weit wie möglich die daraus resultierenden Behinderungen und stürzte sich wie ehedem in seine Arbeit. Er glaubte fest daran, dass der Körper dem Geist zu gehorchen habe und dass er seine Behinderung durch gottgefälliges

Wirken, durch bürgerliche Wohlanständigkeit und Fleiß überwinden konnte. In der Tat gab es in den nächsten Jahren Phasen der Erholung, auch konnte er den rechten Arm wieder gebrauchen.

Streitbar und in allen beruflichen wie privaten Belangen wenig kompromissbereit, geriet er an der Eliteuniversität in New Jersey, wo seine intellektuellen Fähigkeiten durchaus gewürdigt wurden, wiederholt in Phasen hoher nervlicher Anspannung. Im Jahr 1904 erlitt er vermutlich ein neuerliches Gefäßereignis, einen Vorboten kommenden Unheils: Am 28. Mai 1906 bemerkte Wilson beim Aufwachen, dass er auf seinem linken Auge erblindet war. Der hinzugezogene Augenarzt aus Philadelphia diagnostizierte eine Embolie der zentralen Netzhautarterie, bei Menschen mit schlecht oder gar nicht behandeltem Bluthochdruck eine häufige Komplikation. Während Wilsons Familie ob dieses Schicksalsschlages der Verzweiflung nahe war, zeigte sich der Professor überraschend »ruhig, beinahe fröhlich«. Die Verleugnung seiner Gebrechen war bei Woodrow Wilson in ein fortgeschrittenes Stadium getreten. Seine erste Frau Ellen (sie starb 1914, worauf Wilson bald die Witwe Edith Bolling Galt heiratete) bemerkte, er benehme sich »wie unter einer Äthernarkose stehend« und beschrieb die Krankheit ihres Mannes verzweifelt als »eine schreckliche Sache, wie ein langsames, Zentimeter für Zentimeter fortschreitendes Sterben – unheilbar«.

Aufgrund mannigfacher Auseinandersetzungen in Princeton beendete Wilson 1910 abrupt seine akademische Karriere und suchte sich ein neues Aufgabenfeld: die Politik. Sein Sendungsbewusstsein, gespeist aus dem tiefreligiösen familiären Umfeld, seine akademische Brillanz und wohl auch seine feste Überzeugung, dass er die ihm vom Herrn auferlegten Prüfungen überstanden hatte, kannte kaum

Grenzen. Wilsons Aufstieg kann man nur als kometenhaft bezeichnen. Noch im selben Jahr wurde er zum Gouverneur von New Jersey gewählt. Zwei Jahre später ernannten die Demokraten den Newcomer zu ihrem Präsidentschaftskandidaten. Da sich der amtierende republikanische Präsident William Howard Taft und dessen ebenfalls republikanischer, nun als progressiver Kandidat antretender Vorgänger Theodore Roosevelt gegenseitig die Stimmen wegnahmen, war Wilsons Wahl zum 28. US-Präsidenten geradezu unvermeidlich. Über seinen Gesundheitszustand, seine halbseitige Blindheit und seine diversen gesundheitlichen Krisen gab der Rhetoriker den Wählern (Wählerinnen gab es 1912 noch nicht) natürlich keine Auskunft. Seine Reden waren jedoch voller medizinischer Metaphern – so verkündete er einmal, die Welt leide seit Jahren an Entzündungen der Eingeweide. Immer wieder musste er seine Reden unterbrechen, da ihm schwindlig wurde.

Es bleibt Spekulation, wie sehr Wilsons Leiden seine Politik beeinflusste. Der Präsident, der 1916 nicht zuletzt dank des Slogans »*He kept us out of war*!« wiedergewählt wurde, führte sein Land nur wenige Monate später in den Ersten Weltkrieg. Zehntausende junger Amerikaner starben in den Schützengräben der Westfront. Gleichzeitig kam es im eigenen Land zu einer bis dahin beispiellosen Aushebelung demokratischer Grundrechte. Tatsächlich oder vermeintlich Andersdenkende wurden verfolgt und inhaftiert, es gab Fälle von obrigkeitlich geduldeter oder zumindest strafrechtlich kaum verfolgter Körperverletzung bis hin zur Lynchjustiz, stets unter dem Deckmantel nationaler Sicherheitsinteressen. Wilson widmete derartigen Exzessen keinerlei Beachtung. Er verkündete indes die berühmten »vierzehn Punkte« für eine gerechte Nachkriegsordnung. Als sich das erschöpfte Deutsche Reich bei seiner Kapitulation im

Herbst 1918 auf diese »vierzehn Punkte« berief und viele Deutsche in Wilson eine Art Retter sahen, wurde nur allzu schnell offenbar, dass die Realität des Versailler Friedens nichts mit den hehren Idealen gemein haben sollte. Bei seinem Besuch Frankreichs an Weihnachten 1918 machte der Präsident auf Beobachter einen erschreckenden Eindruck. Er war abgemagert, seine Augen zuckten nervös, und er verhielt sich immer wieder äußerst merkwürdig, fast irrsinnig. So schrie er einmal seinen Stab zusammen, um sich über die Farben der Möbel in seinem Zimmer in Versailles zu beklagen. Hartgesottenen Politikern wie dem Franzosen Clemenceau und dem Briten Lloyd George gegenüber fehlten dem angeschlagenen Präsidenten in den Verhandlungen Energie und Willenskraft. Statt eines Verständigungsfriedens gab es einen Revanchefrieden; die junge Demokratie von Weimar nahm unter erdrückenden Bedingungen ihren Anfang.

Einer seiner Ärzte notierte über die Verfassung des Präsidenten in Paris und über deren Konsequenzen: »Dass Wilson seine Fähigkeit verlor, sich geistig den sich wandelnden Bedingungen anzupassen, war ein Ereignis von signifikanter Bedeutung für die Vereinigten Staaten und die Welt«. Der Präsident flüchtete zunehmend in eine Welt, die seinen Idealvorstellungen, aber nicht der harten Realität entsprach. Er interpretierte den Vertrag von Versailles als die Umsetzung seiner »vierzehn Punkte« und zeigte sich enttäuscht, dass sich im Senat, vornehmlich unter republikanischen Senatoren aus dem eher zum Isolationismus neigenden Mittelwesten, Widerstand gegen »Versailles« formierte. Vor allem im Artikel 10 des Abkommens sah die Opposition unter Führung von Wilsons Erzfeind, Senator Henry Cabot Lodge, die Gefahr der Verwicklung in Auseinandersetzungen unter Völkerbundsmandat – den modernen Vorbehalten gegen ein Unterstellen amerikanischer Streitkräfte unter UN-Befehl nicht unähnlich. Er legte deshalb einen modifizierten Entwurf vor, der die Zustimmung des Kongresses zu jeder amerikanischen Partizipation an eventuellen friedenserhaltenden Missionen des Völkerbundes zwingend vorschrieb. Wilson entschloss sich, seine Vision *to the people* zu bringen und brach zu jener Eisenbahn-Tournee auf, die das Ende seiner aktiven politischen Karriere markieren sollte. Die Desinformation von Kongress und Öffentlichkeit oblag von nun an Grayson. In regelmäßig veröffentlichten Kommuniqués wurde das Wort *stroke* vermieden, als Erklärung für das völlige Verschwinden Wilsons aus dem politischen Alltagsgeschäft wurden »Erschöpfungszustände« vorgeschoben, stets garniert mit der Prognose, der Präsident sei auf dem Wege der Besserung. Der Leibarzt rechtfertigte sich später damit, er habe nur auf Anweisung der Präsidentengattin so gehandelt.

Derweil beriet die Troika die verfassungsrechtlichen Konsequenzen bei einer schwerwiegenden Erkrankung des Präsidenten. Klar war, dass im Falle seines Todes automatisch sein Vize-Präsident nachrücken würde, hatte es diesen Fall doch schon fünfmal seit Gründung der USA gegeben. Wie sollte jedoch vorgegangen werden, wenn der Präsident lediglich *incapacitated* war? Tumulty, Grayson und Edith Wilson stießen auf einen, wie sie fanden, würdigen Präzedenzfall. Im Sommer 1881 war Präsident James Garfield bei einem Attentat schwer verletzt worden. Seine Amtsgewalt blieb in der sich über mehrere Wochen hinziehenden Phase seines Siechtums bis zum Tag seines Todes uneingeschränkt, sein Vize-Präsident und Nachfolger Chester A. Arthur hielt sich dezent im Hintergrund. An dessen Vorbild schien sich auch Wilsons Stellvertreter, Thomas Marshall, halten zu wollen. Er legte keinerlei Initiative an den Tag, als er endlich über den wahren Zustand des Präsidenten unterrichtet wurde.

Bemerkenswerterweise hielt niemand in der Troika eine persönliche Unterredung mit dem zweithöchsten Mann im Staat für nötig, man wählte vielmehr einen befreundeten Journalisten als Überbringer der Botschaft. Solange Wilson lebte, war eine Übertragung der Amtsgeschäfte auf Marshall – der keinerlei Machtstreben, aber gleichzeitig ebenso wenig Verantwortungsbewusstsein gegenüber dem Land zeigte – nur möglich, wenn der Präsident als amtsunfähig erklärt würde. Und zu dieser ärztlichen Maßnahme fand sich Grayson nicht bereit, bestärkt durch Edith und Tumulty.

So ging die Scharade monatelang weiter. Tumulty, Grayson und Edith kontrollierten den Zugang zu dem Bettlägerigen und trafen Entscheidungen, die eigentlich dem Präsidenten vorbehalten waren. Sie führten seine zitternde, gefühllose Hand bei Unterschriften und versuchten den Eindruck zu erwecken, das Land habe nach wie vor eine funktionierende Administration. Der Schriftverkehr aus dem Weißen Haus begann mit einem stereotypen *The President says…* Gelegentlich wurden Besucher in das abgedunkelte Zimmer des Präsidenten geführt, der geringe Lichteinfall wurde vorher jedoch so arrangiert, dass man die verzerrte Gesichtshälfte nicht sehen konnte. Stundenlang vorab von seiner Frau »präpariert«, gab Wilson kurze Antworten auf die dem Besucher vorgeschriebenen Fragen. Nach wenigen Minuten waren die Audienzen beendet. Zum Ritual gehörte abschließend, dass die Besucher vor der Presse versicherten, wie großartig der Präsident aussähe und dass er sicher bald wieder im Vollbesitz aller Kräfte sein werde.

Eine Regierung des Landes fand kaum noch statt, Kabinettssitzungen degenerierten zur Farce. Außenminister Lansing schenkte den Verlautbarungen der Troika wenig Glauben und vertraute seinen privaten Aufzeichnungen an:

»Grundsätzlich handelt jemand für ihn und denkt auch für ihn. Wenn das herauskommt, gibt es Stoff für einen feinen Skandal.« Der Präsident, so beobachtete der Minister, »sehe aus wie eine Karikatur seiner früheren Erscheinung«. Offener Widerspruch gegen die demokratisch nicht legitimierte Dreier–Exekutive regte sich am Kabinettstisch nicht. Die Minister redigierten vielmehr die Rede »des Präsidenten« zur Eröffnung des am 1. Dezember 1919 erstmals zusammentretenden neuen Kongresses, einen Text, der nicht von dem kaum aufnahmefähigen Präsidenten, sondern von der First Lady abgesegnet wurde. Als die parlamentarische Auseinandersetzung um den Vertrag von Versailles im November auf der Tagesordnung stand, wurde aus dem Weißen Haus die Ablehnung der von Lodge eingebrachten Bedingungen bezüglich Artikel 10 unterstrichen. Die zunehmend misstrauisch gewordenen Senatoren bemerkten, dass die Briefe des Präsidenten keine Unterschrift trugen, sondern einen Stempel in lila Tinte mit dem Namenszug »Woodrow Wilson«. Auf hartnäckiges Insistieren wurde zwei Mitgliedern dieser Kammer, den Senatoren Albert B. Fall und Gilbert M. Hitchcock, endlich Zugang zum Präsidenten gewährt. Die Begegnung wurde für den 6. Dezember 1919 angesetzt. Zwei Monate nach dem Schlaganfall waren leichte Erholungszeichen zu beobachten. Wilson war zwar nach wie vor halbseitig gelähmt, hatte aber zumindest teilweise seine, wenn auch verlangsamte, Sprachfähigkeit wiedererlangt. Der Präsident wurde sorgfältig hergerichtet und empfing die Besucher im Bett liegend. Das Zimmer war weitgehend abgedunkelt, der gelähmte Arm war unter einer Decke verborgen. Senator Hitchcock notierte später, dass der Präsident zwar schwerfällig spreche, sich aber durchaus verständlich machen könne. Einmal blitzte sogar etwas von jenem Esprit auf, den der kranke Mann in seiner akademischen

Karriere in so reichem Maße besessen hatte. Als ein als scharfer Gegner Wilsons bekannter Senator dem Präsidenten versicherte »Wir beten für Sie, Sir«, kam aus dem Halbdunkel die durchaus realistische Replik: »In welche Richtung?«

Auch wenn es in den folgenden Monaten langsam gesundheitlich aufwärts ging – Wilsons außenpolitisches Lebenswerk war zum Scheitern verurteilt. Er hatte inzwischen auch seinen Einfluss auf die eigenen Parteifreunde verloren: Fast die Hälfte der demokratischen Senatoren stimmten am 19. März mit den Republikanern für Lodges vorbehaltsgeladene Fassung einer Ratifizierung des Versailler Vertrages. Da diese Version genauso wenig eine Zweidrittel-Mehrheit erhielt wie Wilsons ursprüngliche Fassung, waren »Versailles« und das amerikanische Engagement im Völkerbund gestorben.

Wilson nahm die Nachricht von dieser Niederlage mit Fatalismus auf. Obwohl er vier Wochen später erstmals in der Lage war, eine Kabinettssitzung – im Rollstuhl sitzend und nachdem die Namen seiner Minister vorher mit ihm eingeübt worden waren – zu »leiten«, war seine Realitätsferne offensichtlich. Ein makabrer Höhepunkt seiner Flucht in Traumwelten war der Gedanke, für eine dritte, bislang noch nie dagewesene Amtszeit zu kandidieren. Der schwerkranke Mann arbeitete bereits an seiner Antrittsrede nach erfolgreicher Wiederwahl (eines der Dokumente aus dem Nachlass trägt den Titel *3rd Inaugural*). Diese Horrorvision blieb den USA und der Welt indes erspart.

Zu diesem politischen GAU kam es auch deshalb nicht, weil die Demokratische Partei ihres Präsidenten und die Wähler und Wählerinnen (1920 durften auch erstmals Amerikanerinnen bei einer Präsidentschaftswahl abstimmen) der Demokratischen Partei überdrüssig waren. Im Oktober

1920 errang der republikanische Senator aus Ohio, Warren Gamaliel Harding, einen Erdrutschsieg, da er mit seinem Wahlkampfslogan die größte Sehnsucht der Menschen angesprochen hatte: »Zurück zur Normalität«.

Schwerwiegend war die Hypothek, die Amtsunfähigkeit und Paranoia im Weißen Haus dem Land und seiner Stellung in der Welt, vor allem in Europa, aufgebürdet haben. Das industriell stärkste Land der Welt, das im Gegensatz zu den klassischen Großmächten wie Frankreich und England trotz des – vergleichsweise kurzen – Aderlasses im Krieg unverbraucht und trotz des Machtvakuums im Gegensatz zu dem geschlagenen Deutschland und dem vom Bürgerkrieg erschütterten Russland stabil war, entzog sich seiner internationalen Verantwortung. Erst nach der Katastrophe des Zweiten Weltkrieges und eines unvorstellbaren Völkermordes waren die USA bereit, ihre Führungsrolle anzunehmen.

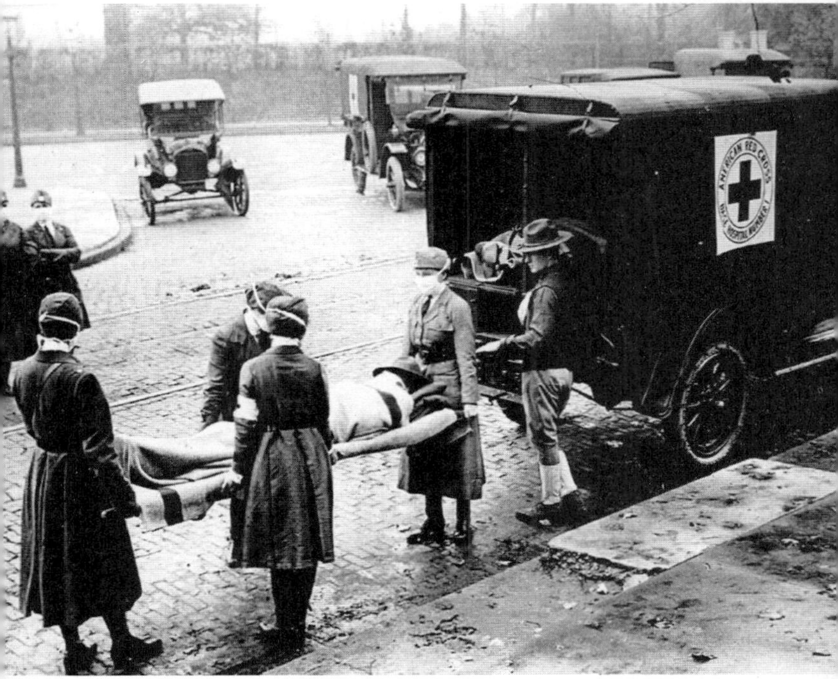
AMERICAN RED CROSS

◄ Zur Katastrophe des Weltkrieges gesellte sich 1918 die weltweite Grippe-Pandemie. Hier werden erkrankte Angehörige der US Army transportiert.

Die Grippe

Es war die elfte Stunde am elften Tag des elften Monats, als die Waffen endlich schwiegen. An jenem 11. November 1918 trat der Waffenstillstand in Kraft, der den Ersten Weltkrieg beendete. Doch das große Sterben war noch nicht vorbei. Auf eine lautlosere Art als der Geschützdonner entlang der Somme oder der Marne wütete der Tod weiter und dies nicht nur entlang der Westfront (im Osten war der Krieg zwischen den Achsenmächten und dem nunmehr revolutionären Russland bereits im Frühjahr zu Ende gegangen), sondern nun fast überall auf der Welt. Die Epidemiologen haben für eine Krankheit von globaler Ausbreitung den Begriff Pandemie. Und in der Tat trat die Grippe oder Influenza zwischen Frühjahr 1918 und 1920 weltweit auf. Die Angaben über die Zahl der Toten schwanken stark: zwischen 25 Millionen und 100 Millionen Menschen sollen daran gestorben sein, was bis zu 5 Prozent der damaligen Weltbevölkerung ausmachte.[1] Unzweifelhaft ist indes, dass die »Spanische Grippe« (*Spanish flu*), wie sie bis heute genannt wird, mehr Todesopfer forderte als die große, von Menschen verursachte Katastrophe der Jahre 1914 bis 1918. Der Erste Weltkrieg hat indes auch diese Namensgebung beeinflusst. Da es im neutralen Spanien weniger Pressezensur gab als in den Krieg führenden Ländern, berichteten die Zeitungen in Madrid, Barcelona und Sevilla offener über die Epidemie als die Gazetten in London, Paris und Berlin. Daher assoziierten die Zeitgenossen die Heimsuchung mit dem iberischen Land – was, abgesehen von der freieren Berichterstattung, aber nicht den Tatsachen entsprach.

Denn der Ursprung der Influenza, die in drei Wellen über den Erdball zog, lag wahrscheinlich in den USA. Genaugenommen: der Ursprung dieser Grippe-Pandemie. Denn die Infektion kannte bereits Hippokrates im vierten vorchristlichen Jahrhundert. Im 18. Jahrhundert soll es zwei Grippe-Pandemien gegeben haben. Zu dieser Zeit hat sich auch der Name Influenza eingebürgert, der im Italienischen »Einfluss« bedeutet – man führte das Leiden auf den Einfluss der Sterne zurück. Doch nie trat sie so verheerend auf wie ab 1918, und auch hier spielte der Krieg eine fördernde Rolle. Denn erkrankte oder infektiöse junge Männer in Uniform mussten trotz Bedenken einiger Ärzte die Transportschiffe von der amerikanischen Ostküste nach Europa besteigen; Schiffe, auf denen Hunderte auf engstem Raum zusammengepfercht waren. Präsident Woodrow Wilson selbst sprach sich in einer Unterredung mit seinem obersten Militärberater am 8. Oktober dagegen aus, die Transporte an die Front in Frankreich zu unterbrechen. Der Generalstabschef der US-Armee hatte ihm den patriotisch verbrämten und infektionsmedizinisch fahrlässigen Rat gegeben, dass jeder an Influenza sterbende Soldat genauso seine Rolle in dem großen Ringen spiele wie jene, die an der Front fielen.[2]

Als der erste identifizierte Patient gilt der Armeekoch Albert Gitchell, der am März 1918 in Fort Riley im amerikanischen Bundesstaat Kansas an Fieber, allgemeinen Gliederschmerzen und Abgeschlagenheit sowie Halsschmerzen litt.

Noch am gleichen Tag folgten ihm mehrere Soldaten ins Lazarett. Binnen fünf Wochen erkrankten 1127 Soldaten, 46 von ihnen starben. Bald befanden sich die dort trainierten Einheiten auf dem Weg nach Frankreich. Ob Gitchell wirklich der erste Erkrankte dieser Pandemie war, sei dahingestellt. Jedenfalls wurde er eine Art Symbolfigur wie jener berühmte »Patient zero«, jener Flugbegleiter mit ausgeprägtem Sexualleben, der als vermeintlich erster Aids-Patient identifiziert wurde. Unzweifelhaft ist indes, dass die Infektion nicht an den Frontlinien Halt machte. Bereits im April befiel auf der deutschen Seite der Schützengräben ein »Blitzkatarrh« zahlreiche Soldaten. Bald war auch die unter dem Befehl von General Erich von Ludendorff stehende Armee von der Influenza heimgesucht. Möglicherweise trugen die grippebedingten Ausfälle dazu bei, dass die letzte deutsche Offensive an der Westfront im Frühsommer 1918 scheiterte und die Alliierten endgültig die Oberhand gewannen. Die *New York Times* brachte am 8. Juli 1918 die Schlagzeile: »Bei deutschen Gefangenen gefundene Dokumente zeigen, dass sie wegen der neuen Influenza schwere Zeiten (*a hard time*) haben.«[3]

Ab August 1918 zog die zweite Welle der Influenza um die Welt. Einer der prominentesten Patienten war der aus Europa auf einem Dampfer zurückkehrende stellvertretende Marineminister der USA, Franklin D. Roosevelt, der so schwach war, dass er bei seiner Ankunft in New York auf einer Trage von Bord gebracht werden musste – fünf Jahre vor seiner Erkrankung an Poliomyelitis und 14 Jahre vor seiner Wahl zum amerikanischen Präsidenten.[4] Diesmal waren auch das ferne Australien und Neuseeland betroffen. In den Sommermonaten auf der Südhalbkugel zur Jahreswende 1918/19 starben in Australien 12 000 Menschen. Japan war eines der letzten betroffenen Länder; hier forderte die Influenza im Jahr 1920 die meisten Opfer.

Der Schrecken der großen Pandemie liegt ein Jahrhundert zurück, doch gehen Epidemiologen davon aus, dass eine Grippe-Pandemie heutzutage jederzeit möglich ist. Die verschiedenen Viren, denen aufgrund von Mutationen nicht sicher mit einer Impfung vorgebeugt werden kann, reisen heute nicht mit dem Transportschiff um die Welt, sondern in voll besetzten Langstreckenjets.

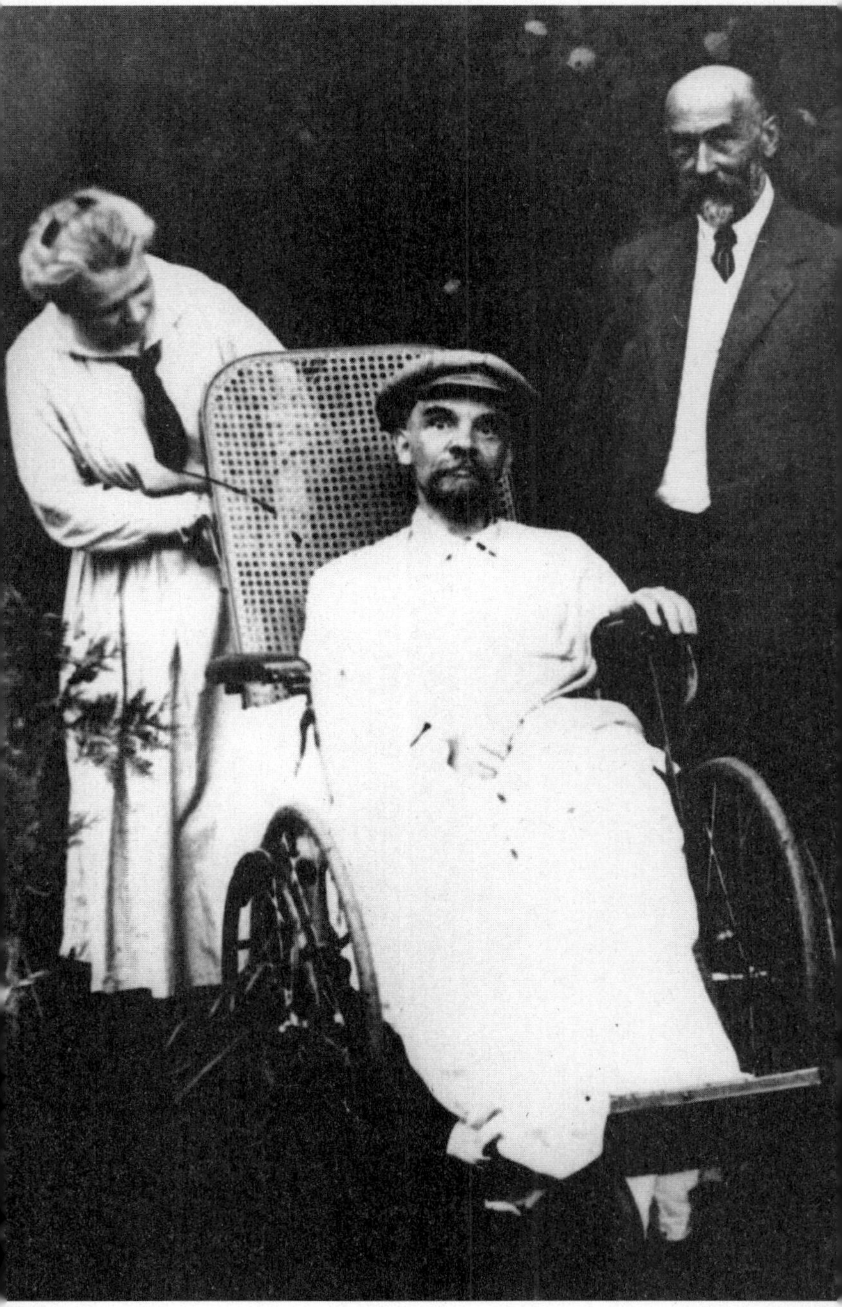

◄ Ein debiler Tyrann glotzt in die Kamera: Wladimir Iljitsch Lenin 1923 nach mehreren Schlaganfällen – an seinem Erbe wird sein Land und die Welt noch fast 70 Jahre tragen.

Wladimir Iljitsch Lenin

Das Geräusch ließ selbst erfahrene Pathologen zusammenzucken. Als die Pinzette die Arterien im Hirn des Verstorbenen berührte, klang es wie das Kratzen an einem Stein. Kaum einer der um den Obduktionstisch versammelten Experten dürfte je zuvor eine derartige Arteriosklerose gesehen haben – bei einem nur 53 Jahre alten Patienten. Das Erschreckendste war indes der Anblick der großen Halsschlagader, deren Querschnitt die Pathologen nach der Durchtrennung mit dem Skalpell ungläubig betrachteten. »Der Durchmesser der linken Arteria carotis war so eng«, notierte Professor Victor Osipov, »dass nur ein Borstenhaar hindurchpasste. Die Arterie des Hirnstamms war ebenso verengt, dass ihre Öffnung einer Stecknadel glich.«[1] Auch andere Gefäße zeigten massive arteriosklerotische Ablagerungen (»Verkalkungen«), darunter die große Bauchschlagader und die Herzkranzgefäße.

Man kann davon ausgehen, dass die Stimmung unter den bei der Obduktion anwesenden Medizinern betreten war. Sie hatten sich post mortem überzeugen müssen, dass der Mann, der dem Schicksal ihres Landes eine dramatische Wende gegeben hatte und dessen Wirken die Weltgeschichte des 20. Jahrhunderts prägen sollte wie das kaum eines anderen Individuums, ein vorgealterter Arteriosklerotiker mit einem schwer kranken, aufgrund stark eingeschränkter Blutversorgung kaum funktionierenden Gehirn war. Der Tote war Wladimir Iljitsch Uljanow, besser bekannt als Lenin. Der Schöpfer der Sowjetunion war – dies wurde bei der Obduktion jedem anwesenden Arzt deutlich – nicht nur ein nach mehreren Schlaganfällen während der letzten Monate dahinsiechender Mann, sondern schon seit Längerem von einer deutlich angeschlagenen Gesundheit gezeichnet, die den heutigen Betrachter – je nach politischem Standpunkt – mit Bewunderung erfüllt über das Werk, das Lenin dennoch vollbrachte. Oder mit Entsetzen, scheinen sich die Abgründe des von ihm geschaffenen Systems – zu seinen Lebzeiten und während der rund sieben Jahrzehnte, die es Bestand hatte – in dem Verfall seines Körpers und, zumindest in der letzten Lebensphase, seines Geistes widerzuspiegeln.

In einer bemerkenswerten Koinzidenz starb der Gründer jenes Staatswesens, das im 20. Jahrhundert der weltpolitische Rivale der USA sein würde, am 21. Januar 1924 nur dreizehn Tage vor deren Weltkriegspräsidenten Woodrow Wilson. Denn beide litten unter pathologischen Veränderungen der Blutgefäße, die zumindest zeitweise ihre Handlungs- und Amtsfähigkeit einschränkten. Und in beiden Fällen wurde das Ausmaß der physischen und mentalen Hinfälligkeit vor der Öffentlichkeit geheim gehalten. Während dies in Wilsons Krankengeschichte, wie geschildert, vor allem für die letzten eineinhalb Jahre seiner Präsidentschaft gilt, wurde über Lenins Krankengeschichte über lange Zeit ein Schleier gelegt. Die Sowjetideologie verherrlichte den Revolutionär schon bald nach der Machtergreifung durch ihn und die Bolschewiki; bereits an seinem 50. Geburtstag im April 1920 stimmten Partei, Staat und die von diesen gelenkten Medien und Institutionen Lobeshymnen an, die Lenins moderner Biograf Victor Sebestyen »außerordentlich in ihrem Umfang und in ihrer Vulgarität« nennt.[2] Ein solches Genie, Vater aller arbeitenden Menschen, ein vom Schicksal gesandter Beglücker der Menschheit konnte nicht mit einer kaum noch durchbluteten Gehirnhälfte all seine Heldentaten vollbringen. Entsprechend wurden Teile von Lenins Pathobiografie erst nach dem Untergang der Sowjetunion bekannt. Mit dem dann zugänglichen Material verhärtete sich indes der Verdacht, dass die hochgradige Arteriosklerose nicht der einzige und vor allem nicht der am stärksten stigmatisierende medizinische Befund des Revolutionsführers gewesen ist. Ein mit seiner Reputation als allen Sinnesfreuden abholder Erneuerer kaum zu vereinbarendes, von Laien oft auch heute noch mit Ekel betrachtetes Leiden hat man tunlichst aus allen Biografien herauszuhalten gesucht.

Die Frage, warum die Blutgefäße und das Stammhirn eines noch nicht sehr alter Mann solch ausgeprägte Veränderungen aufwiesen, hat wiederholt die These aufkommen lassen, Lenin habe an Syphilis und an deren Manifestation im Zentralnervensystem, der Neurolues, gelitten. Es gibt Indizien für diese These, aber keinen endgültigen Beweis. Lenin lebte von 1900 an mit einer kurzen Unterbrechung nach der ersten russischen Revolution von 1905 gut siebzehn Jahre lang im Exil, darunter in Städten wie München, Zürich, Genf, Paris und London. Im Gegensatz zur kommunistischen Version, wonach er nur für die Revolution und die Befreiung Russlands vom zaristischen Joch lebte, war der Sohn einer wohlhabenden Familie kein Asket. Pathobiografen vermuten, dass er sich bei einer Prostituierten – womöglich in Paris – angesteckt haben könnte. 1895 war Lenin während einer mehrmonatigen Europareise mit gerade mal 25 Jahren für zwei Wochen Patient in einem Schweizer Sanatorium; die Ursache für diesen Aufenthalt (wenige Wochen nach einem Parisbesuch) waren Kopfschmerzen und Schlaflosigkeit. Zu den in Lenins letztem Lebensabschnitt an sein Krankenlager gerufenen ausländischen Ärzten gehörte auch der deutsche Neurologe und Syphilisexperte Professor Max Nonne vom Krankenhaus Hamburg-Eppendorf[3], der auf die Frage nach den Ursachen für Lenins angeschlagene Gesundheit die sibyllinische Antwort gab: »Jeder weiß doch, für welche Gehirnkrankheiten man mich holt.« Wenig Zweifel am Grundleiden Lenins scheint auch der Physiologe Iwan Pawlow (nach dem der berühmte Reflex benannt ist) gehabt zu haben, der Lenin mit den Worten charakterisierte: »Er war der typische Patient, der an einer progressiven Paralyse leidet.« Die progressive Paralyse, eine fortschreitende Lähmung, ist eine charakteristische Erscheinung der Neurolues. Zwei Pathologen, die der Obduktion beiwohnten, vertraten die Ansicht, dass Lenins Gehirn eindeutig Zeichen der Neurolues aufwiesen; ihre Unterschriften wurden aus dem offiziellen Protokoll der Obduktion – von dem es mindestens drei, möglicherweise aber acht Varianten geben soll – getilgt. Nach Öffnung sowjetischer Archive sind ferner explizite Anweisungen des Gesundheitskommisars Nikolai Semaschko an den Chefpathologen Alexei Abrikossow gefunden worden, wonach dieser Hinweisen auf eine Syphilis ausdrücklich widersprechen sollte.[4]

Nicht alle Lenin-Biografen halten diese Hinweise für überzeugend. Zwei Jahre vor Lenins Tod war ein Labortest auf Syphilis, die Wassermann-Reaktion, negativ ausgefallen – oder vorsichtiger gesagt: angeblich negativ, da andernfalls ein solcher Beleg für die Lustseuche zweifellos von der Sowjetführung ebenfalls vertuscht oder gefälscht worden wäre. Es gibt eine alternative und durchaus glaubwürdige Erklärung für Lenins fortgeschrittene Arteriosklerose: eine genetische Belastung. Sein Vater nämlich starb ebenfalls in relativ jungem Alter an den Folgeschäden des Leidens, und auch Lenins Geschwister litten an Arteriosklerose. Freilich schließt das eine Leiden (Gefäßverkalkung) das andere (Syphilis) nicht aus. Bei der Erwähnung von Lenins Geschwistern muss indes jener Bruder erwähnt werden, der auf Lenins Werdegang unbeabsichtigt einen entscheidenden Einfluss hatte: der vier Jahre ältere Alexander Iljitsch Uljanow, der 1887 im Alter von 21 Jahren wegen der Beteiligung an der Planung eines fehlgeschlagenen Attentats auf Zar Alexander III. gehängt wurde. Für Wladimir war es der Beginn seines Hasses auf das zaristische Regime und seines letztlich erfolgreichen Kampfes gegen den autokratischen Herrscher, der zusammen mit seiner Frau, seinen vier Töchtern, seinem Sohn und drei Bediensteten 1918 in Jekaterinburg von Bolschewisten ermordet wurde – eine Tat, die nach Einschätzung heutiger Biografen kaum ohne Lenins Einverständnis hätte geschehen können.

Was immer Lenin an gesundheitlichen Problemen hatte – Kopfschmerzen und Schlaflosigkeit peinigten ihn über viele Jahre – überwand er mit seiner immensen Willenskraft und seiner unerschütterlichen Überzeugung, dass die Revolution nach Russland kommen und er ihre treibende Kraft, ihr Spiritus Rector, sein würde. Es würde keine auf halber Strecke stehen bleibende Revolution sein wie jene von 1905. Deren Errungenschaften, das kurzzeitige Experiment mit dem Parlamentarismus und der Duma, machten der unbelehrbare Zar Nikolaus II. und die regierenden (und ausbeutenden) Adelskreise bald wieder rückgängig. Es würde auch keine bürgerliche Revolution sein wie jene vom Februar 1917, die zur Abdankung des Zaren und damit nach mehr als drei Jahrhunderten zum Ende der Herrschaft der Romanows geführt hatte. Als Woodrow Wilson dieses Ereignis mit rhetorischem Überschwang als Beitritt des »großen, generösen russischen Volkes zu den für die Freiheit kämpfenden Kräften« feierte, machte Lenin aus seiner Verachtung für den US-Präsidenten, dem ein ähnliches Schicksal wie ihm selbst bevorstand, keinen Hehl: »Was für ein Heuchler und Windbeutel.«[5] Nein, Lenins Revolution war von einer anderen Qualität; die Oktoberrevolution markierte den Anbruch eines neuen Zeitalters, in ihrer Folgewirkung in der europäischen Geschichte allenfalls mit der Französischen Revolution vergleichbar.

Feinde hatte Lenin nicht nur unter ideologischen Rivalen – der Oktoberrevolution folgte ein blutiger Bürgerkrieg zwischen den »Roten« und den konservativen Kräften, den »Weißen« –, sondern auch unter Russen und Russinnen, die seine sozialistischen Überzeugungen grundsätzlich teilten. Eine von diesen war Fanny Kaplan. Am Abend des 30. August 1918 feuerte die 28-jährige aus kurzer Entfernung drei Schüsse aus einem Revolver auf Lenin ab, der gerade in einer Fabrik eine Rede vor Arbeitern gehalten hatte. Zwei renommierte Ärzte, die Professoren Wladimir Rozanow und Wladimir Mints, wurden umgehend in den Kreml gerufen. Eine Kugel steckte in Lenins Schulter, eine zweite und weit gefährlichere hatte seine Lunge durchschlagen, die Aorta nur um einen Zentimeter verfehlt und war unter dem Schlüsselbein stecken geblieben. Die beiden Professoren reinigten die Wunden, führten Lenin Sauerstoff zu und verbanden den Patienten. Eine Operation nahmen sie nicht vor – möglicherweise war die Aussicht, dass ihnen der Führer der Sowjetunion auf dem OP-Tisch sterben könnte, nicht sehr motivierend. Erst vier Jahre später wurde die Kugel aus der Schulter entfernt, die andere blieb bis zu Lenins Tod in seinem Körper. Die Operation nahm der deutsche Chirurg Julius Borchardt vor; Lenins Umfeld vermutete, dass für die zunehmenden Kopfschmerzen des Revolutionärs eine Bleivergiftung verantwortlich sei. Fanny Kaplan überlebte den Anschlag auf den Mann, den sie einen Verräter an der Revolution nannte, nur um vier Tage. Sie wurde vom Geheimdienst Tscheka, dem Vorläufer des KGB, kurzerhand und ohne Prozess erschossen – ein Paradebeispiel dafür, was Lenins Staatswesen unter »Justiz« verstand.

Lenin erholte sich von den Folgen des Attentats. Ab Anfang 1921 verschlechterte sich seine Gesundheit indes schleichend. Er wurde kurzatmig und litt unter Schmerzen im Brustraum und in den Beinen, was für Durchblutungsstörungen spricht. Seine Nerven waren ebenfalls nicht die besten; vor allem Geräusche konnten ihn so peinigen, dass aus seinem Telefon die Klingel entfernt wurde. Am 26. Mai 1922 erlitt er einen Schlaganfall. Er war über Wochen nicht in der Lage, selbst einfache Aufgaben zu erledigen, seine Handschrift wurde zur unleserlichen Kritzelei. Wieder erholte er sich langsam, doch Lähmungserscheinungen blieben zurück. Gegen Ende des Jahres hielt er mehrere öffentliche Reden, was ihn indes sehr anstrengte. Am 13. und 15. Dezember 1922 erlitt Lenin in schneller Abfolge zwei, möglicherweise drei, nach einer anderen Zählung gar bis zu sieben Schlaganfälle. Eine Woche darauf bat er Josef Stalin, der in die Führungsriege der Bolschewisten aufgestiegen war und sich – wie sich zeigen sollte, berechtigte – Hoffnungen machte, Lenins Nachfolger zu werden, um Gift »aus humanitären Gründen«. Stalin lehnte es ab, dem Genossen Lenin diesen Wunsch auf Sterbehilfe zu erfüllen.

Lenin wurde zunehmend von der Öffentlichkeit abgeschirmt, die Regierung der Sowjetunion fand in seinem Namen, aber immer öfter ohne seine direkte Mitwirkung statt. Ein erneuter massiver Schlaganfall ereilte ihn am 10. März

1923. Jetzt verlor Lenin auch seine Sprachfähigkeit; für den Mann, der mit mitreißenden Reden einst die proletarischen Massen um sich geschart hatte, wohl der schlimmste Schicksalsschlag. Man brachte ihn auf das idyllisch gelegene Landgut eines enteigneten Industriellen, in das rund 30 Kilometer südlich von Moskau gelegene Gorki. Eine dort entstandene Fotografie zeigt einen im Rollstuhl sitzenden und auf gespenstische, geistig völlig entleerte Weise in die Kamera starrenden, geradezu glotzenden Lenin. Zehn Monate verbrachte er an diesem Ort; als alte Kämpfernatur zeigte er gelegentlich Anzeichen einer milden Besserung, die seine Frau Nadja zu verhalten optimistischen, aufgrund der Schwere der Erkrankung indes abwegigen Prognosen verleitete: »Es gibt Tage, an denen ich zu hoffen beginne, dass eine Erholung nicht unmöglich ist.«[6]

In Gorki, das zu Sowjetzeiten zu einer Wallfahrtsstätte wurde, dämmerte Lenin, wie es Sonja Zekri in der *Süddeutschen Zeitung* so treffend genannt hat[7], als erster Pflegefall der Weltrevolution vor sich hin; darüber, wer ihn besuchen durfte und wer nicht, entschied zunehmend Stalin. Nachdem Lenin am Morgen noch eine Gemüsebouillon geschlürft hatte, kam es am 21. Januar 1924 gegen 16 Uhr nachmittags zu einem weiteren Schlaganfall. Es war der letzte. Kurz vor 19 Uhr abends verstarb der Mann, der sich mit roten Lettern in die Annalen der Geschichte eingetragen hatte – rot wie die Fahnen seiner Revolution und seiner Partei, rot wie die Ströme von Blut, die in den nur gut sechs Jahren seiner Herrschaft geflossen waren.

Denn die verschiedentlich geäußerte These, Lenins relativ früher Tod habe die Geschichte in eine ganz andere Bahn gelenkt, da unter ihm – hätte ihm ein sklerosefreies Blutgefäßsystem noch ein, zwei weitere Jahrzehnte an der Staatspitze ermöglicht – die Sowjetunion eine gänzlich andere geworden wäre, klingt wenig überzeugend. Unter seinem ungeliebten Nachfolger Stalin kam es zu Massenvernichtung durch Gewalt und Terror, durch von der Obrigkeit erwünschte und forcierte Hungersnöte – aber auch zum Aufstieg zu einer Weltmacht. Doch die Zahl der Toten ging bereits in der relativ kurzen Ära Lenins in die Millionen; Folter, Gulag und Massenmord waren längst etabliert und wurden von Lenin gutgeheißen. Mit seiner absoluten Gleichgültigkeit gegenüber den Opfern seiner Ideologie und seiner Befürwortung des Terrors als Mittel zum politischen Zweck hatte er einen Weg gebahnt, den Stalin – der eher Kontinuum denn Irrweg war – entschlossen weiterging.

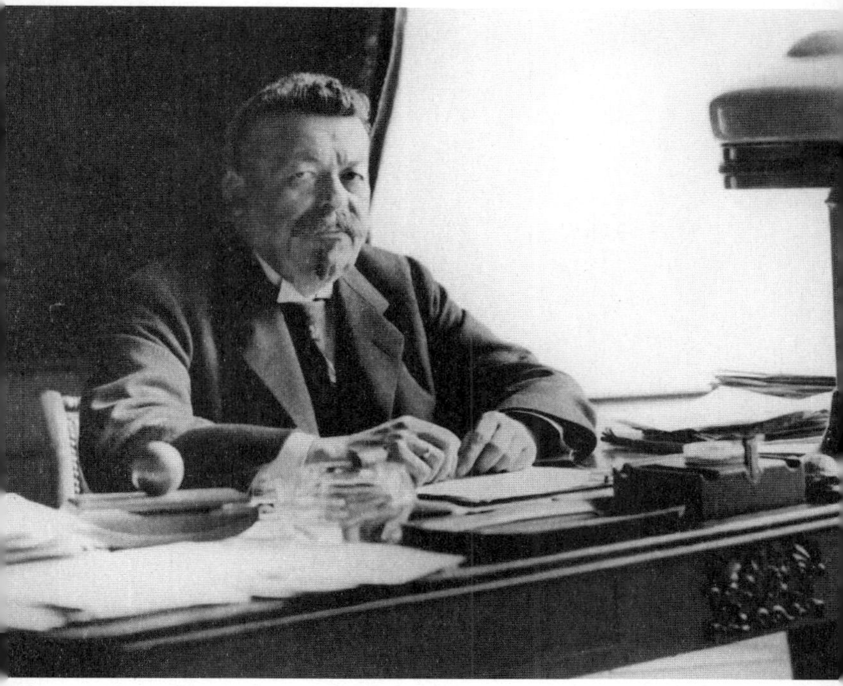

◄ Präsident einer kurzlebigen deutschen Demokratie: Friedrich Ebert um 1922.

Staatsmann und Symbolfigur der Weimarer Republik

Friedrich Ebert

»Kleine männliche Leiche von kräftigem Knochenbau und sehr gutem Ernährungszustand. Auf der rechten Bauchseite eine von links unten nach rechts oben verlaufende 12,3 Zentimeter lange und in der Mitte drei Zentimeter breit klaffende Operationswunde mit vollkommen glatten Rändern, die von zwei stark miteinander verklebten Dünndarmschlingen ausgefüllt ist. In diesen finden sich zwei als rote Punkte sichtbare Punktions- und eine Einschnittöffnung von einem Zentimeter Durchmesser, aus der mit Gasblasen untermischte gelbliche Flüssigkeit hervorquillt. An anderen Stellen ist die Oberfläche sehr trocken. Die Fettschicht und die Muskulatur ist im Operationsgebiet von kleinen dunkelroten Streifen, aber nicht von Eiter und abgestorbenen Gewebsteilen durchsetzt. Es entleert sich hier auch auf Druck kein Eiter.«[1]

Die Diktion des Pathologen, der die Sektion vorgenommen hatte, war nüchtern und geschäftsmäßig, wie bei einem Vertreter dieser Berufsgruppe kaum anders zu erwarten. Nach zumindest einem Hauch von Respekt indes sucht man in dem Elaborat von Professor Otto Lubarsch von der Charité vergebens. Die »kleine männliche Leiche« nämlich war der erste Mann im Staate gewesen: Reichspräsident Friedrich Ebert.

Der Tod Friedrich Eberts nach einer Appendektomie, einer Blinddarmoperation, am 28. Februar 1925 ist nicht nur der traurige Schlusspunkt der Biografie eines Staatsmannes, dem politische Verantwortung unter den allerungünstigsten Umständen zufiel. Eberts Ableben ist gleichzeitig auch ein Menetekel für das Schicksal der Weimarer Republik, die in jenem Februar fast schon die Hälfte ihres Bestehens hinter sich hatte. Historiker führen zahlreiche unterschiedlichste Gründe an, die zum Untergang dieses ersten demokratischen Staatswesens in ganz Deutschland[2] führten: die Ablehnung des demokratischen Systems vor allem durch die bisherigen Eliten (jene des 1918 untergegangenen wilhelminischen Kaiserreiches); die teilweise militante und terroristische Bekämpfung der Republik und ihrer Amtsträger durch Radikale, vor allem auf der Rechten; die drückenden Bedingungen des Versailler Vertrages; die wirtschaftlichen Krisen mit der Inflation von 1923 und der weltweiten Depression ab Herbst 1929 als schlimmste ökonomische Katastrophen. Ein weiterer Faktor war der menschlich-biografische: Die Weimarer Republik brachte verhältnismäßig wenige Persönlichkeiten hervor, denen man historische Größe und die Fähigkeit zusprechen mag, die junge deutsche Demokratie überzeugend nach innen wie außen zu repräsentieren und Vertrauen für sie zu gewinnen. Die beiden herausragenden Politiker der Epoche starben plötzlich und zur Unzeit. Vor allem Friedrich Ebert hätte möglicherweise gerettet werden können, wenn er eher ärztliche Hilfe in Anspruch genommen hätte – und wenn ihm seine politischen Feinde weniger persönlich bis tief ins Gesundheitsschädigende zugesetzt hätten.

Friedrich Ebert wurde am 4. Februar 1871 in Heidelberg

geboren, drei Wochen nach der Gründung des Deutschen Kaiserreichs, dessen Untergang im November 1918 ihn in das höchste Amt eines neugeschaffenen Staatswesens katapultieren sollte. Sein Vater war Sattler, und auch der junge Friedrich schlug diese Handwerkerlaufbahn ein. Auf der Gesellenwanderschaft kam er 1889 in Mannheim mit sozialdemokratischem Gedankengut in Kontakt und schloss sich bald darauf sowohl den Gewerkschaften als auch der SPD an, die nach Bismarcks Abgang von der politischen Bühne allmählich etwas offener agieren konnten als in den frühen Jahren der Verfolgung unter der Sozialistengesetzgebung des Eisernen Kanzlers. Ebert zog nach Bremen und gründete dort eine Familie, seine Gattin Louise Rump kam wie er aus dem Arbeiterstand. Bald wurde er Vorsitzender des Sattlerverbandes der Hansestadt. Die Politik nahm ihn indes immer mehr gefangen. Er erweiterte kontinuierlich seinen Horizont, war sprachlich wie argumentativ begabt und wurde schließlich Lokalredakteur bei der *Bremer Bürgerzeitung*, einem sozialistisch-gewerkschaftsnahen Blatt.

Er wechselte den Beruf und übernahm eine Gastwirtschaft. Dieses Detail seiner Biografie nutzten politische Gegner später für ihre zahlreichen Verunglimpfungen, denen sich Ebert im Laufe seines Lebens ausgesetzt sah: Sie versuchten ihn als »Kneipier« lächerlich zu machen. Rein wirtschaftlich betrachtet, war es jedoch ein weiser Entschluss Eberts. Bald tauchten auch in Bremens Straßen jene zunächst exotischen Ungetüme auf, die unter beträchtlichem Lärm und einer ebensolchen Geruchsentwicklung sich mal mühsam, mal schneller durch die noch mittelalterlichen Gassen bewegten. Die Sattlerei hatte mit dem Aufkommen des Automobils keine Zukunft mehr – getrunken wird indes immer. Mit der Wende zum neuen, dem Zwanzigsten Jahrhundert wurde Ebert, inzwischen SPD-Vorsitzender der

Hansestadt, in die Bremer Bürgerschaft gewählt. Als 1904 der Parteitag der SPD nach Bremen kam und Ebert als Tagungspräsident agierte, wurde er zum ersten Mal weit über die Grenzen der Stadt hinaus bekannt. Die Sozialdemokratie befand sich nun im Aufschwung, weder Repressalien noch das wenig repräsentative Wahlrecht des wilhelminischen Kaiserreiches konnten stetige Stimmenzuwächse verhindern. Die Partei brauchte einen tüchtigen Organisator und holte Ebert 1905 als Sekretär ihres Vorstandes nach Berlin. Bei den Reichstagswahlen vom 12. Januar 1912 erlebte die Partei ihren größten (und letzten) Triumph während der Kaiserzeit. Die Wähler schickten 110 Sozialdemokraten in das auch heute wieder für parlamentarische Zwecke genutzte Gebäude im Herzen Berlins, fast dreimal so viele wie die nächststärkste Partei vorweisen konnte. Einer der Abgeordneten war Friedrich Ebert, gewählt im Wahlkreis Elberfeld-Barmen.

Am 20. September 1913 starb der Gründervater der Partei, August Bebel. Ebert wurde zusammen mit Hugo Haase – der später, im November 1919, von einem Geisteskranken ermordet wurde – neuer Vorsitzender. Ebert war ein gemäßigter, fast bürgerlicher Sozialdemokrat. Als im Jahr darauf der Erste Weltkrieg begann, stimmte er im Reichstag für die Kriegskredite. Als linke Sozialdemokraten sich 1917 abspalteten und die USPD gründeten oder zu Rosa Luxemburgs Spartakusbund wechselten, stand es für Ebert außer Frage, bei der zunehmend staatstragenden Mehrheits-SPD zu bleiben. Als das dramatische Jahr 1918 begann, erlebte er zum ersten Mal das verheerende Gefühl, zwischen allen Lagern zu stehen und aus allen Richtungen beschimpft zu werden. Ebert gehörte beim Ausbruch der großen Streikwelle im Januar zur Streikleitung, setzte sich dort aber für eine baldige Beilegung des Ausstandes ein. Für die einen, rechts der politischen Mitte, war er ein Landesverräter, für die anderen, auf der Linken, ein Verräter an den Idealen der Arbeiterklasse. Am 9. November 1918 brach nach 47 Jahren das Kaiserreich zusammen. Ebert wurde für zwei Tage ein nicht eindeutig legitimierter Reichskanzler. Als am 10. November im revolutionären Berlin der Rat der Volksbeauftragten als Regierungsorgan gebildet wurde, übernahmen Ebert und Haase dessen Vorsitz.

Die Nationalversammlung, die bald darauf nach Weimar einberufen wurde – daher die Bezeichnung Weimarer Republik – wählte Ebert am 11. Februar 1919 zum vorläufigen Reichspräsidenten. Später verlängerte dieses dann durch wirklich freie, gleiche und geheime Wahlen legitimierte Gremium seine Amtszeit bis zum 23. Juni 1925 – ein Termin, den Friedrich Ebert nicht mehr erleben sollte.

Ebert war ein honoriger, integrer Mann, der mit Überzeugung für die junge Demokratie eintrat und sie gegen ihre zahlreichen Feinde kraftvoll verteidigte. Wie sehr er einen Kurs der Mitte zu fahren gedachte und sich von Radikalen abgrenzte, zeigte seine Unterstützung für Reichswehrminister Gustav Noske, als dieser von Spartakisten angestiftete Unruhen mit Gewalt niederschlagen ließ – was Noske für die deutsche politische Linke seither zur Hassfigur schlechthin, zum »Bluthund« hat werden lassen.

Die Dauerkrise der jungen Republik forderte von Friedrich Ebert bald gesundheitlichen Tribut. 1919 erlebte er zum ersten Mal eine heftige Oberbauchkolik, wahrscheinlich auf Gallensteine zurückzuführen. Sein Hausarzt Dr. Freudenthal behandelte mit Morphininjektionen, heißen Umschlägen und diätetischen Maßnahmen. Der Arzt empfahl dringend eine Badekur, doch erst 1921 konnte sich Ebert dazu durchringen, seinen Amtssitz vorübergehend zu verlassen und nach Bad Mergentheim zu gehen. Die Mergentheimer

Karlsquelle blieb auch in Berlin sein bevorzugtes Getränk. Selbst bei seinen Kuraufenthalten ließen ihm indes die Erschütterungen der Weimarer Republik keine Ruhe. Als er bei einem Aufenthalt in Freudenstadt im Schwarzwald eine neuerliche, besonders schwere Gallenkolik erlitt, wollte er dem ärztlichen Rat um äußerste Ruhe nicht nachkommen. Er musste zurück nach Berlin – aus denkbar traurigem Anlass. Ebert musste die Trauerrede für Reichsaußenminister Walter Rathenau halten, der von Rechtsradikalen ermordet worden war. Abermals mussten Morphininjektionen helfen, wo längst eine Gallenblasenoperation dauerhaft hätte Abhilfe schaffen können.

Ab 1924 schien die junge Republik allmählich so etwas wie festen Boden unter die Füße zu bekommen, schienen die größten Staatskrisen überstanden. Für den Reichspräsidenten gab es jedoch keine Erholungspause. Er wurde in ehrabschneiderische Prozesse verwickelt und musste im Dezember erleben, dass das große Schöffengericht in Magdeburg zwar einen Redakteur, der ihn beleidigt hatte, zu drei Monaten Gefängnis verurteilte. Der vorsitzende Richter erklärte jedoch unumwunden, Ebert habe beim Streik im Januar 1918 Landesverrat begangen. Für den Mann, der zwei Söhne im Weltkrieg verloren hatte, war dies eine infame Demütigung. Ebert kämpfte für eine Wiederaufnahme des Verfahrens, ohne Erfolg. Am 18. Februar 1925 war er Ehrengast bei der Tagung des Zentralkomitees für Krebsforschung. Die anwesenden Ärzte, unter ihnen Nobelpreisträger Otto Warburg, waren entsetzt über das Erscheinungsbild des Präsidenten; sie erkannten in ihm einen schwerkranken Mann.

Am Montag, dem 23. Februar, begann die letzte Krise des Friedrich Ebert. Sein Hausarzt suchte ihn morgens auf und erfuhr, dass der Präsident seit der Nacht an Schmerzen in der Lebergegend litt. »Die Untersuchung ergab«, so berichtete der Arzt, »eine feuchte, gering belegte Zunge, Puls kräftig, 70 in der Minute, geringe Druckempfindlichkeit in der Gegend der Gallenblase, im übrigen Leib weich, überall eindrückbar, keine Muskelanspannung, keine weitere Druckempfindlichkeit.« Am Abend wurden die Schmerzen schlimmer. Jetzt bemerkte Freudenthal auch eine Druckschmerzhaftigkeit und Muskelanspannung in der Blinddarmregion. Friedrich Ebert wurde umgehend ins Berliner Westsanatorium gebracht, wo er um 23 Uhr 40 eintraf und sofort in den Operationssaal gebracht wurde. Dort wartete einer der berühmtesten deutschen Chirurgen auf den hohen Patienten: Professor August Bier.

Bier, 1861 bei Korbach in der Waldeck geboren, war ein exzellenter Chirurg und ein Pionier der Lokalanästhesie. Allerdings stand er der Weimarer Republik ablehnend gegenüber. Bier war konservativ und Monarchist, der Zusammenbruch der Hohenzollern-Monarchie im November 1918 war für ihn eine Katastrophe. Gerade mit der Blinddarmchirurgie hatte er immense operative Erfahrungen. Er hatte sogar seine Tochter selbst operiert; kurz bevor das Mädchen zu einem Aufenthalt nach England aufbrach – den Chirurgen auf der Insel, dem »perfiden Albion«, traute er nicht über den Weg. Doch August Bier war auch ein Chirurg, dessen Nimbus angekratzt war. Denn erst kurz zuvor hatte er einen prominenten Patienten verloren. Im März 1924 nahm der Mann seine Dienste in Anspruch, den man den heimlichen Kaiser nannte: Hugo Stinnes, Chef eines Wirtschaftsimperiums mit Sitz in Mülheim an der Ruhr. Die einflussreichste Gestalt der deutschen Industrie war Nationalist. Stinnes erlitt eine heftige Gallenkolik. Bier empfahl die sofortige Operation und entfernte die Steine, ließ die Gallenblase jedoch im Oberbauch. Als Stinnes aus der Narkose erwachte und davon erfuhr, war er ungehalten, raunzte Bier an, dass er keine Zeit habe, sich alle paar Jahre unter sein Messer zu legen. Bier war auch nicht zimperlich mit seinen Worten und erklärte dem Patienten, dass er kein Angestellter seines Konzern sei und Stinnes sich im Ton mäßigen solle. Doch bald hatten beide Herren andere Sorgen: Anfang April kamen die Schmerzen bei Stinnes wieder, er wurde fiebrig. Im gleichen Westsanatorium, in dem Ebert an jenem Abend auf den Eingriff wartete, öffnete Bier am 5. April 1924 erneut den Bauchraum des Wirtschaftsbosses. Er erschrak: Die vor einigen Tagen noch unauffällige Gallenblase war prall gefüllt und geschwollen, die Entzündung hatte auf angrenzende Darmschlingen übergegriffen. Beim Versuch, die Gallenblase zu entfernen, platzte sie in Biers Händen; dicker Eiter ergoss sich in die Bauchhöhle. Bier tat, was er konnte, reinigte die Bauchhöhle mit einem zeitgemäßen Antiseptikum – auf die Erfindung von Antibiotika musste die Medizin noch fast zwei Jahrzehnte warten. Der erste postoperative Tag gab Bier Hoffnung, Stinnes war fast fieberfrei. Doch eine Woche nach dem erneuten Eingriff kam es zu einer schweren Komplikation, möglicherweise einer Magenperforation. Stinnes verstarb am 10. April 1924. Als wäre die professionelle Niederlage für den Chirurgen Bier nicht schon schlimm genug, entwickelte sich die Angelegenheit zu einem Skandal: Der Aufschrei der Empörung – wohl auch unter den geschätzten Kollegen – war groß, als bekannt wurde, dass sich Bier höflichst erlaubt hatte, bei der gerade zur Witwe gewordenen Cläre Stinnes ein Honorar von 150 000 Reichsmark zu liquidieren, das er von der Trauernden auch erhielt.

Bier, daran sollen hier keine Zweifel aufkommen, gab alles, um Ebert zu retten; politische Differenzen spielten für ihn keine Rolle angesichts des seiner Hilfe bedürfenden Patienten. Fünf Tage lang blieb er im Westsanatorium, um für seinen Patienten da zu sein. Die Operation war nicht einfach, wie er in seinem Bericht anmerkt: »Bei Eröffnung der Bauchhöhle floss eine reichliche Menge eitrig getrübten, geruchslosen Exsudates ab und quollen sehr geblähte und stark gerötete Dünndarmschlingen vor. Blinddarm und Wurmfortsatz stellten sich zunächst nicht ein; der Wurmfortsatz wurde erheblich oberhalb des Schnittes als steifes, frei in die Bauchhöhle hineinragendes Gebilde gefühlt. Schließlich gelang es, den breit perforierten Wurmfortsatz[3] freizubekommen, von seinem Gekröse abzutrennen, an seiner Einmündung in den Dickdarm abzutragen und den Stumpf zu übernähen. … Die Wunde wurde über dem immer wieder hervorquellenden Dünndarm locker genäht, da die Operation etwa 20 Stunden nach den ersten unbestimmten Bauchbeschwerden und schon sieben Stunden nach dem Einsetzen der ersten Erscheinungen von Seiten des Wurmfortsatzes ausgeführt wurde.«[4]

Ebert verbrachte die postoperative Nacht ruhig, sein Puls am anderen Tag lag bei 100, die Temperatur bei 36,8 °C. Bier sorgte für absolute Ruhe, sein Patient sollte möglichst wenig durch äußere Einflüsse gestört werden. Ebert ging es aber bald schlechter; am 26. Februar 1925 diagnostizierte Bier eine »gefährliche Darmlähmung«, der er vornehmlich mit Glyzerinklistieren zu Leibe rückt. Am Tag darauf wurde Eberts Zustand lebensbedrohlich: »Nachmittags um zwei Uhr wurde die in der Wunde vorliegende Dünndarmschlinge nochmals punktiert; es wurden mit der Spritze 400 ccm flüssiger Kot und etwas Gas angesogen. Im Laufe des Nachmittags wurde dreimal Pituglandol ohne Erfolg gegeben. Es war Ruhe bis zum Abend. Um 7.30 Uhr wurden nach Klistier wieder reichlich Gase entleert. Abends um zehn Uhr wurde noch eine Magenspülung gemacht, um dem Kranken noch eine gute Nacht zu verschaffen.«[5] Friedrich Ebert schlief die letzte Nacht seines Lebens ruhig. Ab

4.30 Uhr morgens traten Unruhe, Übelkeit und Brechreiz auf. Bier unternahm noch einen letzten Versuch und führte eine leichte Revisionsoperation durch, doch die Bemühungen waren vergebens. Am Abend des 28. Februar, kurz nach 22 Uhr, verstarb der Reichspräsident.

Der Staatsakt für Ebert wurde zu einer der ganz großen Sympathiebekundungen der politischen Mitte für den Verstorbenen, aber auch für die Republik. Die Häme auf der Linken wie der Rechten konnte auch dieses Gedenken nicht beeinträchtigen. Zu den Rednern, die Eberts Lebensleistung würdigten, gehörte der international wohl angesehenste Politiker der Weimarer Republik, Reichsaußenminister Gustav Stresemann. Stresemann, dem im Jahr darauf zusammen mit seinem französischen Amtskollegen Aristide Briand der Friedensnobelpreis verliehen werden sollte, stand für die Stabilität und Verlässlichkeit der jungen deutschen Demokratie in einem schwierigen außenpolitischen Umfeld. Doch Stresemann war während seiner für die Weimarer Republik langen Amtszeit (er war seit 1923 Außenminister) ein kranker Mann; er litt an einem chronischen Leiden der Niere und der Schilddrüse. Am 3. Oktober 1929 erlag er einem Schlaganfall. Welch ein Sympathieträger der bürgerliche Politiker für das Deutschland der 1920er Jahre war, bemerkte der in der französischen Hauptstadt weilende Harry Graf Kessler: »Alle Pariser Morgenzeitungen bringen die Nachricht vom Tode Stresemanns in größter Aufmachung. Es ist fast so, als ob der größte französische Staatsmann gestorben wäre. Die Trauer ist allgemein und echt. Man empfindet, dass es doch schon ein europäisches Vaterland gibt. Die Franzosen empfinden Stresemann wie eine Art von europäischem Bismarck.«

Oktober 1929 – noch ahnte es niemand, doch in jenem Monat begann sich langsam der Vorhang über die Weimarer

Republik zu senken, begann ihr mehr als drei Jahre währender Niedergang. Am 25. Oktober kam es an der Wall Street zum sogenannten Schwarzen Freitag. Der finstere Tag für Spekulanten und Investoren zog die Welt in den Abgrund einer großen Krise. Ihr Nutznießer in Deutschland würde Adolf Hitler sein.

Die Chirurgenlaufbahn des August Bier ging fast parallel mit der Existenz der Weimarer Republik zu Ende, für die Friedrich Ebert ein Symbol gewesen war. 1932 wurde Bier nach mehr als 50 000 Operationen allein in Berlin emeritiert. Der Republik waren nur noch wenige Monate beschieden. Biers Haltung zu den braunen Machthabern ist nicht leicht zu beurteilen. Obwohl es immer wieder Versuche gab, ihn als unpolitischen Arzt darzustellen, lag vieles aus seinem Gedankengut auf einer Wellenlänge mit der Rhetorik des Regimes – so auch in seinem 1941 erschienenen Werk *Die Seele*. 1937 erhielt er von Hitler persönlich den »Deutschen Nationalpreis für Kunst und Wissenschaft«, eine Art Ersatz-Nobelpreis, nachdem das Regime deutschen Wissenschaftlern die Annahme des Nobelpreises verboten hatte. Weder die Tatsache, dass Biers Gattin nach dem 20. Juli 1944 vorübergehend von der Gestapo festgenommen wurde, noch die Einstufung als »unbelastet« durch die nächsten undemokratischen Herrscher, die sowjetische Besatzungsmacht, konnten seine Reputation wiederherstellen. Bier starb 1949 auf seinem Landgut – in jenem Jahr, in dem eine diesmal lebensfähigere deutsche Demokratie gegründet wurde als jene, der sich der unglückliche Friedrich Ebert verpflichtet hatte.

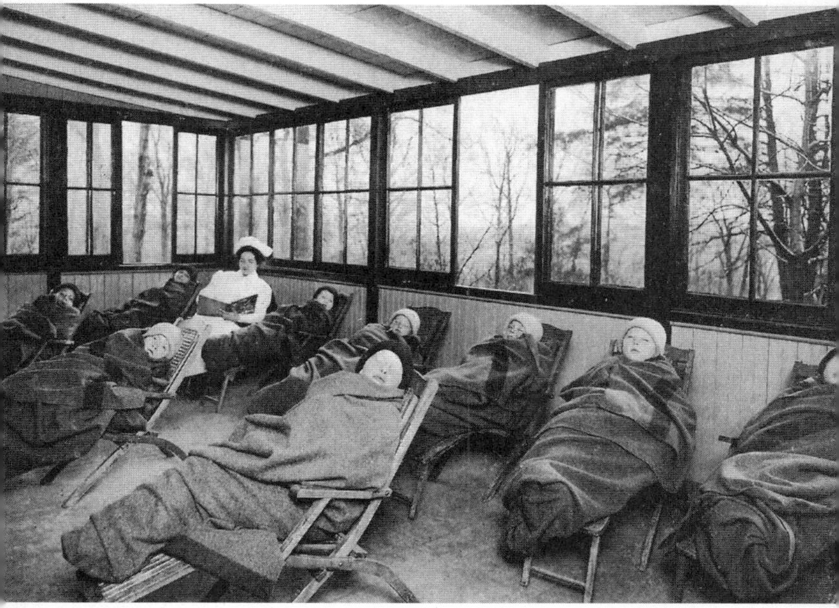

◄ Frische Bergluft soll helfen: Blick in ein Tuberkulose-Sanatorium im frühen 20. Jahrhundert.

Die »ästhetischste« Krankheit

Tuberkulose

Nelson Mandela entwickelte einen hartnäckigen Husten mit Auswurf, zunehmende körperliche Schwäche hinderte ihn an seinen täglichen Fitnessübungen. Unter schwerer Bewachung wurde er aus seinem Gefängnis ins Tygerberg Hospital verlegt, das zu der renommierten südafrikanischen Universität von Stellenbosch gehört. Aufgrund der Prominenz des erkrankten Gefangenen wurde die ganze Station von anderen Patienten geräumt. Unter Anästhesie wurde dem Bürgerrechtler eine größere Menge bräunlicher Flüssigkeit aus der Lunge entfernt. Die mikrobiologische Diagnostik war eindeutig: Nelson Mandela hatte Tuberkulose.

Es war jedoch ein Glücksfall für Mandela – und für Südafrika – dass die Lungenerkrankung in diesem Jahr bei ihm auftrat. 1988 waren erste Verhandlungen von Mandela und seiner im Untergrund agierenden Partei mit der südafrikanischen Regierung unter Präsidenten P. W. Botha immerhin so weit gediehen, dass sich ein Ende des Apartheid-Regimes abzeichnete. Mandela war nicht länger auf Robben Island (wo Tuberkulose endemisch war) inhaftiert, und nach der initialen Therapie im Tygerberg Hospital wurde er in die geradezu luxuriöse Constantiaberg-Klinik verlegt – als erster schwarzer Patient überhaupt. Eine speziell gegen Tuberkulose-Erreger gerichtete Antibiotikatherapie schlug bei Mandela gut an. Mit Bothas Nachfolger Frederick Willem de Klerk verhandelte Mandela nach seiner Freilassung 1990 über die Neugestaltung des Landes, das seine rassistische Vergangenheit endgültig hinter sich ließ. Beiden Politikern wurde 1993 der Friedensnobelpreis verliehen.

Glück im Unglück hatte Nelson Mandela auch, weil sich später, in den 1990er Jahren, erste Antibiotika-resistente Stämme des Erregers *Mycobacterium tuberculosis* (vor allem bei Strafgefangenen) entwickelten. Damit wurde die Krankheit, die man schon weitgehend zu beherrschen glaubte, erneut zur Bedrohung.[1]

Tuberkulose begleitet die Menschheit nicht nur durch die gesamte dokumentierte Geschichte, sondern hat offenbar schon Zehntausende Jahre zuvor Hominiden, unsere frühen Vorfahren, in Afrika befallen.[2] In den meisten alten Kulturen kam die Krankheit vor; den Heilkundigen der Antike war sie bekannt, und Hippokrates stellte fest, dass sie vornehmlich bei relativ jungen Menschen zwischen 18 und 35 Jahren auftritt. Im 19. Jahrhundert beschäftigte (und faszinierte) das Leiden, das auch »Phthisis« oder »Schwindsucht« genannten wurde, nicht nur Ärzte, sondern auch Literaten und Künstler. Der Befall der Lunge mit den klassischen Symptomen des Hustens und des blutigen Auswurfs mag die bekannteste Manifestation der Tuberkulose sein. Doch die charakteristischen runden Infektionsherde, die Tuberkel, können eine Vielzahl von Organen befallen, darunter den Verdauungstrakt, die Knochen – die brechen und zu Missbildungen führen können, wie man sie sowohl an ägyptischen als auch an präkolumbianischen peruanischen Mumien festgestellt hat – und selbst die Augen.[3]

Aus der Zeit des Mittelalters gibt es relativ wenige schriftliche Belege über die Krankheit, was auch auf den niedrigen Stand des medizinischen Schrifttums zumindest in der ersten Hälfte des Zeitalters und, ähnlich wie bei der Pest, auf den geringeren Urbanisierungsgrad zurückzuführen sein dürfte. Einer der wenigen prominenten Tuberkulosepatienten der Epoche war wahrscheinlich der 1226 verstorbene Franz von Assisi. Im Mittelalter kam indes eine »Heilmethode« auf, von der sich neben Aussätzigen und anderen Schwerkranken auch Schwindsüchtige eine Rettung versprachen: die erstmals bei Frankenkönig Clovis im Jahr 496 beschriebene »königliche Berührung«. Diese im Englischen *royal touch* genannte Zeremonie basierte auf der Vorstellung, dass der von Gott gesalbte König oder die Königin durch eine kurze Berührung eines Kranken dessen Leiden bessern oder gar heilen könne. Beim Übergang vom Mittelalter in die Frühe Neuzeit wurde dieser Akt, bei dem sich oft Tausende vor der Residenz des Herrschers versammelten, in großem Maßstab betrieben. Die Leidenden zogen in einer Prozession an dem gesalbten Herrscher vorbei und wurden von diesem kurz berührt. Die sicher extrem wenigen »Erfolge« wurden natürlich von der royalen Propaganda ausgenutzt, um den Segen zu verkünden, den die Herrschaft des Königs oder der Königin für das Land bedeute. Über diejenigen, die dennoch der Tuberkulose oder einem anderen Leiden zum Opfer fielen, schwiegen die Chronisten. Karl II. von England, der im Zuge der Restauration nach dem englischen Bürgerkrieg von 1660 bis 1685 regierte, soll nach zeitgenössischen Zählungen im Laufe dieser Zeit 92 102 Kranke berührt haben. Den Rekord für eine Tagesleistung hält vermutlich Ludwig XVI. von Frankreich, der am 14. Juni 1775 insgesamt 2400 Leidende berührt haben soll.[4] Einige davon dürften 18 Jahre später in der Pariser Menge gestanden und gejubelt haben, als der König die Stufen zur Guillotine hinaufstieg.

Anders als die Syphilis, die Pest und vor allem die Cholera mit ihren abschreckenden Symptomen wurde die Tuberkulose während des viktorianischen Zeitalters (die Queen, die ihm den Namen gab, war von 1837 bis 1901 das Staatsoberhaupt des weltumspannenden Empire) als ein beinahe ästhetisches Leiden wahrgenommen, und dies nicht nur in Großbritannien. Zahlreiche ihrer Opfer waren jung, sie wurden im Krankheitsverlauf immer bleicher – was dem Schönheitsideal dieser Zeit entsprach – und waren gemäß dieser Perzeption nicht selten von einer hohen, durch das nahende Ende angefachten Kreativität. Ein Paradebeispiel hierfür erschien den Briten das Schicksal einer der großen Schriftstellerfamilien des Landes. Alle Kinder des Landpfarrers Patrick Brontë gelten als Tuberkulotiker, darunter vor allem die Schwestern Anne (*Die Herrin von Wildfell Hall, Agnes Gray)*, Emily (*Sturmhöhe*) und Charlotte (*Jane Eyre*). Die Tuberkulose war entweder selbst Todesursache oder sie bahnte Folgekrankheiten den Weg. Wie ihr Bruder Branwell (bei dem Alkoholismus und Opiumsucht hinzukamen) wurde keines dieser talentierten Geschwister älter als 40 Jahre. Noch jünger war der romantische Schriftsteller John Keats, als ihn die Tuberkulose mit 25 Jahren in ein frühes Grab brachte. Im Jahr darauf starb mit 29 Jahren sein Jugendfreund, der Schriftsteller Percy Shelley, wenngleich nicht an seiner Tuberkulose. Shelley stürzte bei einem Segeltörn ins Wasser und ertrank. Der Vorfall ließ auch an einen Suizid denken.

Niemand dürfte das fragwürdige Schönheitsideal eines jungen tuberkulosekranken Menschen so sehr verkörpern wie Simonetta Vespucci. Ihr Name dürfte nicht jedermann geläufig sein, ihr Gesicht hingegen schon: Die junge Frau,

1453 als Tochter einer adeligen Familie geboren, galt als »Königin der Schönheit« von Florenz. Sie stand Botticelli für mehrere Bilder Modell, auch für die Venus in seinem berühmtesten Gemälde. Ihr Haar war rot-blond, ihre Haut weiß, ihre Wangen leicht gerötet. Ihre Schönheit scheint ihr bis zuletzt geblieben zu sein – bis zu ihrem frühen Tod mit 23 Jahren im April 1476. Mehr als 400 Jahre später hat ein anderer Künstler die fragile Schönheit einer Tuberkulosekranken in einem zeitlosen Werk festgehalten. Auch sie ist schön, fast noch ein Kind, wie der Titel »Det Syke Barn (Das kranke Kind)« deutlich macht. Das von Edvard Munch geschaffene Bild zeigt seine 15-jährige Schwester Johanne Sophie kurz vor ihrem Tod an Tuberkulose. Darin findet das Leiden des Mädchens seinen Ausdruck: Aufrecht im Bett sitzend, versucht es mit großer Anstrengung Luft in die von Tuberkeln ausgehöhlten und mit Flüssigkeit gefüllten Lungen zu bekommen. Eine ältere Frau, wahrscheinlich Sophies und Edvards Mutter, sitzt gesenkten Hauptes daneben, von Trauer übermannt. In Munchs Darstellung hat der Tod durch Tuberkulose für die Betroffenen und ihre Angehörigen nichts »Ätherisches«, nichts Ästhetisches an sich.

Für die Ärzte war die Diagnose der Tuberkulose vor allem in den Frühstadien, bevor die Kranken ausgezehrt und »schwindsüchtig« wurden, eine kaum zu meisternde Herausforderung. Die Röntgenstrahlen wurden erst 1895 von Conrad Wilhelm Röntgen entdeckt; die Verfeinerung der Röntgendiagnostik und moderner bildgebender Verfahren ermöglichte im 20. Jahrhundert neben dem Tuberkulin-Hauttest eine zuverlässige Diagnostik – und mit dem Aufkommen wirksamer Medikamente auch eine frühzeitige Behandlung. Das Bestreben, in die erkrankte Lunge, wenn schon nicht hineinzublicken, so doch in sie hineinzuhorchen, führte vor etwas mehr als 200 Jahren zur Erfindung eines diagnostischen Instrumentes, das zum Sinnbild des Arztberufes schlechthin geworden ist: das Stethoskop.

Der junge Arzt hieß René-Théophile-Hyacinthe Laennec und hatte bereits in seinen Studienjahren erlebt, wie wichtig die Diagnose der Tuberkulose war. Seine Lehrer in Paris waren Xavier Bichat, der als Begründer der Histologie gilt und bereits in Laennecs zweitem Jahr mit nur 30 Jahren an der Tuberkulose starb, sowie Jean-Nicolas Corvisart. Dieser propagierte nicht nur das Abhören des Herzens (durch direktes Auflegen des Ohres auf den Brustkorb des Kranken), sondern auch die von dem österreichischen Arzt Johann Leopold Auenbrugger eingeführte Methode der Perkussion der Lunge, bei der der Arzt mit den Fingern auf den Brustkorb klopft. Dem geübten Arzt gibt die Resonanz Auskunft darüber, ob und in welchen Segmenten (»Lappen«) die Lunge mit Flüssigkeit gefüllt ist. Laennec indes fand eine noch bessere Methode. Vielleicht ist es nur eine Legende: Unweit des Louvre beobachtete er mehrere Knaben, die mit einem Ast spielten. Einer der Burschen hielt ihn sich ans Ohr, ein anderer kratzte am gegenüberliegenden Ende mit einem Nagel. Das Kratzgeräusch, so schloss der Mediziner aus der Begeisterung der Kinder, war durch das Holzstück viel besser zu hören, als wenn man direkt neben dem Buben mit dem Nagel stand; das Holz übertrug Laute offenbar besser als die Luft. Bald darauf, wahrscheinlich im Herbst 1816, setzte Laennec dieses Erlebnis in die medizinische Praxis um. Ihm war eine junge Frau anvertraut, die übergewichtig und herzkrank war. Sein Ohr in bislang üblicher Manier auf die Brust der Frau zu legen, empfand Laennec als unschicklich. Außerdem bezweifelte er, bei dem Körperumfang überhaupt etwas hören zu können: »Die außerordentliche Größe ihrer Brüste war ein physisches Hindernis für diese Methode.« Laennec wusste sich zu helfen: »Ich rollte einen Bogen Papier eng zu einer Art Zylinder zusammen und setzte ein Ende auf den Bereich ihres Herzens und das andere an mein Ohr. Ich war nicht in geringem Maße überrascht und erfreut, den Herzschlag klarer und deutlicher zu hören, als ich es je bei der direkten Applikation des Ohres vermocht hätte. In diesem Moment stellte ich mir vor, dass uns die Umstände erlauben würden, die Art nicht nur des Herzschlages, sondern alle spezifischen, durch die Bewegungen der Viszera im Thorax verursachten Geräusche zu beurteilen.« Von nun an experimentierte Laennec mit verschiedenen Materialien und entschied sich schließlich für einen hölzernen Tubus von etwa 25 Zentimetern Länge und 3 Zentimetern Durchmesser. Er war zerlegbar und konnte zu Hausbesuchen mitgenommen werden; das Ohrstück war aus Metall. 1818 stellte Laennec das von ihm als Stethoskop bezeichnete Gerät auf der Tagung der Akademie der Wissenschaften in Paris vor; im Jahr darauf erschien sein zweibändiges Werk *Traité de l'auscultation médiate et des maladies des poumons et du coeur.* Sein neues Instrument setzte er vor allem zur Auskultation (dem Abhorchen) der Lunge von tuberkulosekranken Patienten ein und unterschied die Geräusche tuberkulöser Kavernen von jenen anderer Lungenerkrankungen wie Pneumonie (Lungenentzündung) und Emphysemen.[5]

Eine Patientin, die geradezu sinnbildlich für den frühen Tod an Tuberkulose stand und deren Mann die Trauer um sie in unvergängliche Worte fasste, die zu den großen Werken der englischsprachigen Literatur geworden sind, war Virginia Eliza Clemm. Mit nur 13 Jahren heiratete sie (auf der Heiratsurkunde war ihr Alter mit 21 Jahren angegeben) ihren Cousin – den damals 27 Jahre alten Schriftsteller Edgar Allan Poe. Die Ehe war von großer gegenseitiger zärtlicher Zuneigung und Liebe geprägt; ob sie auch oder schon von Anfang an sexueller Natur war, ist unter Poes Biografen umstritten. Der zu mentaler Düsternis neigende Dichter, der fast sein ganzes Schriftstellerleben lang unter finanziellen Problemen litt, war selbst tuberkulosekrank. Er fand in Virginia und ihrer Mutter Maria zwei gute Seelen, die sich rührend um ihn kümmerten. Die blasse, zarte junge Frau hatte etwas Engelhaftes, und Poe war tief schockiert, als Virginia eines Abends im Januar 1842 (sie war 19 Jahre alt) beim Klavierspielen plötzlich Blut aus dem Mund lief. In den nächsten zwei Wochen schien sie zwischen Leben und Tod zu schwanken. Poe war zutiefst erschüttert; nach Ansicht seiner Biografen war es die Ehe mit Virginia, die ihm eine nie dagewesene mentale Stabilität gab und ihn von der Flasche fernhielt, sodass sich sein kreatives Talent entfalten konnte. Kam die Sprache auf ihren möglichen Tod, so notierte ein Besucher des Paares, »brachte ihn [dies] völlig um den Verstand«.[6] Fünf Jahre blieben beiden noch vergönnt, bevor Virginia am 30. Januar 1847 starb. Eine Zeichnung der jungen Frau auf dem Totenbett ist das einzige bekannte Porträt von Virginia Poe. Das Motiv des sich in Sehnsucht nach seiner verstorbenen Partnerin verzehrenden Trauernden taucht wiederholt in Poes Werk auf wie in *Annabel Lee* und *Lenore*; von Letzterer heißt es: »Nichts Königlichres stirbt hinfort/als sie, die starb so jung«. Auch Poes berühmtestes Werk, *Der Rabe*, zwei Jahre vor Virginias Tod verfasst, ist wahrscheinlich durch die Krankheit seiner Frau und die Aussicht auf eine baldige endgültige Trennung inspiriert worden. Das Gedicht erzählt das nächtliche Erlebnis mit einem Raben, der auf die Sehnsucht des Erzählers nach seiner Verflossen mit einem einzigen, grausamen Wort reagiert: »Nevermore!«. Edgar Allan Poe überlebte seine Virginia nur um etwas mehr als zwei Jahre.

Das vielleicht bekannteste literarische Werk, das sich mit

der Tuberkulose beschäftigt, dürfte Thomas Manns 1924 erschienener Roman *Der Zauberberg* sein, dessen Schauplatz eines jener Sanatorien ist, die ab der zweiten Hälfte des 19. Jahrhunderts in Mode kamen, vor allem in der Schweiz zu einem Wirtschaftsfaktor wurden und zur steigenden Prosperität der Eidgenossenschaft beitrugen. Der Grundgedanke war, in der sauberen Bergluft die Krankheit zum Stillstand zu bringen. Thomas Mann erlebte den Sanatoriumsbetrieb bei einem Aufenthalt in Davos im Jahr 1912, den ein Presseartikel hundert Jahre später pointiert beschreibt: »Davos, 11 000 Einwohner, 20 000 Gästebetten. Die höchste Stadt Europas, die nie so groß geworden wäre, wenn nicht die Tuberkulose Anfang des 20. Jahrhunderts als Ursache für jeden siebten Tod in Europa gegolten hätte. Davos galt als einziger Ort, an dem die Krankheit geheilt werden konnte. Eine russische Patientin schrieb damals: ›Davos ist die Wiege neuer Hoffnung, das Tal des Todes und der Wiedergeburt.‹ Katia Mann, Ehefrau des Schriftstellers, kam nach Davos, weil man bei ihr einen Lungenspitzkatarrh diagnostiziert hatte, der als beginnende Tuberkulose galt.«[7]

Den Erreger der Tuberkulose identifizierte 1882 Robert Koch unter seinem Mikroskop. Die öffentliche Bekanntgabe dieser vielleicht größten Entdeckung im goldenen Zeitalter der Bakteriologie im späten 19. Jahrhundert erfolgte am 24. März desselben Jahres auf einer ärztlichen Tagung in Berlin. Der auf dieses Datum festgelegte alljährliche Welttuberkulosetag soll die Erinnerung an die Tuberkulose wachhalten. Diese ist auch heute noch eine epidemiologische und vielerorts gesellschaftliche Herausforderung. Experten schätzen, dass fast ein Drittel der Menschheit mit dem Erreger infiziert ist, was gleichwohl glücklicherweise nicht bedeutet, dass die Infektion aktiv ist und die Betroffenen krank und Überträger sind. Vor allem das Aufkommen von Aids hat ab den 1980er Jahren die Zahl der Krankheitsfälle wieder anschwellen lassen. Ihre Therapie ist durch die Resistenzentwicklung der Erreger gegen bewährte Medikamente wie Streptomycin schwieriger geworden. Sie war nie eine schöne, sondern stets eine grausame Krankheit – die Worte des großen romantischen Dichters Lord Byron sind nur ein Ausdruck der irrationalen Verklärung des Leidens im 19. Jahrhundert und seiner eigenen lebhaften Fantasie: »Ich möchte am liebsten an der Schwindsucht sterben, denn dann werden die Damen sagen: Schaut Euch den armen Byron an, wie interessant sieht er doch beim Sterben aus.«[8]

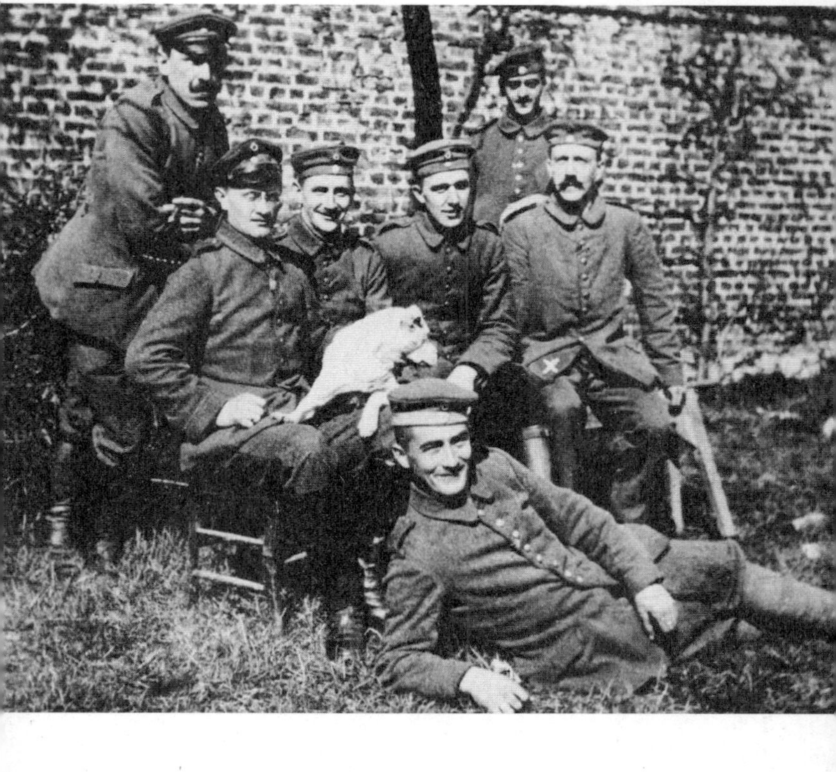

◄ Der Gefreite Adolf Hitler (rechts sitzend) im Ersten Weltkrieg. Seine vermeintlich durch Gas verursachte Erblindung in der letzten Phase des Krieges stilisierte er zu seinem politischen Erweckungserlebnis.

Hitler

In einem ehemaligen Lazarett in Pasewalk in Vorpommern wurde in den 1930er Jahren eine Gedenkstätte errichtet. Im Zentrum stand eine Halle, die – so kann vermutet werden – die Besucher in geradezu weihevoller Stille betraten. Die Blicke fielen automatisch auf eine Büste, die sich auf einer hohen Stele befand: die Büste eines Mannes, den ein jeder kannte. In der Wand dahinter war ein unvollständig wirkender Satz eingemeißelt: ICH ABER BESCHLOSS POLITIKER ZU WERDEN.

In den letzten Wochen des Ersten Weltkrieges hatte der Gefreite Adolf Hitler nach eigenen Schilderungen in seiner 1924 erschienenen Mischung aus Memoiren (eines damals 35-Jährigen) und ideologischer Kampfschrift unter dem Titel *Mein Kampf* in diesem Lazarett sein politisches »Erweckungserlebnis«. In dem Werk schilderte der Autor sein Kriegserlebnis mit den Worten: »Auf einem Hügel südlich von Wervick waren wir noch am Abend des 13. Oktober in ein mehrstündiges Trommelfeuer von Gasgranaten gekommen, das sich dann die ganze Nacht hindurch in mehr oder minder heftiger Weise fortsetzte. Schon gegen Mitternacht schied ein Teil von uns aus, darunter einige Kameraden gleich für immer. Gegen Morgen erfasste auch mich der Schmerz von Viertelstunde zu Viertelstunde ärger, und um sieben Uhr früh stolperte und schwankte ich mit brennenden Augen zurück, meine letzte Meldung im Kriege noch mitnehmend. Schon einige Stunden später waren die Augen in glühende Kohlen verwandelt; es war finster um mich geworden. So kam ich in das Lazarett Pasewalk in Pommern, und dort musste ich die größte Schandtat des Jahrhunderts miterleben.«[1]

Diese »Schandtat« war für Hitler die Revolution, die zum Ende der Hohenzollern-Monarchie führte und der Weimarer Republik den Weg bereitete. Es war eine Republik, die Hitler zutiefst verachtete. Der in seinen Erinnerungen so heroisch verklärte Entschluss zum Berufswechsel, vom Gelegenheitsmaler zum Politiker, war der Beginn seines langen Weges, dieser Republik den Garaus zu machen – was ihm 1933 auch gelang.

Wie über so viele andere Details seines Lebens haben Hitlers Biografen auch die Art seiner Erblindung in den letzten Kriegswochen analysiert und kontrovers diskutiert. Zu Hitlers Mentalität würde eine sogenannte hysterische Erblindung durchaus passen. Doch Beweise dafür gibt es nicht, und der Tübinger Augenarzt und Experte für die Medizin im Nationalsozialismus, Prof. Jens Martin Rohrbach, geht von einer unmittelbaren Wirkung des eingesetzten Giftgases aus, was zu einer Verätzung der Augenoberfläche geführt habe: »Zusammenfassend ist die These einer ›hysterischen Erblindung‹ Hitlers im 1. Weltkrieg aus ophthalmologischer Sicht nicht zu halten. Kein Autor hat bisher den Nachweis einer ›hysterischen Erblindung‹ mit hinreichender Sicherheit erbringen können. Vielmehr war Hitler ab dem 14.10. 1918 zumindest für einige Tage bis wenige Wochen faktisch blind, wobei als Ursache ein schließlich zügig abklingender, sehr starker Blepharospasmus [ein krampfhafter Lidschluss] als Folge einer Senfgas-bedingten, toxischen Konjunktivitis [von einem Giftstoff verursachte Bindehautentzündung] anzunehmen ist.«[2]

In Pasewalk verbesserte sich der Zustand seiner Augen allmählich, auch wenn er eigenen Angaben zufolge kaum auf eine völlige Wiederherstellung hoffte: »Bei mir hat sich im Laufe der Behandlung die Sache soweit gebessert, dass ich bei der Entlassung aus dem Lazarett wenigstens eine große Überschrift lesen konnte. Aber dass ich jemals eine Zeitung lesen könne oder überhaupt noch normal lesen könne, war nicht zu hoffen. Mit Rücksicht auf meinen Beruf, der die besten Augen erfordert, musste ich damals als erwerbsunfähig gelten.«[3] Hitlers Stimmung aufgrund des politischen Umsturzes indes verdüsterte sich – auch wenn die geschilderte Gemütslage angesichts seines Umgangs mit der Wahrheit mit Vorsicht zu betrachten ist. Er wollte nun nicht länger Architekt oder Künstler werden, sondern entdeckte sein Talent als Agitator. Bald wurde er zum Starredner der rechtsnationalistischen Szene in München. Auch wenn er es möglicherweise dramatisierte, trug sein Augenleiden dazu bei, die Malerei aufzugeben und in die Politik zu gehen. Rohrbach beschreibt diese fatale Wendemarke in Hitlers Werdegang: »Hitler und das NS-System beugten die Wahrheit, wenn es propagandistisch opportun erschien. Schenkt man seinen eigenen Aussagen dennoch Glauben, so ist nicht nur für Ophthalmologen [Augenärzte] die Frage weiterhin interessant, ob Hitler Deutschland erspart worden wäre, wenn er den visuellen Funktionsverlust 15 Jahre vor der ›Machtergreifung‹ nicht erlitten hätte. Obgleich auch andere Deutungen plausibel sind, bleibt die Vorstellung nicht abwegig, dass eine primär bedeutungslose Augenverletzung bei einem Weltkriegs-Gefreiten einen geradezu dramatischen Einfluss auf die Weltgeschichte genommen haben könnte.«[4]

Die vorübergehende Erblindung scheint indes das einzige krankheitsbedingte Ereignis in der Biografie Hitlers zu sein, dem man eine geschichtsdeterminierende Wirkung zusprechen möchte. Die Frage, was Hitler zu der historischen Ausnahmegestalt machte, wurde von unzähligen Biografen, Historikern und auch Psychiatern und Psychoanalytikern untersucht. Doch eine Diagnose, auch die einer Geisteskrankheit, die Hitlers furchtbares Wirken erklären könnte, gibt es nicht. So erklären die medizinischen Fakten aus seinem Leben, so sehr man sie auch abwägen und interpretieren mag, nicht seinen mörderischen Rassenhass, seinen ideologischen Fanatismus. Die Verschwörer des 20. Juli 1944 sahen in ihm die Inkarnation des Bösen. Es bedurfte keines psychischen und somatischen Leidens, um ihn zum Initiator des Holocausts und eines Weltkriegs werden zu lassen.

In der Tat ist die Pathobiografie Hitlers, die von dem Historiker Henrik Eberle und dem Arzt Hans-Joachim Neumann vor einigen Jahren anhand zeitgenössischer Dokumente, vor allem von Hitlers Leibarzt Theodor Morell, erstellt wurde[5], von einer solchen Normalität, dass es wie eine Übertragung des berühmten Diktums Hannah Arendts von der Banalität des Bösen in die medizinische Analyse wirkt.

Über seine Vorfahren war Hitler, der sonst gerne viel von sich und seinem »Kampf« zum Besten gab, merkwürdig verschwiegen, was zu Spekulationen über die uneheliche Herkunft seines Vaters führte. Es wurde sogar spekuliert, Hitlers Großmutter wäre von ihrem jüdischen Arbeitgeber geschwängert worden. Wesentlich sicherer verbürgt ist, dass in seiner Heimatregion, dem Waldviertel in Österreich, Verwandtenehen und Inzucht weit verbreitet waren. Erblich bedingt war wahrscheinlich Hitlers Hautkrankheit, ein Ekzem; für einen mentalen Defekt, wie er bei den Nachkömmlingen von inzestösen Beziehungen nicht selten ist, finden sich bei Hitler hingegen keine Anzeichen. Er selbst war davon überzeugt, dass nicht die von ihm geringgeschätzten Vorfahren, sondern die gern zitierte Vorsehung für seine speziellen Anlagen verantwortlich war. Auf die Frage, warum er keine eigene Familie gründete, antwortete er: »Ich finde, dass die Nachfahren von Genies es normalerweise in der Welt sehr schwer haben … außerdem, oft sind sie Kretins.«[6]

Hitler erlitt in seiner Kindheit, außer Scharlach im Alter von neun Jahren, keine schweren Krankheiten – doch der Tod war in seiner familiären Umgebung allgegenwärtig. Seine Mutter hatte neun Geschwister, von denen sieben im Kindesalter starben. Und auch Hitlers eigene Geschwister raffte der Tod hinweg. Vor seiner Geburt starben zwei Brüder im Alter von wenigen Monaten; ein drei Jahre jüngerer Bruder starb wenige Tage nach der Geburt. Persönlich und bewusst miterlebt hat er das Schicksal seines Bruders Edmund, der mit sechs Jahren an den Masern starb, betrauert vom damals 11-jährigen Adolf. Nur seine einzige Schwester, die 1900 geborene Paula, erreichte das Erwachsenenalter; sie starb 1960 in Berchtesgaden, in Sichtweite seines einstigen Domizils auf dem Obersalzberg. Weitere Schicksalsschläge harrten des jungen Adolf: 1903 starb zunächst sein Vater, ein liebloser und jähzorniger Mann. Ein weitaus größeres Trauma für Hitler war der Tod seiner Mutter 1907 an Brustkrebs. Diese Serie von Todesfällen trug zu Hitlers Überzeugung bei, dass er selbst auch relativ jung sterben sollte. Vielleicht bestand Hitler deshalb darauf, den Krieg schon 1939 zu beginnen, in jenem Jahr, in dem mit großem Pomp sein 50. Geburtstag gefeiert wurde, der ihn an die Endlichkeit seines Wirkens erinnert haben mag. Ohne die Sorge um einen frühen Heimgang hätte er möglicherweise auf seine Generalität gehört, die Deutschland 1939 bei Weitem noch nicht für kriegsbereit hielt, und mit seiner Aggressionspolitik vielleicht bis etwa 1943/45 gewartet.

Nach Hitlers eigener Aussage erkrankte er als Heranwachsender an einem schweren Lungenleiden. Sein Jugendfreund August Kubizek erinnerte sich an diese Zeit: »Um seine Gesundheit war es ziemlich schlecht bestellt. Er musste sich während der nebligen, feuchten Wintermonate in Linz sehr in Acht nehmen … Er hustete viel und hatte schwache Lungen.«[7] Was immer dieses Lungenleiden war – es reichte aus, um die österreichischen Militärärzte bei der Musterung Anfang 1914 davon zu überzeugen, dass Hitler untauglich war. Einige Monate später, bei dem von Hitler wie von vielen anderen bejubelten Kriegsausbruch, meldete er sich freiwillig zur bayrischen Armee und wurde angenommen.

Seine Zeit an der Westfront ist Gegenstand zahlreicher biografischer Spekulationen über Hitlers Sexualität geworden. Die Vermutungen und Hypothesen reichen von einer angeblichen Homosexualität über eine grundsätzliche Asexualität – so soll er sich an den Bordellbesuchen seiner Kameraden nicht beteiligt haben – bis hin zur entgegengesetzten Variante, wonach er sich bei einer Prostituierten mit Syphilis infizierte. All das klingt spannend, doch die Belege sind kärglich bis nicht existent. Was er indes von den Jahren unter unhygienischen Verhältnissen an der Front mitbrachte, war eine tiefsitzende Phobie vor Infektionen, die sein Leben lang anhielt. Hitler empfing nie Besucher mit einer Erkältung. Ausgiebiges Händewaschen wurde zu einer festen, beinahe manischen Angewohnheit.

Hitlers wichtigste Waffe in den Jahren seines politischen Aufstiegs und auch nach der »Machtergreifung« war seine

Stimme. Als Agitator in den Anfangsjahren in München wurde er sich seines rhetorischen Talentes bewusst. Mit seiner Stimmgewalt und seinen dramatischen Auftritten zog er Neugierige und Gleichgesinnte zu Hunderten in die Bierkeller und später auf die Marktplätze während der Wahlkämpfe, vor allem in den entscheidenden Jahren 1928 und 1932, als die NSDAP schließlich zur stärksten Partei im Reichstag wurde. In den verschiedenen Wahlkämpfen von 1932 – zwei Reichstagswahlen, zwei Wahlgänge in der Reichspräsidentenwahl – hielt er manchmal bis zu zehn Reden am Tag, in verschiedenen, mit seiner Ju-52 angeflogenen Städten. Als Reichskanzler und »Führer« hatte er seine großen Auftritte vor allem auf den Nürnberger Parteitagen. Verständlicherweise war Hitler bei Anzeichen von Problemen mit seiner Stimme äußerst besorgt. Anfang 1935 trat eine hartnäckige Heiserkeit auf. Für Hitler kam dies einer Katastrophe gleich, kannte er doch das Schicksal Friedrichs III., das der deutschen Geschichte eine unvorhergesehene Wende gegeben hatte. Hypochonder, der Hitler stets war, vermutete er eine ähnlich bösartige Ursache wie bei dem Hohenzollern. Das Gerücht von einer Krebserkrankung erreicht sogar Stalin, dank der für die Sowjets spionierenden Tochter des amerikanischen Botschafters. Hitler hatte indes einen kompetenten Spezialisten, der seine Sorgen schnell zerstreuen konnte. Der Direktor der HNO-Klinik an der Charité in Berlin, Professor Carl Otto von Eicken, eine Kapazität von internationalem Ruf, würde 1936 Gastgeber des internationalen HNO-Kongresses in Berlin sein. Von Eicken stellte auf Hitlers rechtem Stimmband einen Polypen fest und entfernte ihn am 23. Mai 1935 in Hitlers Privatwohnung, assistiert von einer einzigen Krankenschwester. Die Operation verlief komplikationslos, und die Prognose war angesichts der Benignität des Befundes ungleich günstiger als die beim 99-

Tage-Kaiser. Hitler befolgte von Eickens Rat, seine Stimme über einen längeren Zeitraum zu schonen. Beim Reichsparteitag im Spätsommer trat er wieder mit bekannter Stimmgewalt auf.

Es vergingen mehr als neun Jahre, bis von Eicken Hitler wiedersah. Im Herbst 1944 suchte der Spezialist Hitler in seinem Hauptquartier in Ostpreußen, der Wolfsschanze, auf. Dort hatte Hitler am 20. Juli das Attentat mit zwei geplatzten Trommelfellen und zahlreichen oberflächlichen, aber ungefährlichen Wunden überlebt. Von Eicken behandelte Hitler wegen einer Sinusitis (Nasennebenhöhlenentzündung) und fand bei dieser Gelegenheit einen neuerlichen, etwa 2 mm großen Stimmbandpolypen, den er am 22. November in der Reichskanzlei in Berlin entfernte – der Wolfsschanze hatten sich inzwischen schon sowjetische Truppen genähert. Am 30. Dezember 1944 sah der HNO-Spezialist seinen Patienten ein letztes Mal. Diesmal fand die Konsultation in einem Hauptquartier im Taunus statt, von wo aus Hitler die letzte Offensive der Wehrmacht in den Ardennen verfolgte. Bemerkenswert ist das Gesamturteil des Arztes über den Diktator. Von Eicken war »überrascht von der guten allgemeinen Gesundheit des Patienten«, der auf ihn »stark und zuversichtlich« wirkte.[8] Diese Einschätzung durch einen erfahrenen Arzt widerspricht allen Hypothesen, wonach Hitler im Kriegsverlauf so massiv abgebaut hatte, dass er nicht mehr zurechnungs- oder regierungsfähig war. Über den Kriegsverlauf konnte sich in den letzten Tagen des Jahres 1944 niemand mehr Illusionen machen; das Land lag in Trümmern, dem Führer des Dritten Reichs waren noch vier Monate bis zu seinem Selbstmord beschieden. Die bei Hitler für einen Spezialisten wie von Eicken zweifellos unübersehbaren Symptome von Morbus Parkinson waren dem Arzt keine Bemerkung wert, und auch die zahlreichen Injektionen mit

Stärkungsmitteln, Vitaminen und den unterschiedlichsten Medikamenten durch Morell taten dem positiven Gesamteindruck keinen Abbruch. Egal wie viele sensationsheischende Pseudo-Dokumentationen amerikanische History-Channels mit Titeln wie *High Hitler* auch produzieren; die Vorstellung eines drogensüchtigen Diktators, der im Rausch irrsinnige Befehle schreit, entbehrt der Grundlage. Hitlers Leibarzt Morell dürfte jedenfalls keinen Grund gehabt haben zu lügen, als er nach dem Krieg resümierte: »Im Grunde ist Hitler nie krank gewesen.«[9]

Was Morell, den Panzergeneral Heinz Guderian als unappetitlichen, fetten Scharlatan bezeichnete, bei seiner Einschätzung allerdings übersah, sind die wiederkehrenden Darmprobleme Hitlers, die man heute unter dem Begriff »irritables Kolon« oder Reizdarmsyndrom zusammenfasst, sowie der 1941 erstmals aufgetretene mutmaßliche Parkinsonismus. Hitlers linker Arm begann zu zittern, sodass er seine linke Hand bei öffentlichen Auftritten fest mit der rechten umklammern musste. Wie bei einem Menschen unter Dauerstress kaum anders zu erwarten, hatte auch Hitler Bluthochdruck und als Folge eine Sklerose der Herzkranzgefäße. Er teilte dieses Schicksal mit seinen zwei großen Rivalen Josef Stalin und Franklin D. Roosevelt. Dass die Kriegsjahre ungeachtet von Morells Diktum und von Eickens Beobachtung auch gesundheitlich ihren Tribut von Hitler forderten, war unübersehbar. Der ihn wiederholt betreuende Chirurg Hanskarl von Hasselbach stellte nach dem Krieg fest: »Bis 1940 sah Hitler jünger aus, als er war. Danach ist er aber schnell gealtert. Bis 1943 sah er seinem Alter entsprechend aus, aber danach war sein rapider körperlicher Verfall offensichtlich.«[10]

Die berühmte letzte Filmaufnahme von Hitler vom 22. März 1945, auf der er Hitlerjungen auszeichnet und einigen die Wange tätschelt, ist weniger ein Dokument dieses Verfalls, auch wenn er gebeugt und gealtert aussieht und die zitternde linke Hand hinter seinem Rücken verbirgt. Es ist nicht seine körperliche Erscheinung, die bei der Betrachtung heute aufrüttelt, sondern die Aussagen der von der Wochenschau interviewten Kinder, die gegen sowjetische Panzer gekämpft haben. Die blassen Gesichter, die noch keinerlei Bartwuchs aufweisen, wirken sinnbildhaft für das Zerstörungswerk dieses Verführers, der nach der Zeremonie wieder in seinen Bunker stieg und die Kindersoldaten ihrem Schicksal überließ. Einem Schicksal, das sich für Millionen seiner Opfer in Vernichtungslagern und an Kriegsfronten längst erfüllt hatte. Keine medizinische Diagnose kann das Urteil der Geschichte über ihn mildern. Eberle und Neumann stellen in ihrem lesenswerten Buch das ultimative ärztliche Attest aus: »Die Antwort auf die Frage, ob Hitler krank war, lautet wie folgt: Der Führer der NSDAP, Kanzler des Deutschen Reichs und Oberkommandierender der Wehrmacht, war gesund und zurechnungsfähig.«[11]

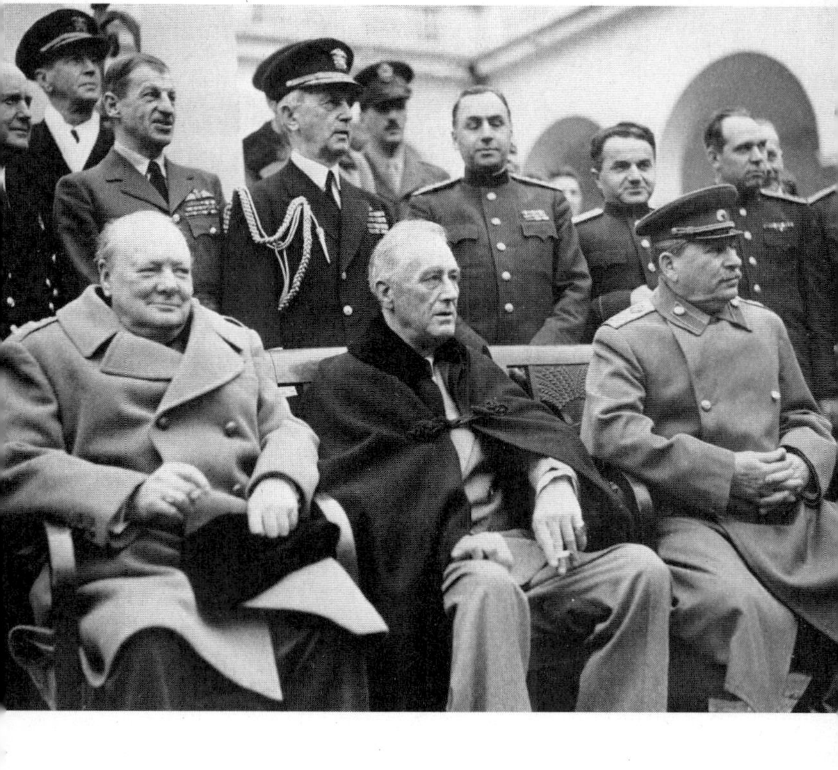

◄ Warlords: Die »großen Drei« bei der Konferenz von Jalta; von links nach rechts: Winston Churchill, Franklin D. Roosevelt, Josef Stalin.

Franklin D. Roosevelt

Die demokratische Tradition der USA hat ihre Stärke vor allem in Krisenzeiten bewiesen. Denn Wahlen hat man in den Vereinigten Staaten selbst dann nicht verschoben oder gar ausfallen lassen, wenn sich das Land im Kriegszustand befand. Zum Vergleich: Das Mutterland der westlichen Demokratie, Großbritannien, rief seine Bürger während des Zweiten Weltkrieges von 1939 bis 1945 nicht an die Wahlurne; vielmehr wurde im House of Parliament eine Koalitionsregierung aus Tories und Labour Party gebildet. Erst nach Kriegsende und der Kapitulation Nazi-Deutschlands im Mai 1945 fand wieder eine Unterhauswahl statt, in der sich die Wählerinnen und Wähler aus Sicht von Kriegspremier Winston Churchill undankbar zeigten, den Rivalen von der Labour Party eine Mehrheit verschafften und ihn abwählten.

In den Vereinigten Staaten hingegen fanden selbst auf dem Höhepunkt der nationalen Tragödie des Bürgerkrieges im Herbst 1864 turnusgemäß die Wahlen zum Kongress und zur Präsidentschaft statt. Jedenfalls in jenem Teil der Nation, der sich noch als USA bezeichnete, nämlich im Norden, in der Union. Die sklavenhaltenden Südstaaten, die Konföderierten, fragten ihre Bürger nicht. So wurde in jenem Herbst der nach Einschätzung vieler Historiker größte Präsident der USA, Abraham Lincoln, für eine zweite Amtszeit wiedergewählt, von der ihm nur wenige Wochen zu erleben vergönnt waren, da der Präsident am 14. April 1865 einem Attentat zum Opfer fiel.

In den Zweiten Weltkrieg traten die USA nach dem japanischen Angriff auf Pearl Harbor am 7. Dezember 1941 ein; vier Tage später erklärte Hitler den Vereinigten Staaten den Krieg. Die nächste Präsidentschaftswahl stand im November 1944 an, und sie fand ungeachtet des globalen Ringens statt. Die Besonderheit: Zum ersten Mal kandidierte ein Präsident für eine vierte Amtszeit. Empörung darüber gab es kaum, denn der Mann im Weißen Haus, Franklin Delano Roosevelt, hatte bereits im November 1940 mit der bis dahin lediglich als eine Art heilig gehaltener Tradition – die auf den ersten Präsidenten, George Washington, zurückging – gebrochen, es bei zwei Amtszeiten zu je vier Jahren bewenden zu lassen. Roosevelt war 1940 erfolgreich für eine dritte Amtszeit angetreten[1]. Was die erneute, die vierte Kandidatur von 1944 von der dritten unterschied, war der inzwischen katastrophale Gesundheitszustand des Präsidenten. Roosevelt war 1944 körperlich nicht in der Lage, den gewaltigen Belastungen einer Präsidentschaft im Krieg für weitere vier Jahre standzuhalten.

Der Mann, der Amerikanern mit ihrer Neigung zu Abkürzungen auch als »FDR« bekannt ist, war von Anfang an aus medizinischer Sicht einzigartig unter den amerikanischen Präsidenten. Denn Franklin D. Roosevelt war schwer körperbehindert, und das in einem Ausmaß wie wohl kein anderer bedeutender Politiker[2] in einer westlichen Demokratie. 1882 als einziger Sohn einer reichen Familie im New Yorker Hudson Valley geboren, galt er als der aufsteigende

Stern der Demokratischen Partei. Woodrow Wilson berief ihn als stellvertretenden Marineminister in seine Regierung, und 1920 war Roosevelt auf dem »Ticket« seiner Partei als Kandidat für die Vizepräsidentschaft, im für einen Politiker jungen Alter von 38 Jahren. Aufgrund der Desillusionierung weiter Teile der Bevölkerung nach dem Ende des Ersten Weltkrieges, aber auch weil die Wahlkampftaktik, Wilsons schwere Erkrankung zu verschleiern, nicht aufging, fand sich eine deutliche Mehrheit für den republikanischen Präsidentschaftskandidaten Warren Harding. Doch Franklin D. Roosevelt galt als der kommende Mann.

Dann ereilte ihn ein schwerer Schicksalsschlag: eine Krankheit, die heute dank jahrzehntelanger gesetzlich vorgeschriebener Impfungen in den Industrienationen selten geworden ist. Im August 1921 besuchte Roosevelt ein Sommerlager der Boy Scouts von New York, deren Präsident er war. Fotos von diesem Besuch sind die letzten Bilddokumente, die ihn im vollen Besitz seiner körperlichen Kräfte zeigen. Wenige Tage später verbrachte Roosevelt, wie fast jeden Sommer, einige Urlaubstage auf Campobello Island, einer Insel kurz hinter der Grenze zu Kanada. Nach einem Bad im Meer, das ihm ungewöhnlich kalt erschien, legte er sich am Abend abgespannt und müde ins Bett. Eleanor, seine Frau, und die Kinder sollten das Dinner ohne ihn einnehmen. Am nächsten Morgen versagte ihm erst das linke, dann das rechte Bein seinen Dienst. Ein zufällig in der Nähe auf Urlaub weilender Chirurg, Dr. Thomas Keen, der schon mehrere US-Präsidenten behandelt hatte, wurde auf die Insel geholt. Er diagnostizierte ein Blutgerinnsel im Rückenmarkskanal. Seine Therapie, die bewegungslosen Beine zu massieren, bereitete Roosevelt enorme Schmerzen. Dessen Befinden verschlimmerte sich, Fieber und der Verlust der Kontrolle über Blase und Darm kamen hinzu. Ein Experte für Poliomyelitis, Dr. Robert W. Lovett aus Boston, wurde hinzugezogen. Nach dessen Diagnose war Roosevelt ohne Zweifel an Kinderlähmung erkrankt. Der Patient und seine Familie waren am Boden zerstört: Aus einem privilegierten Leben in Prosperität, ausgestattet mit politischer Macht, war das Dasein eines pflegebedürftigen Invaliden geworden.

Abgeschirmt, damit Reporter nicht allzu schnell vom Zustand des Politikers erfuhren, wurde Roosevelt nach New York gebracht, wo er die nächsten Monate medizinisch betreut wurde. Einige der Symptome hatten sich zurückgebildet, doch die Bewegungslosigkeit der Beine blieb. Wie es in seinem Innersten nach dieser furchtbaren Diagnose aussah, kann nur vermutet werden. Roosevelts politische Karriere schien beendet: Noch nie hatte Amerika (oder irgendein anderes Land) einen leitenden Staatsmann im Rollstuhl erlebt. Roosevelt lernte mühsam und unter vielen Rückschlägen, sich mit Hilfe eines fast 50 Kilogramm schweren metallverstärkten Stützkorsetts, in den seine wegen des Muskelschwunds gespenstisch dünnen Beine eingespannt waren, vorwärts zu bewegen; meist eingehakt in die kräftigen Arme eines Helfers oder eines seiner Söhne. Doch sein Kampfgeist kehrte zurück.

Bald nahm Roosevelt wieder seine politische Arbeit auf. 1928 wurde er zum Gouverneur seines Heimatstaates New York gewählt. Es war das letzte unbeschwerte Jahr der *roaring twenties*, in denen es immer nur aufwärts zu gehen schien und sich der *american way of life* entwickelte, mit Konsum als Zeichen der Lebensqualität, mit dem Auto in der Garage und einer boomenden Unterhaltungsindustrie in diesem *jazz age*. Im Herbst 1929 kam der Wall Street Crash, und wie immer, wenn dieses Zentrum des Kapitalismus in die Krise gerät, litt die ganze Welt darunter. Die Jahre der großen Depression begannen, und die amerikanische

Regierung unter dem republikanischen Präsidenten Herbert Hoover schien kein Konzept zu haben, wie das Land aus der Krise kommen könnte, und den Nöten der Menschen abgehoben gegenüberzustehen. So wandten sich die Wählerinnen und Wähler im November 1932 mit großer Mehrheit dem Mann zu, der seine eigene Krise bewältigt hatte. Durch seine Kontakte und Erfahrungen mit anderen Poliopatienten – vor allem in dem von ihm eingerichteten Heilbad in Warm Springs im Bundesstaat Georgia – hatte er ein Gespür für menschliches Leid und soziale Not bekommen, das dem privilegierten Sohn der Oberschicht bis zu seiner eigenen Erkrankung fremd gewesen war.

Im Wahlkampf strahlte Roosevelt einen Optimismus und eine Zuversicht aus, die angesichts der tragischen Zeitumstände den Menschen Mut machten. Seine Auftritte wurden von dem Lied mit dem vielsagenden Titel »Happy days are here again« untermalt. Bemerkenswert und kaum vorstellbar in unserer Zeit von 24-Stunden-Nachrichtensendungen, Enthüllungs- und Sensationsjournalismus, von Blogs und Social Media, wo Wahres und Unwahres in Echtzeit verbreitet wird, ist die Zurückhaltung der damaligen Medien. Es gibt nur eine Handvoll Fotos aus jener Epoche, die Roosevelts Behinderung zeigen. Wenn er sich mühsam mit seinem Gehapparat und auf die Arme seiner Söhne oder Helfer gestützt Schritt für Schritt schweißgebadet auf eine Bühne, ein Podium bewegte, blieben die Kameras der Wochenschauen *off*. Vielen Amerikanern war in diesem Wahlkampf und in den folgenden 12 Jahren kaum bewusst, wie stark ihr Präsident in seiner Mobilität eingeschränkt war. Nach damaligem Verständnis war er ein *cripple*.

Roosevelt hatte kein Patentrezept zur Überwindung der Wirtschaftskrise, doch er begann ein umfangreiches Programm staatlicher Interventions- und Arbeitsbeschaffungsmaßnahmen, das als *New Deal* in die Geschichte einging. Einige der Maßnahmen griffen, andere waren wirkungslos. Vollbeschäftigung erlebten die USA erst wieder mit Ausbruch des Zweiten Weltkrieges. Doch Roosevelts politische Größe lag vor allem in seinem psychologischen Geschick. Den Ton gab er in seiner ersten Inaugurationsrede am 4. März 1933[3] vor, als er die berühmten Worte gebrauchte: »The only thing we have to fear is fear itself.«

Eine wohlorchestrierte Kampagne seiner Partei und freundlicher Medien »ersuchte« Roosevelt ab Frühjahr 1940 angesichts des Krieges in Europa, sich noch einmal als Präsident zur Verfügung zu stellen. In typischer Politikermanier bekundete Roosevelt, er könne dieser »Bitte« leider nicht nachkommen, kokettierte mit dem Abschied von der Macht. Im Juli 1940 führte der Parteitag der Demokraten in Chicago zu einem Sinneswandel des Präsidenten. Das Schauspiel, um nicht zu sagen, der Zirkus, der sich am 16. Juli im Chicago Stadium abspielte, war zweifellos eine der am geschmacklosesten inszenierten Willensbekundungen in der Geschichte amerikanischer Parteitage. Wer immer unter seinen Gegnern Roosevelt diktatorische Neigungen unterstellte, fühlte sich von einer Parteitagsdramaturgie bestätigt, die Ähnlichkeiten mit jenen Zeremonien aufwies, wie sie bei Parteiauftritten zeitgenössischer Tyranneien, ob in Moskau, Rom oder Nürnberg, Teil eines die Menge aufputschenden Programms waren. In Chicago kam es zu einem »spontanen« Ausdruck des vermeintlichen Volkswillens, zumindest aber der von vornherein feststehenden Präferenz des Parteivolks. Aus einer nicht einsehbaren Kabine im Keller des Stadions initiierte ein Mann mit einem höchst passenden Amt, der *Superintendent* der Abwasserbehörde von Chicago, Tom Garry, per Lautsprecher eine Art orchestrierter Massenhysterie. Garry intonierte: »We want

Roosevelt! The party wants Roosevelt! The world needs Roosevelt!« Für die nächsten 45 Minuten, nach einer anderen Zählung für die nächsten 53 Minuten, tobte sich das Parteivolk mit »*Roosevelt! Roosevelt! Roosevelt!*«-Sprechchören, Paraden und ekstatischem Getrampel aus. Natürlich spielte der Stadionorganist dazu »Happy days are here again«, die Hymne des Wahlkampfes von 1932. Ein Besucher, der sich von der Choreographie des Abwasserchefs in besonders starkem Maße an liebgewonnene heimische Rituale erinnert fühlte, war der junge sowjetische Diplomat Andrei Gromyko. Fast 40 Jahre lang sollte er später das verdrießliche Gesicht der sowjetischen Außenpolitik werden, bevor er vom letzten Parteichef des Imperiums, Michail Gorbatschow, auf den repräsentativen Posten des Sowjetpräsidenten abgeschoben wurde. Gromyko schrieb beeindruckt: »Man musste annehmen, dass all dieses Schreien für die Demokraten war, aber Genaues konnte man in dem großen Gedröhn nicht verstehen, denn es klang, als zöge ein Erdbeben herauf. … Jenseits all des Kreischens und des Chaos jedoch war es leicht, die Schreie der Ekstase zu vernehmen, die jedes Mal erklangen, wenn der Name Roosevelt fiel.«[4]

Die leicht doppeldeutige Mahnung der Opposition, *No man is good enough three times*, verfing nicht angesichts der Abneigung vieler Amerikaner, »mitten im Strom« – in einem Weltkrieg (noch) ohne amerikanische Beteiligung – »die Pferde zu wechseln«. Roosevelt wurde am 4. November 1940 zum ersten amerikanischen Präsidenten gewählt, der sein Land länger als acht Jahre führen durfte. Und vier Jahre später gab es in der breiten Öffentlichkeit und für die meisten Medien keine Zweifel, dass der Präsident sein Werk beenden würde. Im Sommer 1944 waren die USA und ihre Verbündeten im Krieg eindeutig auf der Siegerstraße. Im Pazifik waren die Japaner weit zurückgedrängt worden; ihre einst furchteinflößende Marine war mehrfach vernichtend geschlagen worden. In Europa folgte am 6. Juni der »D-Day«: Die Alliierten landeten in der Normandie und begannen mit der Befreiung des von Nazi-Deutschland besetzten Westeuropa, während an der Ostfront die Rote Armee von der Wehrmacht nicht mehr gestoppt werden konnte. Der Präsident indes war nicht mehr der, welcher er zu Kriegsbeginn gewesen war.

Das amerikanische Nachrichtenmagazin *Life* brachte in seiner Ausgabe vom 31. Juli 1944 ein Foto, das viele seiner Leser zutiefst erschreckte. Das Bild, aufgenommen auf einem nicht näher genannten Militärstützpunkt, zeigt Präsident Roosevelt hinter einem Tisch vor einem Mikrofon sitzend. Er sah auf diesem Bild völlig anders aus als auf jenen, die man als typisch für ihn ansah und die einen hohen Wiedererkennungswert hatten, jenen Porträts, die ihn mit strahlendem Lächeln, den Zigarettenhalter zwischen den Lippen, und vorgestrecktem, dynamischem Kinn zeigen. Mit dieser charismatischen Persönlichkeit schien der in *Life* Abgebildete keine Ähnlichkeit mehr zu haben. Roosevelts Gesicht sieht eingefallen und erschreckend gealtert aus; sein Mund steht halb offen und der Blick geht trüb ins Leere. Der helle Anzug schlackert um einen abgemagerten Körper; die Hosenbeine scheinen ohne Inhalt zu sein. Auf nur wenigen Bilddokumenten lässt sich der Muskelschwund als Folge der Poliomyelitis so deutlich erahnen. Der ganze Habitus des Präsidenten mit seinen hängenden Schultern erweckt den Eindruck, als würde der Mann im nächsten Moment zusammenbrechen. Es ist ein Bildnis des körperlichen Verfalls. Zur düsteren Atmosphäre tragen die Gesichter der in der rechten Bildhälfte sitzenden Familienangehörigen bei, sein Sohn James in der Uniform eines Colonel, seine Frau sowie die Gattin seines Bruders John.

Ihre Mienen hätten auch bei einer Beerdigung angemessen gewirkt.

Das Bild, aufgenommen von dem *Life*-Fotografen George Skadding, ließ im Weißen Haus sämtliche Alarmglocken läuten. Roosevelts Pressesprecher Steve Early, seit fast einem Dutzend Jahren der Verkünder permanent guter Nachrichten aus dem Amtssitz, ließ gegenüber Grace Tully, der Sekretärin des Präsidenten, (und nach, so darf vermutet werden, einem wütenden Anruf beim *Life*-Chefredakteur) seiner Verärgerung freien Lauf: »Ich war furchtbar enttäuscht; das war ein neuer Tiefpunkt, als ich das Foto des Präsidenten bei seiner *acceptance speech* sah. Ich kann mir nicht vorstellen, was mit Skadding, seiner Kamera oder seinem Objekt nicht in Ordnung war. Aber irgendetwas war nicht in Ordnung. Die Gerüchtefabrik macht Überstunden und spuckt Gerüchte und Lügen über die Gesundheit des Präsidenten aus.«[5]

Mit Skadding und mit seiner Kamera war alles in Ordnung, was man indes vom Realitätssinn, der Ehrlichkeit und der Offenheit Earlys sowie anderer enger Mitarbeiter Roosevelts zu diesem Zeitpunkt längst nicht mehr behaupten konnte. Und nicht in Ordnung war auch Skaddings Objekt. Es war das erste Mal, dass die Abblock- und Leugnungsmechanismen des Weißen Hauses, das stets und bei allen Präsidenten höchst sensibel war, versagt hatten. Zu allem Übel brachte das Magazin wenige Seiten vor dem bedenklichen Foto ein Porträt von Roosevelts Leibarzt, Ross McIntire, einem Marinearzt im Admiralsrang: McIntires Diagnose und Prognose fielen – im krassen Widerspruch zu dem Erscheinungsbild Roosevelts – beruhigend aus. Neben gelegentlichen Ermüdungserscheinungen und dem, was das Alter ebenso mit sich bringe, leide der Präsident nur an einem Problem der Nasennebenhöhlen. McIntire wird als kompetenter HNO-Arzt beschrieben, der den Präsidenten mit seinen 62 Jahren auf dem bestmöglichen Gesundheitszustand halte. Der Präsident, so schließt der Artikel, habe noch viel harte Arbeit in den vor ihm liegenden letzten Monaten seiner dritten Amtszeit vor sich, und McIntire werde schon dafür sorgen, dass er sich in jener physischen Verfassung befinde, die nötig sei, um mit den Herausforderungen fertig zu werden.

Dabei porträtierte das Magazin mit der Beschreibung McIntires und seiner Tätigkeit an der Seite Roosevelts gerade nicht die Lösung des Problems – sondern eine seiner Ursachen. Denn der Arzt war mit der Entwicklung, die Roosevelts geistiger und körperlicher Zustand in den Kriegsjahren durchlief, völlig überfordert. In einer welthistorisch entscheidenden Periode erkannte McIntire nicht einmal die Schwere der Krankheit. Im Gegenteil: Selbst als sich der Befund nicht mehr leugnen ließ, setzte er alles daran, die Wahrheit zu verschleiern. Professionelle Unterstützung erhielt er durch einen Arzt, der im Belügen der Öffentlichkeit über einzigartige Erfahrung verfügte. Zu den engsten Freunden Roosevelts aus seiner Zeit als Gouverneur von New York gehörte ein Mediziner, der sich im Weißen Haus gut auskannte: der Marinearzt und Admiral Cary T. Grayson. Wir haben ihn bereits kennengelernt. Als Woodrow Wilson im Oktober 1919 einen schweren Schlaganfall erlitt, gehörte Grayson zusammen mit der First Lady Edith Wilson und dem Privatsekretär des Präsidenten zu einer »Troika«, welche die Amerikaner systematisch über den Zustand des eigentlich längst amtsunfähigen Präsidenten belog und die Regierungsgeschäfte zwar nicht an sich riss, wohl aber eine ordentliche Exekutive behinderte.

Eben dieser Dr. Grayson war es, der Roosevelt bald nach dessen Amtsantritt im März 1933 einen Leibarzt empfahl:

Grayson sprach sich für Dr. McIntire aus. Dessen Tätigkeit war weitgehend stressfrei. Für gewöhnlich machte McIntire zweimal am Tag, früh am Morgen und noch einmal am Abend, Roosevelt seine Aufwartung, um sich nach seinem Befinden zu erkundigen. McIntire beschrieb die Konsultationen als einen für Arzt wie Patient äußerst entspannten Termin: »Ich parkte um 8:30 mein Auto vor dem Weißen Haus und ging ins Schlafzimmer des Präsidenten, um ihn mir anzuschauen. Es gab weder ein Thermometer noch ein Stethoskop; es bestand weder der Wunsch, sich den Puls fühlen noch sich die Zunge anschauen zu lassen, und nur selten wurde eine direkte Frage gestellt. Ich nahm in einem bequemen Sessel Platz und blieb eine Zeit lang, während das Frühstück eingenommen und die Zeitungen gelesen wurden.«[6] McIntire war fast immer mit von der Partie, wenn der Präsident auf Reisen ging. Die Grenzen seines eigenen Fachbereichs hat er nur selten überschritten. Roosevelt klagte wenig über die Symptome seiner Krankheit, und McIntire scheint nur selten eine Ganzkörperuntersuchung durchgeführt oder bei einem Fachkollegen veranlasst zu haben. Auch die gesundheitsschädliche Gewohnheit Roosevelts erregte bei dem Arzt kaum Widerspruch: Der Präsident war ein starker Raucher.

Als das *Life*-Foto erschien, war einem engen Umfeld Roosevelts indes der wahre Gesundheitszustand des Präsidenten schon längst bewusst, nicht zuletzt, weil McIntire allmählich die Kontrolle über den Präsidenten entzogen und Roosevelt kompetenteren Ärzten anvertraut wurde. Schon im März 1944 war nicht mehr zu übersehen, dass Roosevelt angeschlagen war. Der Präsident, der um seine gesundheitlichen Probleme nie viel Aufheben gemacht hatte, antwortete auf die Frage, wie er sich fühle, ehrlich und knapp: »Like hell!« Als Roosevelt im Naval Hospital in Bethesda untersucht wurde, erkannte ein junger Kardiologe, Howard Bruenn, auf der Röntgenaufnahme, dass das Herz des Patienten, vor allem im Bereich der linken Kammer, massiv vergrößert war: ein Hinweis auf eine ausgeprägte Herzinsuffizienz. Roosevelt wog zu dieser Zeit 85 Kilogramm – zu viel und aufgrund der verkümmerten Beine ungleichmäßig verteilt. Besondere Sorgen bereitete Bruenn Roosevelts Blutdruck: Er schwankte stark und war bisweilen gefährlich hoch. Bruenn verschrieb Digitalis (damals gab es kaum andere wirksame Medikamente für Herzmuskelschwäche) und ordnete einen strikten Wandel der Lebensführung an. Der Präsident müsse sein Gewicht reduzieren, zehn Stunden täglich schlafen – was angesichts der Arbeitsbelastung Roosevelts kaum zu realisieren war – sowie seinen Zigarettenkonsum auf 5 pro Tag (von bisher 30) und die Martinis auf einen vor dem Dinner reduzieren. Bruenn wurde klar gemacht, was von ihm erwartet wurde: »Ich wurde gewarnt, meinen Mund zu halten, weil unnötiges Wissen nicht verbreitet werden sollte.«[7]

Roosevelt wurde erwartungsgemäß von den Demokraten auf deren Wahlparteitag (*convention*) für eine vierte Amtszeit nominiert. Man kann es als Schwäche oder als krankheitsbedingte Apathie des Präsidenten interpretieren, dass er sich nicht um die vielleicht wichtigste Aufgabe eines frisch nominierten Kandidaten kümmerte: die Ernennung eines *running mate*, eines Kandidaten für die Vizepräsidentschaft. Stattdessen überließ er seiner Partei diese Entscheidung. Bei den Delegierten des Wahlparteitags in Chicago war Senator Harry Truman aus Missouri zum Favoriten geworden. Truman war ein grundsolider, bodenständiger Politiker, der im besten Sinne die einfachen Amerikaner repräsentierte. Er hat als einziger aller US-Präsidenten des 20. Jahrhunderts kein College besucht und sich als junger Mann mit verschiedenen Gelegenheitsjobs durchgeschlagen, bevor es ihn in die Politik zog. 1934 wurde Truman zum ersten Mal in den Senat gewählt. Er stand der »Wall Street« und dem »Big Business« kritisch gegenüber, die nach seiner Einschätzung zu viel Einfluss auf die Politik der USA hatten. Er nahm schließlich die Entscheidung der Delegierten an. Roosevelt hatte vor der Wahl im November nur wenig persönlichen Kontakt zu Truman; bei einem der seltenen Treffen fiel dem künftigen Vizepräsidenten auf, dass Roosevelts Hände so sehr zitterten, dass er kaum seinen Kaffee trinken konnte, ohne ihn zu verschütten. Seine Nummer zwei in Regierungsgeheimnisse einzuweihen, hielt Roosevelt nicht für nötig. So erzählte er Truman auch nicht von jenem gigantischen geheimen Projekt unter dem Codenamen »Manhattan«, das ein neues Zeitalter einleiten würde – den Bau der Atombombe.

Roosevelt wurde ein viertes Mal gewählt und am 20. Januar 1945 erneut vereidigt, in einer kurzen Zeremonie bei strömendem Regen, die wohl als eine der tristesten Inaugurationen gelten kann. Wenige Tage darauf stand er vor einer Aufgabe, der er nicht länger gewachsen war: Er flog zum Treffen der »großen Drei« über die Gestaltung der Nachkriegsordnung in Europa und der Welt nach Jalta. Die Reise an sich wäre auch für einen jüngeren und gesünderen Mann eine Tortur gewesen. An Bord eines Kreuzers ging es nach Malta, wo er sich in der britischen Kolonie mit Winston Churchill traf. Dann bestiegen die westlichen Delegationen das Flugzeug Richtung Schwarzes Meer. Nach der Landung auf der Krim fuhr man im offenen Jeep knapp sechs Stunden bei Minustemperaturen zum Tagungsort in Jalta, einem Kurort aus der Zarenzeit, der deutlich vom Krieg gezeichnet war. Der Konferenzmarathon von Jalta dauerte vom 4. bis zum 11. Februar 1945. Die Bilder sprechen eine klare Sprache: ein vor Selbstbewusstsein strahlender Josef Stalin, ein vitaler, sich aber der Grenzen britischer Macht und britischen Einflusses bewusster Winston Churchill und ein fahl und gebrechlich aussehender Franklin D. Roosevelt.

Der körperliche Abbau des Präsidenten war offensichtlich und auch Churchill schon auf der Anreise aufgefallen. Doch gab es wenig Hinweise darauf, dass sich parallel zum körperlichen auch ein geistiger Verfall vollzog. Für einen Fachmann wie Churchills Leibarzt Lord Moran konnte indes trotz der Tatsache, dass Roosevelt den Reigen der Sitzungen ohne Schwächeattacke überstand, kein Zweifel an der Prognose bestehen: »Er ist ein sehr kranker Mann. Er zeigt alle Symptome einer Verhärtung der Hirnarterien, sodass ich ihm nur noch ein paar Monate zu leben gebe.«[8] Wie auch immer es um seine geistige Vitalität in Jalta stand, Roosevelt war mental fit genug, um bald nach seiner Heimkehr eine grundehrliche und realistische Einschätzung seiner Leistungen bei der Konferenz zu geben: »Ich sage nicht, dass es gut war. Ich sage, es war das Beste, was ich erreichen konnte.« Und fügte bald frustriert hinzu: »Wir können nicht mit Stalin ins Geschäft kommen. Er hat jedes seiner in Jalta abgegebenen Versprechen gebrochen.« Dies war und ist wohl die Essenz des legendären (und letzten) Treffens der großen Drei: »Das Problem mit Jalta war nicht, dass es ein schlechtes Abkommen war, sondern dass Stalin es ignorierte.«[9] So ist »Jalta« zu einem geflügelten Wort für das Unvermögen des Westens geworden, der sowjetischen Expansion Einhalt zu gebieten und ganz Europa von einer Diktatur zu befreien. Ganz besonders tragisch ist das Schicksal Polens. Das Land, das 1939 gegen Hitler um seine Freiheit kämpfte und für das Großbritannien und Frankreich Nazi-Deutschland den Krieg erklärten, wurde 1945 nicht befreit, wurde außenpolitisch nicht Herr seines eigenen Geschickes, sondern wurde zu einem der Satellitenstaaten, mit denen Stalin und seine

Nachfolger im Politbüro ihr Reich umgaben. Es waren letztlich die Polen, die mit ihrer Streikbewegung und der Gründung der Gewerkschaft »Solidarnosc« ab 1980 ein eindrucksvollen Manifest ihres Freiheitswillens abgaben. Noch bevor jenes bewegende Jahrzehnt mit historischen Persönlichkeiten wie Michail Gorbatschow, Ronald Reagan, Margarete Thatcher und einem aus Polen stammenden Papst zu Ende ging, wurde »Jalta« überwunden, konnten endlich auch Polen und Ungarn, Balten und Tschechen und andere Völker – vor allem auch das größte Volk Europas, die Russen – jene Freiheit genießen, in deren Namen Amerika, Großbritannien, Frankreich und ihre Alliierten den Kampf gegen die Barbarei Hitlers führten.

Franklin Delano Roosevelt erlebte das Ende dieses Kampfes und die von ihm angestrebte Gründung der Vereinten Nationen nicht mehr. Er verbrachte noch ein paar Frühlingstage in Warm Springs, wo es ihm vergönnt war, die Gesellschaft seiner früheren Geliebten, der warmherzigen Lucy Rutherfurd, zu genießen. Seine eher herbe Ehefrau Eleanor verbrachte ihre Freizeit bevorzugt im Kreis von häufig Männerkleidung tragenden Freundinnen. Lucy brachte die Malerin Elizabeth Shoumatoff mit, die ein Porträt des Präsidenten anfertigen sollte. Am 12. April saß Roosevelt der Malerin geduldig Modell. Ihr fiel auf, dass der Präsident nicht so blass war wie sonst, sondern sein Gesicht erkennbar »an Farbe« gewonnen hatte. Sie konnte nicht wissen, dass es ein Zeichen krisenhaften Bluthochdrucks war. Kurz nach ein Uhr mittags führte Roosevelt seine linke Hand an seinen Hinterkopf und sagte leise: »I have a terrific pain in the back of my head.« Es sollten seine letzten Worte sein. Roosevelt verlor das Bewusstsein. Binnen weniger Minuten kam Dr. Bruenn, brachte den mühsam atmenden Präsidenten in das Schlafzimmer des Little White House und setzte verschiedene Injektionen, doch ihm war klar, was geschehen war: Infolge des Bluthochdrucks war eine große Hirnarterie geplatzt. Die Massenblutung im Gehirn war ein Todesurteil. Der 32. amerikanische Präsident starb um 3 Uhr 55 nachmittags friedlich in einer Epoche des Unfriedens, umgeben von Menschen, die ihm aufs Innigste zugetan waren.

Der Tod Roosevelts hatte personelle Konsequenzen, die für Europa und vor allem für Deutschland jedoch auch ein Segen waren. Seit Beginn seiner Präsidentschaft hatte Henry Morgenthau, Roosevelts Freund und Nachbar in Upstate New York, das Amt des Finanzministers inne. Er wurde zum Namensgeber des Morgenthau-Planes, der nach dem Sieg über Deutschland die Reduzierung dieser ehemals führenden Industriemacht Europas zu einem Agrarstaat vorsah (und die Verelendung und den Tod von wahrscheinlich Millionen hinnahm). Ob Roosevelt dies wirklich befürwortet hätte, wenn er seine vierte Amtszeit durchgestanden hätte, ist ungewiss. Die meisten seiner Biografen (die oft Hagiografen gleichkommen) halten dies nicht für mit seinen Werten vereinbar. Roosevelt selbst hatte angedeutet, Deutschland könne nach Bestrafung der Nazis langfristig wieder einen Platz unter den Nationen einnehmen. Wie er wirklich verfahren wäre, bleibt spekulativ. Roosevelt pflegte sein Selbstbildnis einer Sphinx, eines Politikers, der sich nicht in die Karten schauen lässt. Realität war indes, dass der neue Präsident, Harry Truman, keinerlei Sympathien für solche an Genozid grenzenden Rachepläne hatte. Das Gesicht und die Personifizierung amerikanischer Politik gegenüber Deutschland und anderen wirtschaftlich am Boden liegenden Ländern Europas wurde glücklicherweise nicht Morgenthau, sondern George C. Marshall, der Außenminister Trumans und Begründer des nach ihm benannten Marshall-Planes. Morgenthau, den Truman nicht besonders mochte, trat bereits am 22. Juli 1945 vom Amt des amerikanischen Finanzministers zurück.

Die lange Amtszeit des Franklin Delano Roosevelt und das Schauspiel eines über Monate kranken, weil im Amt sich verzehrenden Präsidenten, hatte für die USA auch verfassungspolitische Konsequenzen. Schon im März 1947, keine zwei Jahre nach Roosevelts Tod, wurde im Kongress der Entwurf für einen Verfassungszusatz – den zweiundzwanzigsten – eingebracht, in welchem die Amtszeit eines Präsidenten auf maximal acht Jahre begrenzt wurde. Für ihn stimmten auch zahlreiche Demokraten, Roosevelts Parteifreunde. Der Verfassungszusatz trat 1951 in Kraft.

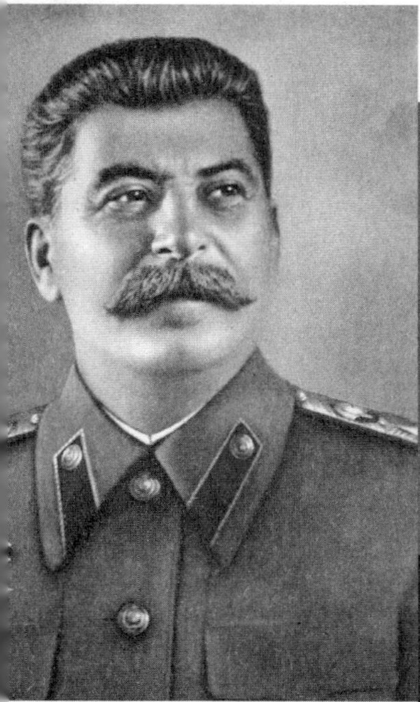

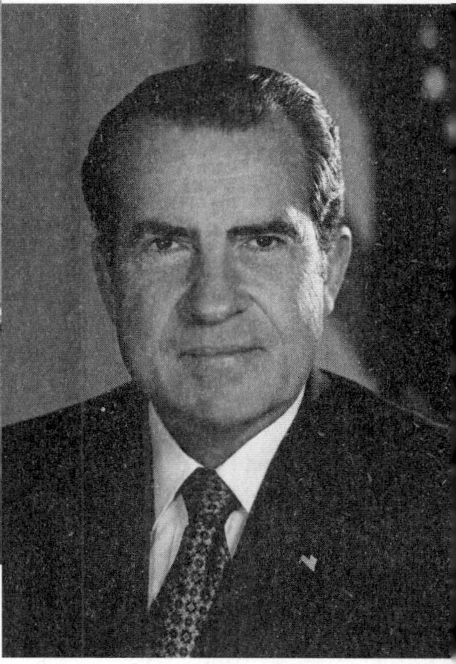

◄ Er sah sich von Feinden umgeben: Richard Milhous Nixon, der als bislang einziger Präsident der USA im August 1974 von seinem Amt zurücktrat.

Die Pockennarben sind wegretuschiert: Porträt eines Massenmörders – Josef Stalin, der Herrscher über die Sowjetunion von 1924 bis 1953.

Paranoia im Kreml und im Weißen Haus

Stalin und Nixon

Der historische Film steht vor der Herausforderung, die Fakten authentisch wiederzugeben und gleichzeitig zu unterhalten. Dem 2017 produzierten britisch-französischen Werk *The Death of Stalin*, einer Politsatire, gelingt dies beinahe mustergültig. Doch manchmal spielt sich die Geschichte wie eine Farce ab, und die letzten Tage und Stunden eines der schlimmsten Tyrannen der Moderne sind ein Beispiel dafür.

Und die in dem Film dargestellten Ereignisse haben sich denn auch weitgehend so abgespielt: Am Samstagabend, dem 28. Februar 1953, verbringt Josef Stalin, seit fast drei Jahrzehnten Führer der Sowjetunion, wie so häufig viel Zeit mit einem Quartett, dessen Mitglieder sich wie Planeten um ihr Zentralgestirn bewegen: dem stellvertretenden Generalsekretär der Kommunistischen Partei, Georgi Malenkow, seinem Geheimdienstchef Lawrenti Beria, dem Verteidigungsminister Nikolai Bulganin und dem Moskauer Parteichef Nikita Chruschtschow. Wie immer wird spät gegessen, es wird viel getrunken, und wie immer sind die vier Spitzenpolitiker der Weltmacht von äußerster Servilität gegenüber ihrem Chef, dessen Stimmungsschwankungen von legendärer Unberechenbarkeit sind. Gern fordert Stalin den zur Korpulenz neigenden Chruschtschow auf, die anderen mit einem traditionellen Tanz aus seiner ukrainischen Heimat zu erfreuen. Keiner der vier widerspricht. Sie alle wissen, was selbst mit verdienten Parteiführern geschehen kann wie Lew Kamenew und Grigori Sinowjew, den Mitbegründern der Sowjetunion, die nach Schauprozessen hingerichtet wurden. Oder Leo Trotzki, der im Exil in Mexiko auf Stalins Befehl ermordet wurde. So haben die feucht-fröhlichen Nächte mit dem Diktator für seine engste Nomenklatura stets etwas Bedrohliches; das Verhängnis kann jederzeit über sie hereinbrechen. Und wie ausgeprägt die Paranoia des 74-Jährigen ist, erleben die vier Vertrauten gerade in jenen Tagen: Es kommt zu Massenverhaftungen von vornehmlich jüdischen Ärzten. Stalin sieht eine Verschwörung der Mediziner mit dem Ziel, ihn umzubringen.

In der Tat ist es um seine Gesundheit nicht zum Besten bestellt. Stalin leidet unter massivem Bluthochdruck, seine Leber ist vom lebenslangen Alkoholkonsum geschädigt und sein Gedächtnis lässt nach. Immer öfter zieht er sich auf seine Datscha im Moskauer Vorort Kuntsewo zurück. Hier unterhält er (wenn dies der richtige Ausdruck ist) das ihm ergeben lauschende Quartett bis in die frühen Morgenstunden. Stalin ist ein Nachtmensch und schläft normalerweise bis in den Mittag hinein. Es ist ein Tag-Nacht-Rhythmus, den er mit seinem großen Rivalen Adolf Hitler gemein hat, der ebenfalls seine Entourage bis weit nach Mitternacht mit seinen Monologen traktierte, im Gegensatz zu Stalin allerdings völlig ohne Alkohol.

In der Nacht auf Sonntag, den 1. März 1953, ist gegen 3 Uhr Schluss. Den Wachen sagt Stalin, dass er sie morgen nicht brauche und sie ihn erst behelligen sollten, wenn er nach ihnen klingelte. Als am Sonntagmittag und auch am Nachmittag dieses Zeichen ausbleibt und der Tag sich schließlich dem Ende zuneigt, traut sich niemand vom Personal, eigenmächtig das Refugium des Herrschers zu betreten. Gegen 22 Uhr abends nimmt der stellvertretende Verwalter der Datscha all seinen Mut zusammen und betritt unter dem Vorwand, ein Paket zu bringen, Stalins Privaträume. Der Diktator liegt auf dem Teppich in einer Lache seines Urins. Man legt ihn auf eine Couch und ruft das Quartett. Als die hochrangigen Politiker eintreffen, lähmt die Angst ihre Glieder – falls man nicht an jene Verschwörungstheorien glaubt, wonach die Vier oder einer von ihnen Stalin vergiftet haben. Beria soll gesagt haben, Genosse Stalin schlafe doch nur und es bestehe kein Grund zur Panik. Der Diktator ist nach dem massiven Schlaganfall, den er erlitten hat, noch bei – allerdings schwindendem – Bewusstsein. Möglicherweise bekommt er noch mit, dass keiner seiner engsten Vertrauten auch nur einen Finger rührt, um ihn zu retten.

Am Montag, dem 2. März, entschließt sich die mutlose Führungsriege (innerhalb derer bald der Machtkampf um die Nachfolge entbrennen wird) endlich, ärztliche Hilfe zu holen. Einige der bedeutendsten Mediziner der Sowjetunion befinden sich jedoch im Zuge der »Säuberungen« aufgrund der vermeintlichen jüdischen Ärzteverschwörung in Haft. In einem Fall soll die Befragung eines Spezialisten schlagartig von einem Verhör wegen Hochverrats zur Einholung der Expertise darüber, was bei einem schweren Schlaganfall zu tun sei, mutiert sein. Von all den Kriechern, die sich um Stalins Lager versammeln, ist Beria der erbärmlichste. Er küsst wiederholt die Hand des Diktators und weint in höchster Tonlage. Vielleicht ahnt dieser kaltblütige Massenmörder – Beria wird unter anderem für das Massaker von Katyn, bei dem mehrerer Tausend polnische Offiziere erschossen wurden, verantwortlich gemacht –, dass sich seine Genossen in einer der ersten Maßnahmen gegen ihn wenden würden. Beria wird das Ende des Jahres 1953 nicht mehr erleben. Am 5. März neigt sich Stalins irdische Präsenz dem Ende entgegen; seine Tochter Svetlana beschreibt das Geschehen: »In dem, wie es schien, letzten Augenblick öffnete er seine Augen und ließ über jeden im Raum seinen Blick gleiten. Es war ein fürchterlicher Blick, irrsinnig oder vielleicht auch wütend, und voller Angst vor dem Tod. Plötzlich hob er die linke Hand, als wollte er auf irgendetwas da oben deuten und auf alle einen Fluch herabsenden. Die Geste war unverständlich und voller Drohung.«[1]

Kurz vor 22 Uhr abends am 5. März 1953 endete das Leben des Iossif Wissarionowitsch Dschugaschwili, der 1912 im Untergrund den Kampfnamen Stalin, »der Stählerne«, angenommen hatte. Es schien, als würde er noch über den Tod hinaus seinem Volk Blutopfer abverlangen. In einer Panik während der Trauerfeier auf dem Roten Platz am 9. März wurden nach Chruschtschows Angaben (er wurde nach längeren Machtkämpfen neuer Parteichef und regierte die Sowjetunion bis 1964) 109 Menschen, nach anderen Informationen rund 500 Personen zu Tode getrampelt oder erdrückt.

Gewalt prägte Stalins Lebens. Der Heranwachsende, der von seinem Vater immer wieder brutal verprügelt wurde, ging einen Weg, der ihn zu einem der übelsten Tyrannen der Weltgeschichte machte. Körperlich eher schmächtig, war Stalin, der als junger Revolutionär mit Banküberfällen Geld für die kommunistische Sache erbeutete, mit einem etwas kürzeren und nicht voll beweglichen linken Arm versehen. Die Pocken, die er in jungen Jahren durchmachte, hinterließen Narben in seinem Gesicht, die von sowjetischen Pressefotografen sorgsam retuschiert wurden. Seinen eigenen Weg zur Macht bereitete er planmäßig und zielstrebig vor, nachdem Lenin nach mehreren Schlaganfällen kaum noch regierungsfähig war. Das Schicksal seines Mentors – Lenin warnte in seinen letzten Lebensmonaten vor Stalin – sollte er drei Jahrzehnte später teilen: Wie Lenin litt auch dessen Nachfolger an hochgradiger Arteriosklerose. 1945 schien er einen Herzinfarkt oder eine Serie kleiner Schlaganfälle erlitten haben – in dem Jahr, in dem die Sowjetunion ihren größten Triumph feierte. Die Rote Armee war in Berlin einmarschiert; der Vernichtungskrieg, den Hitler mit seinem Überfall im Juni 1941 gegen die Sowjetunion und ihre (nach nationalsozialistischer Ideologie) »Untermenschen« führte, hatte sich gegen seine Urheber gewendet. Russische Soldaten fanden die Überreste der verkohlten Leiche Hitlers; der Sieg Stalins war vollkommen. Bei der Konferenz von Potsdam war er erkennbar der machtvollste der Kriegsgewinner. Der amerikanische Präsident Harry Truman war noch neu im Amt und Großbritanniens Kriegspremier Winston Churchill wurde mitten im Gipfeltreffen aufgrund der Ergebnisse der Unterhauswahlen abberufen. Fast die Hälfte Europas befand sich unter Stalins Herrschaft und die westlichen Alliierten begriffen allmählich, dass sie eines Bündnisses und großer Entschlossenheit bedurften, um zu verhindern, dass das rote Banner mit Hammer und Sichel bald überall auf dem Kontinent wehen würde.

Wie bei Tyrannen oft der Fall, sorgte auch Stalin nicht für seine Nachfolge. Er klammerte sich an die Macht, die Symptome seines körperlichen wie geistigen Verfalls missachtend. Sein Land trug schwer an seinem Erbe und am Umgang mit der Erinnerung an einen Diktator, dessen Terrorherrschaft nach Schätzungen (die aufgrund der unsicheren Quellenlage weit auseinandergehen) rund 20 Millionen Opfer forderte.

Der Begriff Paranoia, der häufig und zu Recht im Zusammenhang mit Stalin gebraucht wird, beschreibt psychische

Störungen, bei denen es zu Wahnvorstellungen kommt. Er ist nicht selten mit politisch mächtigen Persönlichkeiten assoziiert. Macht ruft bei entsprechender individueller Veranlagung offenbar die Angst vor feindlichen Machenschaften, vor Verschwörungen und anderen Bedrohungen hervor. Ein paranoider Herrscher oder Staatsmann traut niemandem mehr, selbst dem engsten Umfeld nicht, und sieht sich von Feinden umgeben. Diese Denkmuster sind nicht neu; das Gebaren einiger römischer Kaiser, russischer Zaren, osmanischer Sultane und anderer Autokraten, die vermeintliche oder tatsächliche Rivalen skrupellos umbringen ließen, ist ein Ausdruck dieser Paranoia. Vielleicht sagt es etwas über den Segen der Demokratie westlichen Musters aus, dass die Wahrnehmung eines Mächtigen, Feinde seien allüberall am Werke, nur noch zu unblutigen Missetaten, wie illegalem Abhören, Einbrüchen bei politischen Gegnern und dem Psychiater eines Widersachers, Vertuschung von Gesetzesverstößen, vulgären Flüchen und dem Griff zur Whiskyflasche führt.

»Vergessen Sie niemals: Die Presse ist der Feind, die Presse ist der Feind. Das Establishment ist der Feind, die Professoren sind der Feind, die Professoren sind der Feind. Schreiben Sie das hundertmal an eine Tafel.«[2] Diese merkwürdige Aufforderung erging nicht in einem Klassenzimmer, sondern im Oval Office des Weißen Hauses. Sie wurde viele Jahre später auf inzwischen freigegebenen Tonbändern entdeckt. Diese Worte richtete der 37. Präsident der USA, Richard Milhous Nixon, an seine nationalen Sicherheitsberater Henry Kissinger und Alexander Haig (die beide später das Amt des amerikanischen Außenministers bekleiden sollten) in einer Besprechung am 14. Dezember 1972.

Der Zeitpunkt dieser Warnung ist bemerkenswert. Nur gut fünf Wochen zuvor, am 7. November 1972, hatte Nixon die Präsidentschaftswahl in einem Erdrutschsieg gewonnen und war von der Bevölkerung für eine zweite Amtszeit bestätigt worden. Sein Vorsprung in absoluten Wählerstimmen gegenüber seinem Rivalen, dem Demokraten George McGovern, ist bis heute der größte je bei einer amerikanischen Präsidentschaftswahl errungene. Nixons Sieg im entscheidenden Wahlmännerkollegium (*electoral college*) war besonders beeindruckend: Er kam auf 520 Stimmen, McGovern nur auf 17 (der Demokrat errang lediglich in Massachusetts und in der Hauptstadt Washington DC die Mehrheit).[3] Ein solcher Wahlsieger hätte mit grenzenlosem Selbstvertrauen seine zweite Amtszeit beginnen können, umso mehr, als er beträchtliche außenpolitische Erfolge vorzuweisen hatte. 1972 hatte Nixon mit seinem historischen Besuch in China Beziehungen zum bevölkerungsreichsten Land der Erde aufgenommen. Im selben Jahr besuchte er als erster amerikanischer Präsident Moskau; als sichtbares Zeichen einer Entspannungspolitik wurde das SALT 1-Abkommen über die Begrenzung strategischer Waffensysteme unterzeichnet.

Doch entspannt, locker, zuversichtlich und vor allem selbstbewusst zu sein lag nicht in der Natur des Richard Nixon. Kurz nach dem Krieg war er 1946 in den Kongress gewählt worden; die Republikaner sahen in ihm einen Politiker mit Zukunft und stellten ihn 1952, mit erst 39 Jahren, dem großväterlich wirkenden Weltkriegshelden Dwight D. Eisenhower als Vizepräsidentschaftskandidat zur Seite. Im Wahlkampf allerdings schossen sich die Medien auf Nixon ein, und so lag er keineswegs falsch damit, in ihnen seine vielleicht unerbittlichsten Gegner zu sehen. Eine extrem negative Darstellung seiner Person wurde für zahlreiche Journalisten über die nächsten drei Jahrzehnte selbstverständlich. Man warf ihm vor, Wahlkampfmittel für private

Zwecke verwendet zu haben. Den Vorwurf konterte Nixon mit einer rührseligen Fernsehansprache, der Checkers-Rede, in Anspielung auf den Namen des Hundes, den die Familie geschenkt bekommen hatte. Nixon verkündete, man werde ihn nicht wieder hergeben, egal was »sie« über ihn schrieben.

Die ablehnende Haltung weiter Teile der Presse verstärkten Nixons Minderwertigkeitskomplex und legte den Grundstein für seine Paranoia. Der aus einfachen Verhältnissen stammende Kalifornier fühlte sich stets als Außenseiter. Viele amerikanische Politiker waren und sind persönlich wohlhabend oder gar steinreich; Nixon spürte, dass sie auf ihn als einen Aufsteiger herabschauten. Kaum jemand verkörperte aus Nixons Sicht die Arroganz der oberen Zehntausend so sehr wie sein Rivale bei der Präsidentschaftswahl von 1960, der junge Senator aus Massachusetts, John F. Kennedy, der nach Nixons Worten mit dem sprichwörtlichen goldenen Löffel im Mund geboren wurde. Erwartungsgemäß wurde der charmante und gutaussehende Kennedy zum Medienliebling. Nixon selbst sah sich in Karikaturen stets als Finstermann mit wenig Sympathie erweckenden Bartstoppeln gezeichnet. Die berühmten *great debates*, die ersten vor großem Publikum übertragenen Fernsehdebatten von Kandidaten für das Präsidentenamt, unterstrichen die Bedeutung dieses Mediums und seine potenziell wahlentscheidende Macht. Nach der viel beachteten ersten Debatte sah eine Mehrheit der Zuschauer in Kennedy den Sieger. Der junge Senator war gut gekleidet, braun gebrannt und konnte mit seinem gewinnenden Lächeln überzeugen. Nixon hingegen hatte nach einer Erkrankung einen fahlen Gesichtsausdruck und schwitzte unter den Scheinwerfern im Studio unübersehbar. Bezeichnenderweise hatten jene Amerikaner, die diese Debatte im Radio verfolgten, die Kandidaten also nicht sehen konnten, einen anderen Eindruck: Für sie war Nixon argumentativ der Bessere von beiden.

Doch die Kraft der Bilder war stärker. Kennedy gewann mit denkbar knappem Vorsprung und unter bedenklichen Begleiterscheinungen in mindestens zwei Bundesstaaten. Nixon verzichtete auf eine Anfechtung der Wahl, um der Nation eine Krise zu ersparen. 1968 wählten ihn die Amerikaner dann doch noch ins Weiße Haus: das »Comeback des Jahrhunderts«. Doch der neue Präsident war durch den Erfolg keineswegs selbstsicherer geworden; er versank in Grübelei und mentaler Düsternis. Mitunter trank er, wenn auch nicht viel. Nixon vertrug im Gegensatz zu Stalin keinen Alkohol; schon eine geringe Menge zeigte Wirkung. Die zahlreichen Demonstrationen gegen den Vietnamkrieg setzten ihm ebenso zu wie der tragische Höhepunkt des Protestes: Am 4. Mai 1970 wurden vier Studenten auf dem Campus der Kent State University in Ohio von der Nationalgarde erschossen und neun weitere verletzt. Nixon war geschockt, wie er in seinen Memoiren schreibt: »Ich konnte die Fotos nicht aus meinem Bewusstsein verdrängen. Ich musste unausgesetzt an die Familien denken, die eine Benachrichtigung erhalten, dass ihre Kinder tot sind. Ich dachte an meine eigenen Töchter, wie sie gelernt haben zu laufen und zu sprechen, an ihre ersten Geburtstage und an die Reisen, die wir zusammen unternommen haben, wie wir zusammen zum Baseball gegangen sind und zum Zirkus und sie durch die Teenagerjahre gebracht haben und dann ins College und dann – *whoosh* – sind sie plötzlich nicht mehr da.«[4] Leider ließ er in seiner offiziellen Stellungnahme 1970 eine solche Empathie vermissen.

In den trüben Nächten zusammen mit teilweise zwielichtigen Beratern wurden Listen von Feinden erstellt, wurden die Finanzbehörde IRS und das FBI des J. Edgar Hoover auf tatsächliche oder vermeintliche Gegner angesetzt. Der unrühmliche Höhepunkt illegaler Aktionen war der Einbruch ins Hauptquartier der Demokraten im Watergate-Building in Washington am 17. Juni 1972. Es war eine politische Dummheit sondergleichen. Längst war absehbar, dass die Demokraten mit einem weit nach links tendierenden Programm nicht gewinnen würden. Dass diese dann auch noch mit Senator Tom Eagleton einen Vizepräsidentschaftskandidaten aufstellten, der mehrfach in stationärer psychiatrischer Behandlung gewesen war, versetzte den schwachen Erfolgschancen der Demokraten den Todesstoß (Eagleton trat von der Kandidatur zurück und wurde von dem zum Kennedy-Clan gehörenden Sargent Shriver ersetzt). Nixon versuchte, die Aufklärung des Einbruchs zu verhindern. Bald nach seiner Wiederwahl wurde Watergate zum alles beherrschenden und die USA immer mehr lähmenden Thema. Nixon hatte mit dem Tonband unzählige Gespräche im Weißen Haus aufzeichnen lassen. Deren Veröffentlichung schockierte die Öffentlichkeit, zeigte sich doch eine kaum zur Würde des Amtes passende Vulgarität des Amtsinhabers. So war auf den Bändern zu hören, dass der Präsident den Vorsitzenden des Justizausschusses im Senat unter anderem als »alten Furz«, »senilen alten Scheißer«, »unpatriotisch«, »schleimiges Südstaaten-Arschloch« oder auch knapper als »alten Arsch« bezeichnete. Seine Mitarbeiter schienen sich anzupassen, Justizminister John Mitchell war mit einer der Herausgeberin der *Washington Post*, Katherine Graham, gewidmeten Ankündigung zu vernehmen, »man werde ihre Titte in die Mangel pressen«.[5] Bei der Aufklärung der Watergate-Affäre spielte die *Washington Post* mit ihren Reportern Carl Bernstein und Bob Woodward eine herausragende Rolle. Bob Woodward recherchiert auch noch mehr als 45 Jahre später über Missstände in der amerikanischen Präsidentschaft.[6]

Im August 1974 waren die Untersuchungen zur Watergate-Affäre so weit gediehen, dass kaum ein Zweifel daran bestehen konnte, dass ein Amtsenthebungsverfahren (*impeachment*) im Senat die notwendige Zweidrittel-Mehrheit erhalten würde. Am 8. August wandte sich Richard Nixon in einer Fernsehansprache an die Nation, entschuldigte sich für »Verletzungen, die ich zugefügt haben mag« und bekannte, dass »einige meiner Entscheidungen falsch gewesen sind«.[7] Für 12 Uhr mittags des nächsten Tages kündigte er seinen Rücktritt an. Am 9. August 1974 wurde Richard Nixon zum ersten amerikanischen Präsidenten, der sein Amt niederlegte. Im politischen Exil scheint die Seele dieses Mannes in den folgenden Jahren ein wenig Ruhe gefunden zu haben. Er wurde in außenpolitischen Fragen eine Art *elder statesman*, dessen Rat mehrere seiner Nachfolger suchten. Im Oktober 1981 vertrat er die USA bei der Trauerfeier für den ermordeten ägyptischen Präsidenten Sadat zusammen mit seinen Nachfolgern Gerald Ford und Jimmy Carter. Nach seinem Tod im April 1994 wurde er in seinem Heimatort Yorba Lind auf dem Gelände seiner Präsidentenbibliothek[8] beigesetzt. Richard Nixon wusste, wovon er sprach, als er mahnte: »Man muss die dunkle Seite des Lebens kennen, um die Menschen zu verstehen.«[9]

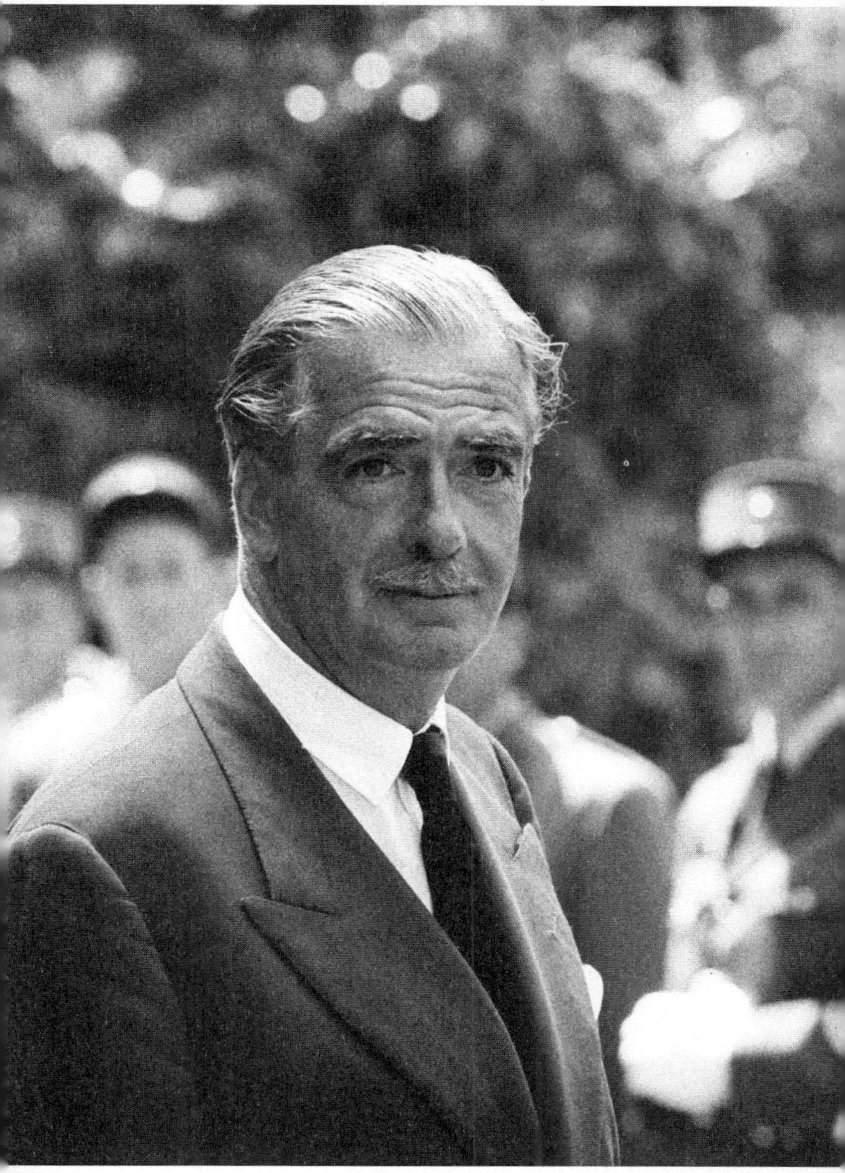

◄ Ein distinguierter Außenminister, ein eher unterdurchschnittlicher und gesundheitlich angeschlagener Premier: Anthony Eden, erster Earl of Avon.

Gallenkolik und Suezkrise

Premierminister Anthony Eden ist nicht auf der Höhe

Dem Zweiten Weltkrieg folgte der Kalte Krieg. Immer wieder brachen Krisen aus, keine so gefährlich wie die Kubakrise im Herbst 1962, die die Welt an den Rand des nuklearen Armageddon brachte. Genau sechs Jahre zuvor war – wieder einmal – der Nahe Osten zu einem akuten Krisenherd geworden. Dabei kam es zu der ungewöhnlichen Situation, dass die Schutzmacht der westlichen Welt, die USA, sich plötzlich gegen ihre engsten Verbündeten stellte: Großbritannien, Frankreich und Israel.

Erst später wurde bekannt, dass einer der verantwortlichen Staatsmänner nicht gerade topfit war. Möglicherweise wären andere Entscheidungen getroffen worden, und es wäre vielleicht gar nicht zur Suezkrise des Jahres 1956 gekommen, wenn der britische Premierminister Anthony Eden nicht unter den Folgen einer alles andere als erfolgreich verlaufenen Gallenoperation gelitten hätte.

Robert Anthony Eden, schmal und groß gewachsen, mit einem gepflegten Oberlippenbart und stets in einen Maßanzug gewandet, sah aus wie der Urtyp des englischen Aristokraten. Genau das war er auch: Hineingeboren in eine Familie der *landed gentry* (er erblickte am 12. Juni 1897 auf dem Landsitz seiner Familie, Windleton Hall, das Licht der Welt), schien ihm das Glück stets hold zu sein. Zwei seiner drei Brüder kamen in den Schützengräben des Ersten Weltkrieges um, Anthony überlebte das Inferno. Der Eton-Absolvent begann eine Karriere im diplomatischen Dienst. Sein Aufstieg war fast kometenhaft: Eden wurde 1935 der jüngste Chef des Foreign Office aller Zeiten. Doch der junge Außenminister geriet zusehends in Konflikt mit seinem Chef, Premierminister Neville Chamberlain. Er glaubte im Gegensatz zu Chamberlain nicht daran, dass man mit »Herrn Hitler« vernünftig verhandeln konnte. Schon bevor Chamberlain aus München zurückgekehrt war und »peace in our time« verkündet hatte, war Eden zurückgetreten – der Frieden mit Hitlers Regime hielt elf Monate, bis zum 1. September 1939.

In der von Winston Churchill ab Mai 1940 geführten Koalitionsregierung wurde Eden erneut Außenminister und eine der Persönlichkeiten des engsten politischen Führungskreises, der Großbritannien durch den Konflikt führte: Im legendären »Battle of Britain«-Sommer 1940 allein gegen den Tyrannen, ab 1941 in einer Allianz mit der Sowjetunion des Josef Stalin und den USA unter Präsident Franklin D. Roosevelt. Bei den Treffen der »großen Drei« war Eden meist dabei, wenn auch eher im Hintergrund: Sein Chef, Winston Churchill, nahm die Außenpolitik in die eigene Hand. Im Mai 1945 war der Krieg vorüber; die britischen Wähler indes schickten die konservative Partei Churchills und Edens in die Opposition. 1951 waren beide wieder zurück in ihren jeweiligen Ämter, zwei Männer mit viel politischer Erfahrung – und in fortgeschrittenem Alter, was vor allem für Churchill galt, der streckenweise den Anforderungen des Amtes nicht mehr gewachsen war.

Auch Anthony Eden zeigte gesundheitliche Schwächen. Er durchlitt wiederholt Episoden von Oberbauchbeschwerden und Gelbsucht; seine Ärzte diagnostizierten Gallensteine und rieten zur Cholezystektomie, der Entfernung der Gallenblase. Sein Leibarzt, Sir Horace Evans, empfahl drei verschiedene Chirurgen, ein jeder von ihnen erfahren auf dem Gebiet der Gallengangchirurgie. Eden jedoch entschied sich für den 60-jährigen John Basil Hume, einen Chirurgen am St. Bartholomew's Hospital in London. Edens Begründung verkannte ganz offensichtlich die auch auf dem Gebiet der Bauchchirurgie fortschreitende Spezialisierung: »Er hat meinen Blinddarm entfernt, als ich jünger war, und zu ihm gehe ich.«[1]

Es war keine weise Entscheidung. Die Operation fand am 12. April 1953 statt. Zwar ist der OP-Bericht frei von Hinweisen auf Zwischenfälle, doch irgendetwas scheint schiefgelaufen zu sein. Auf einen schweren Lapsus deutet die Tatsache, dass Hume während der Operation völlig die Nerven verlor; der Eingriff musste mit einem in Narkose befindlichen Außenminister für eine Stunde unterbrochen werden, bis der Chirurg seine Contenance wiedergefunden hatte.

Postoperativ bildete sich bei Eden eine externe Gallenfistel, er fieberte, sein Gesicht wurde erneut gelb (Ikterus, das typische Zeichen einer Gallen- oder Lebererkrankung). So wurde am 29. April 1953 ein neuerlicher Eingriff erforderlich. Nachdem Hume abgelehnt hatte, leitete Guy Blackburn den Eingriff. Zeugen zufolge soll die Stimmung im Operationssaal abermals sehr angespannt gewesen sein. Eden sei, so schrieb 2003 sein Biograf D. R. Thorpe, »in verschiedenen Stadien dieses langen und traumatischen Prozesses nur um Haaresbreite dem Tod entgangen«.[2] Wahrscheinlich hat der Operateur den Gallengang versehentlich durchtrennt; Eden erklärte man nach dem Eingriff, dass »das Messer abgerutscht« sei. Die Wertschätzung des Außenministers für den Chirurgenstand dürfte nach diesen persönlichen Erfahrungen kaum gestiegen sein.

Viel besser ging es Anthony Eden danach nicht. Ein weiterer, dritter Eingriff war unvermeidbar. Im Mai 1953 befand sich der amerikanische Spezialist Richard Cattell zu einer Tagung des Royal College of Surgeons gerade in London. Auf Empfehlung von Sir Horace Evans traf sich der Außenminister mit dem amerikanischen Chirurgen. Cattell riet zur Operation, wollte diese aber bei einem so prominenten Patienten mit seinem eigenen Team und am ihm vertrauten Ort, der Lahey Clinic in Boston, durchführen. Die Frage der Lokalität geriet zum Politikum. Premierminister Churchill, der am Leiden seines Außenministers lebhaft Anteil nahm, befürchtete, eine Überseereise Edens würde ein schlechtes Licht auf die britische Chirurgie, vielleicht sogar auf das inzwischen deutlich kleiner gewordene Empire werfen.

Eden reiste schließlich doch nach Amerika, wo am 23. Juni ein weiterer Eingriff vorgenommen wurde. An exakt dem selben Tag erlitt der 79-jährige Churchill in London einen Schlaganfall. Wäre Eden in London gewesen, hätte er vorübergehend die Amtsgeschäfte führen müssen und dabei Erfahrungen sammeln können, die ihm später, in seiner eigenen – kurzen – Amtszeit wertvoll hätten sein können.

Churchill war nach dem Schlaganfall nur noch ein Schatten seiner selbst. Doch der große alte Mann war nicht so leicht aus der Downing Street zu vertreiben. Noch fast zwei Jahre lang blieb er in einem Amt, dessen Zügel er kaum noch in den Händen hatte. Am 6. April 1955 schließlich folgte ihm Anthony Eden nach. Der neue Premier ließ umgehend Wahlen abhalten (diese zu terminieren, ist in Großbritannien ein Privileg des Regierungschefs oder der Regierungschefin) und erhielt eine deutliche parlamentarische

Mehrheit. Die Wählerinnen und Wähler gaben ihm, als sie die konservative Mehrheit im Unterhaus von 17 auf 58 Sitze ansteigen ließen, einen deutlichen Vertrauensvorschuss.

Kaum gewählt, reiste Eden zum Gipfeltreffen der vier Siegermächte des Zweiten Weltkrieges nach Genf, wo er den neuen starken Mann der Sowjetunion, Nikita Chruschtschow, kennenlernte. Es war eine jener Gelegenheiten, bei denen sich Edens – nicht mehr ganz den Realitäten entsprechende – Einschätzung zu bestätigen schien, dass Großbritannien nach wie vor einer der wichtigsten Akteure auf der Weltbühne sei. Eden, nach außen stets Gentleman, konnte gegenüber seinem Stab gelegentlich recht *moody* werden, zeigte Stimmungsschwankungen und explodierte manchmal förmlich. Ganz wohl war ihm wiederholt nicht. Am 6. Februar 1956 beispielsweise schrieb er seiner Frau von einem Besuch in Kanada: »Mir geht es gut, aber ich war gestern sehr müde, sodass ich den ganzen Tag im Bett blieb.«[3]

Der Nahe Osten nahm Eden immer mehr in Beschlag und trug sicher nicht zu seinem Wohlbefinden bei. In Ägypten war der Nationalist und Populist Gamal Abdel Nasser an die Macht gekommen, der Großbritannien einen empfindlichen Schlag versetzte: Im Juli 1956 verstaatlichte er den Suez-Kanal. Dieser war 1869 unter der Leitung des französischen Ingenieurs Ferdinand de Lesseps erbaut worden; britische Banken hielten einen Kapitalanteil von 44 Prozent am Kanal. Eden sah sich herausgefordert, sowohl aus einer inzwischen etwas nostalgischen Weltsicht als auch aufgrund harter ökonomischer Fakten. Den Premier, der im Jahr von Queen Victorias diamantenem Thronjubiläum geboren wurde, beschrieb die *Times* später in einem Nachruf als »den letzten Premierminister, der daran glaubte, dass Britannien eine Großmacht sei und den ersten, der mit einer Krise konfrontiert wurde, bei der sich zeigte, dass dies nicht mehr der

Fall ist«.[4] Die Bedrohung der wichtigsten Nachschubroute eines nicht mehr existierenden Empire hatte eine ganz reale Seite: Rund ein Viertel der britischen Ölimporte kamen durch den Kanal, und auf der Insel waren nur Reserven für etwa sechs Wochen gebunkert.

Die Regierung von Anthony Eden und das französische Kabinett einigten sich zusammen mit der Staatsführung Israels, zu deren nach Paris entsandter Geheimdelegation der 33-jährige spätere Ministerpräsident sowie Präsident des Landes und Friedensnobelpreisträger Shimon Peres gehörte, auf einen Plan. Israel sollte über den Sinai angreifen und zum Kanal vorstoßen, Großbritannien und Frankreich würden dann zur »Sicherung des Friedens« eine Art bewaffneter Pseudo-Vermittlung durchführen. Die Operation begann am 29. Oktober 1956. Premier Eden sah in jener wichtigen Phase seine Ärzte fast genauso häufig wie seine Stabschefs. Nach den drei Gallengangoperationen war er zunehmend auf Medikamente angewiesen. So vertraute er wenige Wochen nach Nassers Verstaatlichungsaktion seinem Tagebuch an: »Fühlte mich nach einer erbärmlichen Nacht ziemlich schlecht. Wachte um halb vier mit Schmerzen auf. Musste schließlich Pethidin nehmen. Die Ärzte kamen…wir wollen eine leicht veränderte Therapie ausprobieren. Stimmten überein, keine finale Entscheidung zu treffen, bis mir ein Urlaub Gelegenheit gibt, in guter Gesundheit zu einem Entschluss zu kommen.«[5] Mit »finaler Entscheidung« war eine neuerliche, vierte Operation gemeint.

Kein Zweifel besteht daran, dass Eden in jenen entscheidenden Monaten stark medikamentenabhängig war. Vor allem Amphetamine wurden für ihn unverzichtbar. Die permanente Einnahme dieser, wie er es nannte, »Stimulantien« konnte seiner nervlichen Zerrüttung nicht vorbeugen, ganz im Gegenteil. Am 5. Oktober, als die Planungen der Intervention in eine entscheidende Phase gingen, fiel er mit Fieber aus. Danach wiederholten sich Attacken, die den Premier zumindest vorübergehend amtsunfähig machten. Als die Krise im Januar 1957 vorüber war, äußerte sich Eden gegenüber seinem Kabinett sehr offen über seine Medikamentenabhängigkeit: »Wie Sie wissen, sind jetzt fast vier Jahre seit einer Serie schlecht verlaufener Bauchoperationen vergangen, die mich mit einem künstlich zusammengeflickten Inneren zurückgelassen haben. Man glaubte, ich würde nie mehr ein aktives Leben führen können. Doch dies ist mir, trotz allem, mit der Hilfe milder Medikamente und Stimulantien gelungen. In den letzten fünf Monaten, seit sich Nasser des Kanals bemächtigt hat, musste ich die Medikamente stetig erhöhen und auch die Dosis der Stimulantien, um diesen entgegenzuwirken. Das hat auf mein angeschlagenes Inneres einen negativen Effekt gehabt.«[6] Eden erklärte, seine medizinische Vorgeschichte lasse es nicht länger zu, im besten Interesse seines Landes zu arbeiten. Es war also diese Krankengeschichte, die er als Begründung für seinen Rücktritt nach weniger als zwei Jahren im Amt des Premierministers gab – und nicht der gewaltige Imageverlust, den Großbritannien und mit ihm Eden in der Krise im November 1956 erlitten hatten.

Dort hatten die britischen und französischen Verbände trotz Verlusten binnen weniger Tage die Ägypter zwar vom Kanal vertreiben können und somit ihr eigentliches Ziel, diesen wieder unter europäische Kontrolle zu bringen, erreicht. Doch dann kam Widerstand – nicht vom Gegner, sondern vom wichtigsten Verbündeten beider Länder, den USA. Deren Präsident Dwight D. Eisenhower – die Krise fiel genau mit seiner Wiederwahl für eine zweite Amtszeit zusammen – setzte die britische und französische Regierung massiv unter Druck, da er fürchtete, der Westen könnte in den Ländern der Dritten Welt Sympathien verlieren. Gleichzeitig hielt eine andere Krise des Kalten Krieges – die sowjetische Intervention in Ungarn – die Welt in Atem. Frankreich und England mussten nachgeben, ihre Zeit als Welt- oder gar Großmächte war erkennbar vorüber.

Für Freunde und Wegbegleiter Edens steht außer Frage, dass sein Gesundheitszustand mit dazu beigetragen hat, sich auf dieses zum Scheitern verurteilte Abenteuer einzulassen. Sein parlamentarischer Sekretär, Robert Carr, resümierte: »Die Feststellung ist schwer zu akzeptieren, dass Anthonys Gesundheit nicht einen entscheidenden Einfluss auf seine Politik gehabt habe. Ich stimme zwar zu, dass er wohl grundlegend den eingeschlagene Kurs verfolgt hätte, kann aber nicht glauben, dass er solchen offensichtlichen Fehleinschätzungen bei der Umsetzung sowohl in der politischen wie der militärischen Sphäre erlegen wäre.«[7] Ein erfahrener Außenpolitiker wie Anthony Eden hätte im Vollbesitz seiner physischen und nervlichen Kräfte kaum den Fehler gemacht, sein Vorgehen nicht mit den USA abzusprechen – ein Versäumnis, das maßgeblich zum Scheitern der Suez-Intervention führte und den Niedergang der Regierung des Sir Anthony Eden besiegelte.

Eden waren fast zwei Jahrzehnte eines Ruhestandes beschieden, den er mit seiner zweiten Frau auf einem Landsitz in der Grafschaft Wiltshire verbrachte. Er schrieb seine Memoiren, in denen er – wie bei Politikern nicht ungewöhnlich – seine Handlungsweise während der Suez-Affäre zu rechtfertigten suchte. Die Queen machte ihn 1961 zum Earl of Avon. Größere gesundheitliche Probleme wie jene in den 1950er Jahren blieben ihm zunächst erspart. In den späten 1960er Jahren erlitt er dann in kürzeren Intervallen Fieberschübe; ein neuerlicher Eingriff, der vierte, wurde am 5. März 1970 durchgeführt und war erfolgreicher als die vorausgegangenen. Doch die Schmerzen im rechten Oberbauch, die ihn in seiner wichtigsten politischen Lebensphase so gequält hatten, waren letztlich der anatomische Ort auch seines finalen Leidens. Anthony Eden starb am 14. Januar 1977 an Lebermetastasen als Folge eines Prostatakarzinoms.

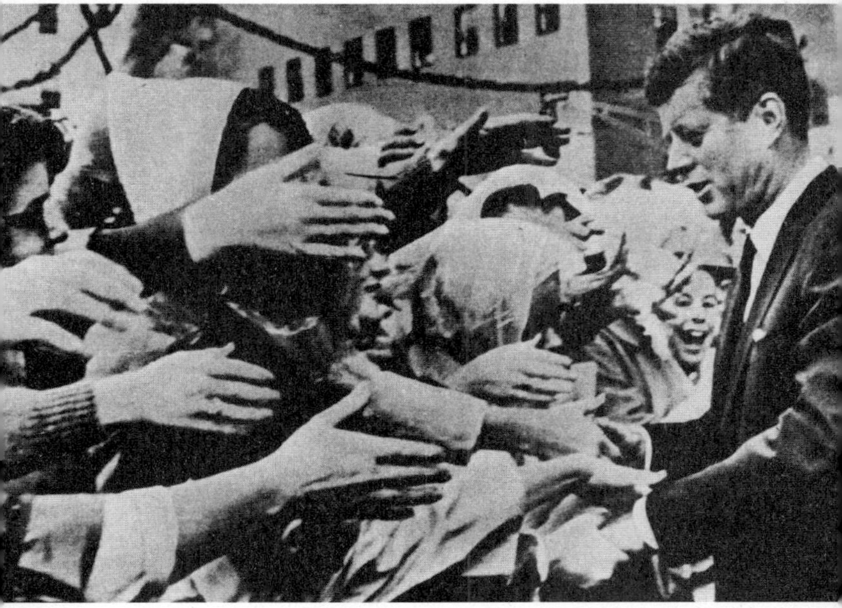

◄ Der in der Öffentlichkeit stets als vital-sportiver Staatsmann auftretende John F. Kennedy war über viele Jahre seines Lebens ein kranker Mensch. Es war indes kein medizinisches Problem, das am 22. November 1963 in Dallas, wo Kennedy die Hände von Anhängern schüttelt, seiner Präsidentschaft der tausend Tage ein Ende setzte.

Die geheime (Patho-)Biografie des John F. Kennedy

Die Präsidentschaft des John Fitzgerald Kennedy, JFK[1], währte nur rund eintausend Tage. Doch was war das für eine Zeit! Eine Zeit, in der eine schwere internationale Krise auf die andere folgte, um Berlin und in Südostasien, wo Amerikas tragische Verstrickung in den Vietnamkrieg begann. Vor allem aber stand eine Insel gut 90 Kilometer von der amerikanischen Küste entfernt (von Südflorida aus gesehen) wiederholt im Zentrum des Geschehens: Kuba. Hier erlitt der gerade ins Amt gekommene Präsident seine erste schwere Niederlage, als er im April 1961 der CIA die Zustimmung zu der schlecht geplanten und in einem Fiasko endenden Invasion in der »Schweinebucht« gab. Und es war Kuba, wo ein Schlagabtausch zwischen den Vereinigten Staaten und der Sowjetunion drohte, der die Welt an den Rand eines nuklearen Armageddon brachte. Doch die Welt überstand die Konfrontation der Supermächte im Oktober 1962 nicht zuletzt dank des staatsmännischen Geschicks von John F. Kennedy unversehrt. Der Präsident war angesichts der die USA unmittelbar bedrohenden Stationierung sowjetischer nuklearer

Mittelstreckenraketen auf Kuba einen besonnenen Mittelweg gegangen. Kennedy war nicht dem Rat seiner Generalstabschefs zu einem massiven (zweifellos den Dritten Weltkrieg auslösenden) Militärschlag gefolgt, sondern hatte eine »Quarantäne« verhängt. Er kündigte an, dass in Richtung Kuba fahrende Frachter auf hoher See von der US Navy kontrolliert und, so sie Raketen oder anderes Militärmaterial transportierten, zur Umkehr gezwungen werden würden, was letztlich zu einer friedlichen Beilegung der Krise führte. Kaum ein Jahr später, im Juni 1963 unternahm Kennedy einen wichtigen Schritt zur Entspannung, als der Präsident in seiner Rede vor der American University (AU) in Washington D.C. die Sowjets entdämonisierte und die Möglichkeit friedlicher Koexistenz und Kooperation andeutete. Die Rede wurde – was bis dahin undenkbar war! – von russischen Tageszeitungen unzensiert verbreitet.

Und doch, trotz aller außen- wie innenpolitischen Krisen, erinnern sich viele Zeitzeugen an die tausend Tage des JFK als einer Epoche des Enthusiasmus, des Bürgersinns und der ungeheuren Inspiration, die von dem jungen Präsidenten ausging. Die Ära atmete Aufbruch: Amerika griff zu den Sternen, verfolgte gebannt die Flüge seiner ersten Astronauten. Der Weg für junge Schwarze an die Universitäten des Südens war trotz heftiger Widerstände allmählich gebahnt, auch weil sich Kennedy – wenn auch recht spät nach Einschätzung seiner Kritiker – in seiner großen Ansprache an die Nation am 11. Juni 1963 zur Gleichberechtigung der Rassen bekannte. Weite Teile der US-Bevölkerung genossen einen ungeahnten Wohlstand, in Einfamilienhäusern in der Suburbia und mit Autos wie dem heute legendären Thunderbird. Vor allem aber: Amerika glaubte an sich selbst.

Neben der Verklärung der Epoche, zu der in unserer Zeit auch Fernsehserien wie *Mad Men* beigetragen haben, ist auch das Image des Präsidenten trotz aller posthumen Enthüllungen über die Abgründe seines Privatlebens für weite Teile der Öffentlichkeit nach wie vor das eines blendend aussehenden, weitsichtig agierenden Staatsmannes, der Vitalität und Fitness ausstrahlte. Zu dieser Einschätzung trugen vor allem die sorgfältig ausgesuchten und in den Medien lancierten Bilder bei, die Kennedy und seine äußerst attraktive Frau Jacqueline in geschmackvoller Freizeitkleidung auf der Segelyacht, auf dem Rücken von Pferden, beim Schwimmen und bei allen anderen Arten von Outdoor-Aktivitäten zeigten. Oft waren sie dabei begleitet von ihren beiden hübschen Kindern, der 1957 geborenen Caroline und John junior, der wenige Tage nach Kennedys Wahl zum 35. US-Präsidenten im November 1960 das Licht der Welt erblickte. Die Botschaft an die amerikanische Öffentlichkeit war deutlich: Das Land befand sich in den Händen eines dynamischen, im Vollbesitz seiner körperlichen wie geistigen Kräfte befindlichen Staatsmannes. Wer sich auf YouTube eine der mit Esprit, Scharfsinn und Selbstironie gewürzten Pressekonferenzen Kennedys ansieht, wird schnell den Unterschied zu manch einem seiner Nachfolger erkennen. Doch um Kennedys körperliche Gesundheit war es nicht gut bestellt. Das Ausmaß seiner Leidensgeschichte wurde erst nach seinem frühen, gewaltsamen Tod nach und nach bekannt. Und möglicherweise liegen weitere Belege seiner Pathobiografie gut verschlossen und der Öffentlichkeit verborgen in der John F. Kennedy Presidential Library in Boston.

Als John F. Kennedy am 20. Januar 1961 den Amtseid ablegte und in seiner Inaugurationsrede mit den legendären Worten »Ask not what your country can do for you – ask what you can do for your country« an die Nation appellierte, war er mit 43 Jahren der jüngste je gewählte amerikanische Präsident. Lediglich Theodore Roosevelt war mit 42 Jahren bei seinem Amtsantritt 1901 etwas jünger gewesen. Doch kam »Teddy« nicht unmittelbar nach einer Wahl, sondern als Vizepräsident aufgrund eines Attentates auf seinen Vorgänger ins Weiße Haus. Die Vereidigung Kennedys fand an einem bitterkalten Tag statt, doch der Präsident verzichtete bei der Vereidigung auf den Wintermantel, den er auf dem Weg zum Capitol getragen hatte. Die Bilder auf den Schwarz-Weiß-Fernsehschirmen und tags darauf in den Zeitungen vermittelten den Eindruck, dass der neue Mann an der Spitze der USA offenbar kerngesund war. Seine Würdigung für körperliche Leistungsfähigkeit drückte sich auch in einem von Kennedys Lieblingsvokabeln aus: *vigour*, was so viel bedeutet wie: Elan, Vitalität, Spannkraft. In Kennedys Bostoner Akzent klang es stets wie *vi-gaahh*.

Er kam aus einer Familie, in der diese Werte eine große Rolle spielten. Patriarch Joseph Kennedy hatte seinen neun Kindern von klein auf deutlich gemacht, dass alles im Leben ein Wettkampf sei und dass ein Kennedy zu sein bedeute, Sieger zu sein. Zwei Kinder von Old Joe und seiner bigotten Frau Rose konnten diesem Ideal des permanenten Konkurrenzkampfs nicht folgen. Rosemary, die eine leichte intellektuelle Behinderung aufwies, wurde nach einer auf Joseph Kennedys Veranlassung durchgeführten barbarischen Operation, einer Lobotomie[2], zum Pflegefall und für die nächsten sieben Jahrzehnte in ein abgelegenes Pflegeheim verbannt. Das andere Kind, das nicht immer bei den im Hause Kennedy so geschätzten Sportwettkämpfen mitmachen und siegen konnte, war der zweitälteste Sohn, der 1917 geborene John Fitzgerald Kennedy.

Seine Teenagerjahre waren von einer Abfolge von Erkrankungen gezeichnet, die sich die Ärzte nicht erklären konnten. Er war untergewichtig, schien nur aus Haut und Knochen zu bestehen. Auf seinen Privatschulen landete er immer wieder auf der Krankenstation. Wenn er in den Ferien oder an Feiertagen nach Hause kam, waren seine Eltern meist entsetzt über sein Aussehen. Bei Krankenhausaufenthalten wurde er fast allen Methoden der zeitgenössischen Diagnostik unterzogen, doch die Mediziner kamen zu keinem übereinstimmendem Urteil; man vermutete unter anderem eine Leukämie. Johns Krankheit (oder Krankheiten) stand jedoch seiner erwachenden und höchst ausgeprägten Sexualität nicht im Wege; den Klinikaufenthalten konnte er zumindest wegen der hübschen Krankenschwestern etwas abgewinnen. Ein weiterer positiver Effekt seiner zahlreichen Krankenhausaufenthalte war: Der junge Kennedy las und las und las. In einer Familie, in der vor allem Sport in seiner ehrgeizigsten Version die Freizeitgestaltung Nummer eins war, ein ungewöhnliches Hobby. Er fing mit klassischen Abenteuerromanen an und landete schließlich über Biografien bei Geschichte und Politik, die ihn zunehmend faszinierten.

Sein immenses Wissen und sein natürlicher Charme ebneten ihm 1946 den Weg in die Politik, als er in seinem Wahlkreis in Massachusetts zum Kongressabgeordneten und 1952 zum Senator gewählt wurde. Auch der Ruf als »Kriegsheld« war in dieser Zeit einer politischen Karriere dienlich. Lieutenant Kennedy hatte 1943 im Pazifik ein merkwürdiges Erlebnis, das durch Vater Josephs Kontakte zur Presse zu einem heroischen Akt stilisiert wurde, der den 26-Jährigen in die Schlagzeilen brachte. Etwas kritischere und mit den Realitäten des Seekrieges vertraute Zeitgenossen mögen sich indes gefragt haben, wie es kommen konnte, dass die Besatzung eines Torpedobootes wie das unter Kennedys Befehl stehende PT-109 in dunkler Nacht den herandampfenden japanischen Zerstörer nicht bemerkte. Der Zerstörer schnitt das wesentlich kleinere amerikanische Boot in zwei Teile.

Die japanischen Seeleute bemerkten den kuriosen Zwischenfall offenbar nicht einmal. Jedenfalls zeigte Kennedy nach dem Untergang seines Bootes höchsten Einsatz und Besonnenheit, rettete mehrere verletzte Besatzungsmitglieder und schwamm schließlich zu einer Insel, von der aus Eingeborene Hilfe holen konnten. Wann immer später Gerüchte um den Kandidaten oder die Gesundheit des Präsidenten aufkamen, verwiesen Sprecher der Familie auf eine Verletzung in jener Nacht im Dienst der Nation. Auf diese Weise wurde jedes Nachfragen in patriotischer Bewunderung und Dankbarkeit erstickt. Andere Erklärungen für Unpässlichkeiten Kennedys (wenn diese sich nicht verleugnen ließen) waren eine im Krieg erworbene Malaria – mit dem gleichen Effekt; oder eine beim Footballspiel erlittene Rückenverletzung – die wiederum als Ausdruck von Kennedys eigenem *vigour* gewertet werden konnte.

Die Wahrheit war nicht ganz so glamourös und – um allen Beteiligten Gerechtigkeit widerfahren zu lassen – alles andere als einfach zu diagnostizieren und zu therapieren. John F. Kennedy litt an Morbus Addison, einem Leiden, über das die Mediziner bei der Erstdiagnose in den späten 1940er und bei Therapieversuchen in den frühen 1950er Jahren noch recht wenig wussten. Dieses Leiden, bei dem die Nebenniere nicht in ausreichendem Maße Hormone, vor allem Steroide (hierzu gehört Kortison) produzieren kann, wurde bei John F. Kennedy während eines Aufenthalts in London 1947 festgestellt. Einer der Ärzte vertraute Kennedys guter Bekannter Pamela Churchill (der Schwiegertochter Winston Churchills) an: »Ihr junger amerikanischer Freund hat kein Jahr mehr zu leben.« Auf der Heimfahrt mit der »Queen Mary« verschlechterte sich Kennedys Gesundheitszustand so sehr, dass ihm die letzte Ölung erteilt wurde. Das war glücklicherweise überflüssig, doch bei der Ankunft in New York musste er auf einer Trage von Bord gebracht werden. Glücklicherweise war die Pharmakologie damals seit Kurzem in der Lage, Steroide herzustellen und dem Körper zuzuführen. Sogenannte DOCA-Kapseln (Desoxycorticosteronazetat) wurden dabei unter die Haut eingebracht. Es gibt indes Hinweise darauf, dass Kennedy schon seit Jahren diese Medikamententräger benutzte; für einen wohlbetuchten Patienten war es keine Schwierigkeit an die neuen Wirkstoffe zu kommen, deren genaue Dosierung und mögliche Nebenwirkungen man noch nicht abschätzen konnte.

Sehr wahrscheinlich hat die dauerhafte Zufuhr dieser Stoffe eine Osteoporose an Kennedys Wirbelsäule ausgelöst. Dass der Präsident ein Rückenleiden hatte und gelegentlich sogar am Stock ging (die Pflanzung eines Bäumchens bei einem Staatsbesuch in Kanada löste massive Rückenschmerzen aus), ließ sich vor der Öffentlichkeit nicht verbergen. Auch dass Kennedy sich gern in einem Schaukelstuhl niederließ, weil dies seinem Rücken gut tat, war bekannt – doch die tatsächlichen Gründe dafür wurden natürlich vertuscht: Kriegsheldentum und athletischer Elan ließen sich den Wählern besser verkaufen als eine damals noch obskure Krankheit namens Morbus Addison. Kennedy hatte bereits Schlimmeres hinter sich. In den 1950er Jahren quälten ihn die Rückenschmerzen bis an die Grenze des Erträglichen. Der fünfte Lendenwirbel kollabierte; in einer dreistündigen Operation wurde ihm im Oktober 1954 eine Metallplatte eingesetzt. Der Patient fiel ins Koma, erneut wurde ein katholischer Priester gerufen, erneut war die letzte Ölung ein voreiliger Akt des Kirchenmannes. Die offene Wunde heilte kaum (was bei einer Dauermedikation mit Steroiden wohl zu erwarten ist). Weil man eine Infektion vermutete, wurde die Platte im Februar 1957 in einem neuerlichen Eingriff wieder entfernt. Bei einem früheren Krankenhausaufenthalt hatte übrigens Kennedys junge Frau Jacqueline gezeigt, dass sie bereits nach einem Jahr Ehe wusste, wie man seine Lebensgeister zurückholen konnte: Sie überredete die Schauspielerin Grace Kelly in der Uniform einer Krankenschwester an John F. Kennedys Bett zu erscheinen – was dieser zweifelsohne zu schätzen wusste.

Denn seine übergroße Libido war ein weiteres gesundheitliches Problem. Doch vielleicht ist das zu hart ausgedrückt; nennen wir es lieber: eine körperliche Besonderheit. John F. Kennedy hatte seit seinen Teenagerjahren und mit zunehmender Berühmtheit in steigendem Maße Interesse am weiblichen Geschlecht. Er brauchte keinen Finger zu rühren, um Frauen anzulocken, erinnerte sich eine Bekannte, sie seien in Bataillonsstärke zu ihm gekommen. Seiner Libido kam seine Attraktivität sehr entgegen, denn sein Verlangen nach Sex war (zurückhaltend formuliert) äußerst ausgeprägt. Sein im Original besonders prägnant klingendes lebenslanges Motto lautete: »a day without getting laid is a day lost«. Der jugendliche und vor allem der erwachsene John F. Kennedy »verlor« nur wenige Tage seines Lebens. Ob es medizinische Gründe für seinen ausgeprägten Geschlechtstrieb gab wie seine Hormonkrankheit und die Hormonsubstitution mit unsicherer, wissenschaftlich noch nicht geklärter Dosierung oder ob er dem väterlichen »Vorbild« nachzueifern versuchte, sei dahingestellt. Unzweifelhaft ist, dass Sex für John F. Kennedy ein extrem egozentrisches Erlebnis war, mit wenig Rücksicht auf die Partnerin und der ausschließlichen Fokussierung auf die eigene Befriedigung. In seinem Sexualverhalten mag man eine Manifestation des in der Kennedy-Familie so deutlich spürbaren *sense of entitlement* sehen, dem von jeglichem Zweifel freien Selbstbewusstsein und der Überzeugung, dass einem Dinge zustehen, die für andere tabu sind. Ein tieferes menschliches

Interesse an seinen Partnerinnen oder zumindest an deren sexueller Erfüllung schien ihm vollkommen abzugehen. Wenn das berühmte Zitat denn authentisch ist, hat es die Schauspielerin Angie Dickinson wohl auf den Punkt gebracht, als sie den Beischlaf mit John F. Kennedy als die aufregendsten sieben Minuten (nach anderer Überlieferung: zwanzig Sekunden) ihres Lebens bezeichnete. Dass er eine Geschlechtskrankheit hatte, gilt als ziemlich sicher. Möglicherweise hat er seine Frau infiziert. Es stimmt nachdenklich, dass von Jackies fünf Schwangerschaften drei mit dem frühen Tod der Kinder endeten.

Seine private Schwäche, vor allem aber sein prekärer Gesundheitszustand und die dauerhafte Medikamenteneinnahme, von der höchstwahrscheinlich die Probleme mit der Wirbelsäule herrührten, sollten unter keinen Umständen an die Öffentlichkeit gelangen. Dies wurde zu einem wesentlichen Teil der Strategie Kennedys und seiner Berater, je näher die Präsidentschaftswahl 1960 rückte und je mehr seine Kandidatur Gestalt annahm. Es waren andere Zeiten als heute: Zwar machten Gerüchte die Runde, doch es gelang Kennedys Team, das Thema aus dem Wahlkampf herauszuhalten – selbst aus dem innerparteilichen im Rahmen der Vorwahlen (*primaries*). Sein Rivale im Lager der Demokraten, sein späterer Vizepräsident und Nachfolger Lyndon B. Johnson, machte zwar spitze Bemerkungen über den (in seiner Diktion) gelbgesichtigen Burschen, hängte Kennedys Gesundheitszustand indes nicht an die große Glocke. Kennedys Biograf Robert Dallek jedenfalls dürfte mit seiner Einschätzung recht haben, dass Kennedy sich seine Hoffnungen auf die Präsidentschaft wahrscheinlich hätte abschminken können, wenn das ganze Ausmaß seiner gesundheitlichen Probleme zu seinen Lebzeiten bekannt geworden wäre.[3] Kennedy stand damit als Kandidat wie als Präsident in der Tradition von Woodrow Wilson und Franklin D. Roosevelt, die ihre Leiden ebenfalls vor der amerikanischen Öffentlichkeit verborgen hielten.

Im Unterschied zu diesen beiden Präsidenten lebte John F. Kennedy allerdings unter Dauermedikation. Er nahm zeitweise acht verschiedene Medikamente pro Tag ein, neben dem Kortison vor allem Schmerzmittel und Amphetamine. Es blieb nicht bei Tabletten. Vor allem zur Linderung seiner Rückenschmerzen ließ Kennedy sich Injektionen geben – von fragwürdigem Inhalt und aus nicht gerade seriöser Hand. Er vertraute einem umstrittenen New Yorker Arzt namens Max Jacobson, den man wohl nicht ohne Grund »Dr. Feelgood« nannte. Auch Mitglieder der Künstlerszene vertrauten sich dem in den 1930er Jahren in die USA emigrierten Deutschen an, darunter Marlene Dietrich und Truman Capote. Jacobson flog separat zu Kennedys Gipfeltreffen 1961 mit Chruschtschow nach Wien. Den Protokollen des Wachpersonals im Weißen Haus zufolge wurde der Doktor dort mehr als dreißig Mal während Kennedys Amtszeit vorstellig. Einige Secret-Service-Agenten versuchten offenbar, den Arzt – dem einige Jahre später wegen des Missbrauchs von Amphetaminen die Zulassung entzogen wurde – vom Präsidenten fernzuhalten, da sie seinen Methoden misstrauten. Jacobson injizierte Kennedy mit sehr dünnen (hypodermischen) Nadeln eine Mixtur, zu deren Grundbestandteil Lokalanästhetika in Kombination mit unbekannten und möglicherweise psychoaktiven Wirkstoffen gehörten. Ein Mitarbeiter Robert Kennedys im Justizministerium gelangte an eine von Jacobsons Phiolen und ließ sie im FBI-Labor untersuchen. Die Probe erwies sich als für eine Analyse nicht ausreichend. Kennedy zeigte keine klassischen Zeichen einer Suchtkrankheit, doch bezweifeln einige Biografen, ob er eine zweite Amtszeit unter dieser massiven

Zufuhr von Pharmaka hätte durchstehen können. Über Jacobsons Mixtur urteilte der Präsident pragmatisch: »Es ist mir egal, ob es Pferdepisse ist – Hauptsache, es wirkt.«[4]

Der Verdacht, JFK sei medikamenten- oder drogensüchtig gewesen, geht zweifellos zu weit. Sein Verhalten, sein Auftreten und seine öffentlichen wie privaten Äußerungen sind von einer solchen Klarheit und einer Geistesschärfe, die heute manchen Amerikaner nostalgisch werden lassen. Seine Sexsucht wird nach Erfahrungen mit einigen seiner Nachfolger in einem anderen Licht gesehen. Außer in einem Punkt: Sie stellte – wohl mehr als Kennedys Rücken und sein Morbus Addison – ein potenzielles nationales Sicherheitsrisiko dar. Dies legen unter anderem Interviews mit im Ruhestand befindlichen Secret-Service-Agenten nahe. In verschiedenen Dokumentationen für amerikanische Fernsehsender war ihnen immer noch die Seelenlast anzumerken, ihren Präsidenten vor jeder denkbaren Gefahr schützen zu müssen – oft ohne zu wissen, wer die Frauen waren, mit denen er gerade zusammen war, und was sich in deren Handtaschen befand. Die Anwesenheit von Frauen wurde bei Reisen des Präsidenten im Voraus organisiert; bei seiner Ankunft war sichergestellt, dass er in der Suite des jeweiligen Hotels nicht allein war. Die Damen (sie kamen nicht selten zu zweit oder zu dritt; die Wendung »ménage à trois« war dem ansonsten nicht sehr fremdsprachengewandten Präsidenten geläufig) wurden häufig als Starlets bezeichnet, was sie gelegentlich auch waren: junge Schauspielerinnen, die von der großen Hollywoodkarriere träumten. Die eine oder andere war immerhin schon so bekannt, dass die Secret-Service-Agenten ihren Namen wussten, bei anderen wurde nicht gefragt. »Sekretärinnen« war eine weitere offizielle Bezeichnung, Stenografie-Kenntnisse waren nicht unbedingt erforderlich. Unter dieser Rubrik rangierten auch die hochklassigen Callgirls, die verschiedentlich engagiert wurden. Kein Secret-Service-Agent konnte sicher sein, dass sich nicht in einer Handtasche eine Minox befand, um kompromittierende Fotos zu machen, mit denen der Präsident der USA erpresst werden konnte. Aber offenbar war ihm diese Gefahr egal.

Diese erst posthum bekannt gewordene Welt des JFK will kaum zu der meist publizierten, in TV-Sendungen und Hochglanzzeitschriften verbreiteten Familienidylle mit Jackie, Caroline und John-John passen, mit dem fröhlichen Clan von Hyannis Port und dem hellen Kinderlachen im Weißen Haus im Hintergrund. Diese Idylle gab es, sie war echt. Aber sie war nur ein Teil der Biografie des John F. Kennedy.

Zum sorgsam gepflegten Mythos des JFK trägt sein grausames Ende bei, die Bilder eines Politikers, der jung und offenbar auf der Höhe seiner Popularität einem sinnlosen Gewaltakt zum Opfer fiel. Kennedy feilte noch an der Strategie für den Wahlkampf des nächsten Jahres und seine erwartete Wiederwahl. Im November 1963 ging er auf seine erste Wahlkampftour, die ihn für zwei Tage nach Texas führte, wo er die dort restlos zerstrittene Führung der Demokratischen Partei auf Kurs bringen und sich den Bürgern des *Lone Star State* zeigen wollte. Ungewöhnlich an dieser Reise war allenfalls eines: Die First Lady begleitete ihn. Jacqueline Kennedy hatte eine tief sitzende Abneigung gegen Wahlkämpfe und Politprofis, gegen drängelnde Menschenmassen und unzählige zu schüttelnde Hände. Doch die Tragödie um den frühgeborenen Sohn Patrick Bouvier Kennedy, den sie am 7. August 1963 zur Welt gebracht hatte und der nach zwei Tagen gestorben war, hatte das Paar, ungeachtet der Affären des Präsidenten, wieder enger zusammengebracht. Die Freundlichkeit, mit der die Menschen am 22. November 1963 in

Dallas das Präsidentenpaar empfingen, tat beiden gut. In der Innenstadt standen die Bürger in dichten Reihen und jubelten dem Paar zu, das mit dem Gouverneur von Texas, John Connally, und dessen Frau Nellie in einem offenen Lincoln saß. Am Dealey Plaza, wo das Stadtzentrum endet und der Wagen langsam von der Houston auf die Elm Street einbog, standen nur wenige Menschen. Die große elektronische Uhr auf dem Schulbuchlagerhaus an der Ecke zeigte exakt 12 Uhr 30 an. Dass ein Fenster im 5. Stock halb geöffnet war, fiel niemandem auf. Nellie Connally drehte sich zu Kennedy um und zog ein Resümee: »Sie können nicht sagen, Mr President, dass Dallas Sie nicht liebt!« Es war der vorletzte Satz, den John Fitzgerald Kennedy in seinem Leben hören sollte. Möglicherweise erreichte ihn knapp acht Sekunden später noch der Aufschrei seiner Frau: »Jack! I love you!«

Es war vielleicht das erste Mal, dass ihn sein Gesundheitsproblem während seiner Präsidentschaft indirekt, aber folgenreich und entscheidend beeinträchtigte. Dem Vernehmen nach trug Kennedy, wie häufig, eine Art Stützkorsett für seinen kranken Rücken unter dem Hemd. Es verhinderte wahrscheinlich, dass er nach der ersten, nicht tödlichen Verwundung in dem offenen Wagen Deckung nehmen konnte. Er saß aufrecht und bot der tödlichen Kugel – von Lee Harvey Oswald aus dem Schulbuchlager (die offizielle Version) oder einem weiteren Attentäter auf dem *grassy knoll*, dem grasbewachsenen Hügel zur Rechten (die alternative Version) abgefeuert – ein Ziel. Die tausend Tage des JFK waren vorüber.[5]

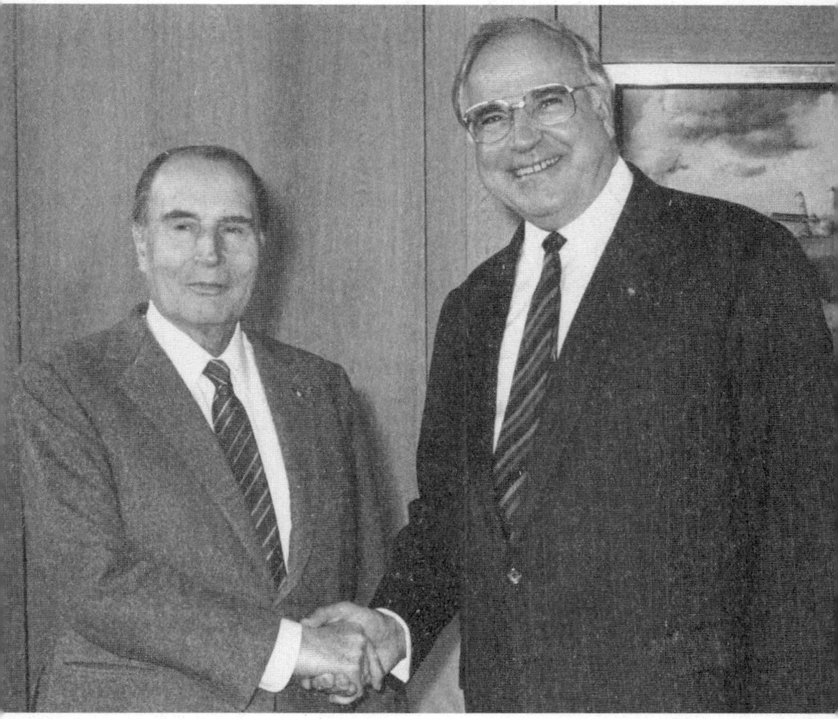

◄ François Mitterrand und Helmut Kohl verkörperten in den 1980er und 1990er Jahren die deutsch-französische Freundschaft. Ob der Präsident der Fünften Republik dem Bundeskanzler wohl je von seiner Krebserkrankung erzählte?

Lügenpalast Élysée

François Mitterrand

In vielen westlichen Demokratien wird über Politikverdrossenheit geklagt, ist das Ansehen von Politikern auf einem Tiefpunkt. Ein wichtiger Grund dafür ist die Allgegenwart von aalglatten, gewundene Phrasen dreschenden Berufspolitikern in zahlreichen Parlamenten, von Menschen, die nur kurzzeitig oder nie einen »normalen« Beruf ausgeübt haben. Zur Geschmeidigkeit kommt nicht selten eine Portion Unehrlichkeit – vor allem, wenn es um die eigene Befähigung für ein begehrtes Amt geht. Ein solcher Berufspolitiker war François Mitterrand, der in puncto Unehrlichkeit und Verschleierung seines körperlichen Leidens wohl kaum zu übertreffen ist.

Ein neues Zeitalter schien begonnen zu haben. Nach ausschließlich bürgerlichen Präsidenten seit Gründung der Fünften Republik, nach mehreren gescheiterten Versuchen waren die Sozialisten im Mai 1981 endlich erfolgreich: Ihr Chef, der 64-jährige François Mitterrand, wurde neuer französischer Staatspräsident. Mit einem untrüglichen Sinn für Pathos und Symbolik ging er am Tag seiner Amtseinführung ins Pantheon und legte, von nur einer Fernsehkamera begleitet, eine Rose am Grab des 1914 ermordeten Sozialistenführers Jacques Jaurès nieder. Bald wurden, wie im Wahlkampf versprochen, Mindestlöhne, die 39-Stunden-Woche und Steuererhöhungen für die Reichen eingeführt. Das Reisen ins Ausland suchte er den Franzosen durch einen dreimal in kurzer Zeit abgewerteten Franc zu verleiden – im Programm des neuen Präsidenten stand die Gleichheit deutlich über der Freiheit.

Doch beinahe wäre die Epoche eines sozialistischen Frankreich schnell zu Ende gewesen. Der Präsident litt unter Rückenschmerzen. Am Abend des 16. November 1981 – Mitterrand hatte noch nicht einmal ein halbes Jahr der damals siebenjährigen Amtszeit hinter sich – traf sich der Präsident im Élysée-Palast mit zwei Medizinern, seinem Leibarzt Claude Gubler und dem renommierten Urologen Professor Adolphe Steg. Der 1925 in der damaligen Tschechoslowakei geborene und nach Frankreich emigrierte Arzt war Chef der Urologie am Hôpital Cochin im 14. Arrondissement. Was Steg seinem Präsidenten mitzuteilen hatte, war höchst unerfreulich: »Es ist meine Pflicht, Ihnen die Wahrheit zu sagen. Sie haben Krebs der Prostata und dieser Krebs ist in die Knochen ausgestrahlt. Diese Aussaat ist ziemlich weit fortgeschritten.« Mitterrand reagierte, wie sich Gubler später in seinen (in Frankreich umgehend verbotenen) Memoiren *Le grand secret* erinnert, mit tiefer Resignation: »Genug damit. Ich bin erledigt.«

Man präsentierte Mitterrand eine wenig erfreuliche Prognose: Seine Lebenserwartung liege zwischen sechs Monaten und drei Jahren. Die Ärzte konnten den deprimierten Staatsmann indes überzeugen, sich den therapeutischen Optionen der Epoche anzuvertrauen. Manchmal, so erklärten sie ihm, schreite auch das metastasierte Prostatakarzinom nicht allzu schnell fort. Man könne es mit Medikamenten und Bestrahlungen versuchen. Mitterrand willigte ein.

In einem Punkt war man sich einig: Die französische Bevölkerung, die Weltöffentlichkeit durfte nichts von der schweren Erkrankung des Oberbefehlshabers der Atommacht Frankreich erfahren. Dass Verschleierung und Lügen von Erfolg gekrönt sein können, hatte die jüngere Vergangenheit gezeigt. Der Vorvorgänger Mitterrands, Präsident George Pompidou, hatte am Morbus Waldenström gelitten, einer bösartigen Erkrankung des Lymphsystems. Die Communiqués des Élysée-Palastes sprachen damals – wenn die Gesundheit des Staatsoberhauptes überhaupt Stoff für Mitteilungen war – von »leichten Erkältungen«. Im Frühjahr 1974 fiel immer mehr Franzosen auf, dass das Gesicht Pompidous aufgequollen war wie ein Ballon. Er wurde offensichtlich – das erkannten Zeitzeugen mit medizinischen Kenntnissen – mit hochdosierten Steroiden behandelt. Ende März teilte man der Öffentlichkeit mit, Pompidou habe ein ungefährliches, aber schmerzhaftes Gefäßleiden. Eine Woche später war er tot.

Als Konsequenz aus dieser Schimäre kam man im Dunstkreis der Macht überein, dass Frankreichs Präsidenten die Öffentlichkeit künftig regelmäßig über ihren Gesundheitszustand informieren sollten. Daran hielt sich auch François Mitterrand. Allerdings waren seine Communiqués von der Wahrheit weit entfernt. »Es begann«, so erinnerte sich Gubler rückschauend, »das Zeitalter der generalisierten Lüge.« Wie und womit Mitterrand heimlich behandelt wurde, liegt nach wie vor unter dem Schleier der Geheimhaltung. Doch es muss zunächst erfolgreich gewesen sein – wahrscheinlich erfolgreicher als alle Beteiligten erwartet hatten. Mitterrand scheint tagtäglich Medikamente, wahrscheinlich per Infusion, bekommen zu haben. War er auf Auslandsreisen, erfolgte die Therapie nachts, um keine Aufmerksamkeit zu erregen. Bei Staatsbesuchen im Ostblock wurden sie wortlos vorgenommen, da man relativ sicher war, abgehört zu werden. Das Infusionsbesteck und die Medikamentenflaschen wurden bei solchen Gelegenheiten im Diplomatengepäck zurück nach Frankreich gebracht, um dort vernichtet zu werden. In Fernsehberichten und auf Pressefotos tauchte Gubler regelmäßig in der Nähe des Präsidenten auf, wurde mit seinen ausgeprägten Koteletten in der französischen Öffentlichkeit eine Konstante. Freilich hatte der Leibarzt offiziell keine größeren Sorgen als die eine oder andere »Erkältung« des Präsidenten.

Möglicherweise war Mitterrand überzeugt, sein Krebsleiden in den Griff bekommen zu haben. Er zögerte nicht, 1988 erneut für eine siebenjährige Amtszeit zu kandidieren. Als sein Gesicht immer fahler, sein Gang schleppender, sein Blick trüber wurde, kam die Wahrheit ans Tageslicht. Die Öffentlichkeit erfuhr endlich von seiner schweren Krankheit, als er sich im September 1992 einer Prostataoperation unterziehen musste. Der Eingriff wurde im Hôpital Cochin vorgenommen; der Urologie-Chefarzt Bernard Debré informierte anschließend die Presse, dass alles gut verlaufen sei und der Präsident sich »großartig fühle«. Es schlossen sich Strahlen- und Chemotherapie an, die den weiteren Verfall des Präsidenten verzögern, aber nicht aufhalten konnten. Wenn man Gubler glauben darf (und unter französischen Ärzten ist er wegen seines mutmaßlichen Bruchs der Schweigepflicht mehr als umstritten), war Mitterrand das letzte halbe Jahr amtsunfähig: »Er kam um 9 Uhr 30 morgens im Élysée-Palast an und ging direkt ins Bett, bis zum Mittagessen … Er arbeitete nicht mehr, weil er sich für nichts anderes als für seine Krankheit interessierte.«

François Mitterrand schaffte es, seine zweite Amtszeit zu vollenden (und zu überleben); er ist bis heute der am längsten amtierende aller französischen Präsidenten. Den Kampf gegen das Prostatakarzinom und dessen Metastasen verlor er endgültig am 8. Januar 1996. Die Offenlegung der langjährigen Lügen scheint zumindest vorübergehend zu einem Wechsel in der Informationspolitik der französischen Machtelite geführt zu haben: Als sich der spätere Präsident François Hollande noch vor seiner Kandidatur 2011 einer Prostata-Operation – bei angeblich benignem Befund – unterziehen musste, wurde dies umgehend bekannt gemacht. Über Mitterrand, der für seine Anhänger immer noch Heiligenstatus hat, gab es in den Jahren nach seinem Tod noch reichlich weitere Enthüllungen: die außereheliche Tochter, jahrelanges *womanizing*, unschöne Geschäftsbeziehungen, sein Wissen um die Versenkung eines Greenpeace-Schiffs durch den französischen Geheimdienst und eine fast hysterische Reaktion angesichts der sich 1989/90 anbahnenden deutschen Wiedervereinigung, die er ungeachtet aller Lippenbekenntnisse zu freiheitlichen Werten zu verhindern suchte. Ein Ziel indes hat er erreicht: Die starke D-Mark fürchtete er und bezeichnete sie als deutsche Atombombe. Diese zu opfern, war seine, war Frankreichs Bedingung für die Zustimmung zur Wiedervereinigung, von Bundeskanzler Helmut Kohl ohne Zögern erfüllt. So haben wir alle das Erbe des prostatakranken Monsieur le Président in unseren Taschen: den Euro.[1]

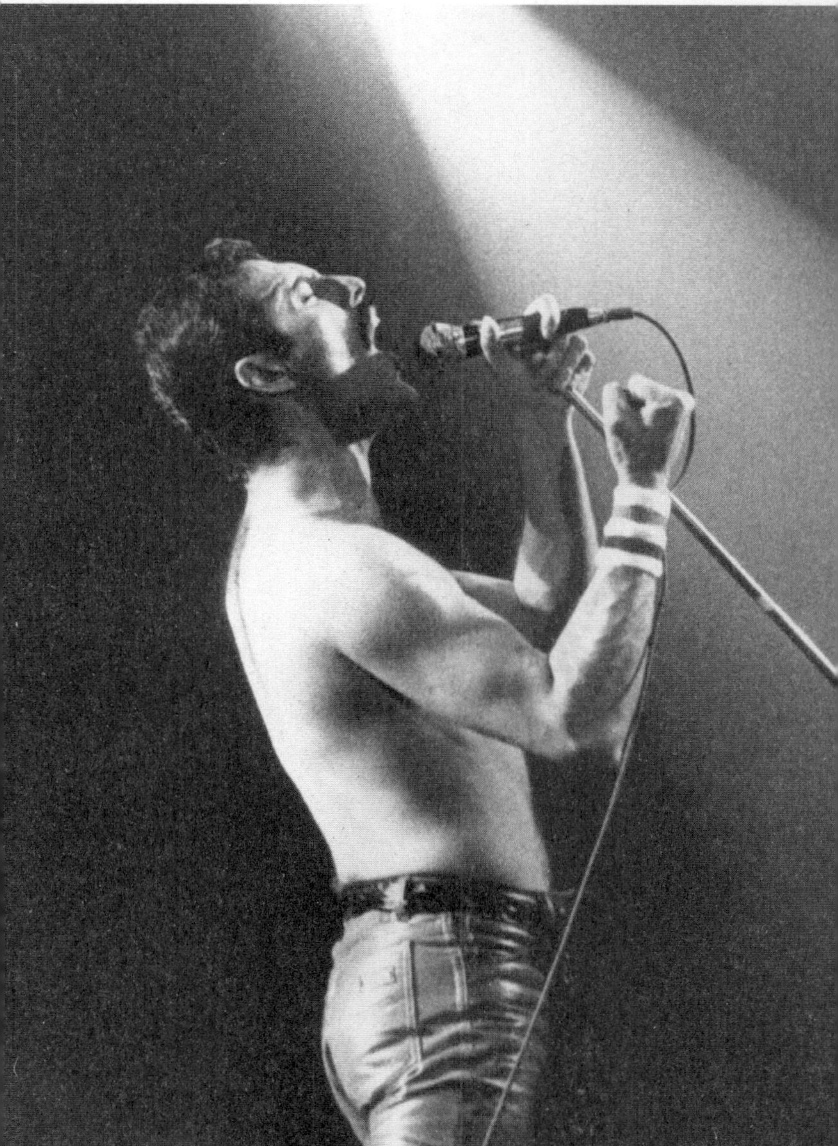

◄ Ein genialer Performer: Freddie Mercury, Komponist und Leadsänger von »Queen«. Er starb mit 45 Jahren an Aids.

Aids

Im Jahr 1981 veröffentlichten die Centers for Disease Control and Prevention (CDC) in Atlanta einen Bericht über eine seltene Form einer Infektion der Lunge, ausgelöst durch den Erreger *Pneumocystis carinii.* Die Pneumonie war bei fünf jungen Männern aufgetreten, die bis dahin kerngesund schienen. Sie hatten zwei Dinge gemeinsam: Sie lebten im Großraum Los Angeles und sie waren homosexuell. Noch im selben Jahr wurde über das gehäufte Auftreten einer anderen selten Erkrankung, dem Kaposi-Sarkom, einem Hautkrebsleiden, berichtet – in New York und in Kalifornien, ebenfalls bei schwulen Männern.

Diese Fälle alarmierten die Weltöffentlichkeit über die Ankunft einer neuen Krankheit, die heute als Pandemie bezeichnet werden muss, da diese erworbene Immunschwäche auf allen Kontinenten Opfer fand. Bis zum Ende des Jahres 1981 wurden 270 Fälle von Erkrankungen registriert, bei denen das Immunsystem der Betroffenen völlig versagte und Infektionen den Körper heimsuchten, mit denen die menschlichen Abwehrmechanismen normalerweise problemlos fertigwerden können. Eine Therapie gab es zunächst nicht – noch im selben Jahr starben 121 der Betroffenen. Ein erster

Versuch, der vermeintlich neuen Krankheit mit der Bezeichnung GRID – *gay-related immune deficiency* – einen Namen zu geben, erwies sich als voreilig. Schnell wurde klar, dass Homosexuelle zwar die Hauptrisikogruppe waren, die Immunschwäche indes auch bei anderen Personen auftrat, vor allem bei Drogensüchtigen, bei Menschen haitianischer Herkunft und bei Patienten, die eine Bluttransfusion bekommen hatten. Im Januar 1983 wurde das Auftreten von Aids auch bei Frauen berichtet, die mit infizierten Partnern Geschlechtsverkehr gehabt hatten. Die Epidemiologen bei den CDC ersannen einen neuen Namen: Aids – das Akronym für *acquired immune deficiency syndrome.*

Ein historisches Sachbuch ist nicht der passende Rahmen, um sich Aids in extenso zu widmen. Das Immundefizitsyndrom ist nicht Geschichte, sondern Gegenwart und wird auch in Zukunft von Bedeutung sein. Nach Angaben der für die Krankheit zuständigen Organisation der Vereinten Nationen, UNAIDS, sind etwa 37 Millionen Menschen aktuell HIV-positiv, haben sich also mit dem Virus, das Aids auslöst, infiziert. Die Zahl der Neuinfektionen pro Jahr wird auf 1,8 Millionen geschätzt; pro Jahr (Stand 2017) sterben rund 940 000 Menschen an Erkrankungen (typischerweise Infektionen wie der Tuberkulose) in Zusammenhang mit Aids.

Geschichte schrieb Aids in dem recht kurzen Zeitraum von kaum 40 Jahren in mehrfacher Hinsicht. Zum einen belegt das Aufkommen dieser Krankheit den hohen Leistungsstand der modernen Medizin und Biowissenschaften. Im Frühjahr 1984 war das auslösende Virus identifiziert, bald darauf standen zuverlässige Testmethoden zur Verfügung. Im März 1987 wurde der erste antivirale Wirkstoff zur Behandlung der Infektion mit HIV von der amerikanischen Gesundheitsbehörde FDA zugelassen, dem bald weitere folgten. Für viele Betroffene kamen diese Entwicklungen indes zu spät; gegen Ende der 1980er Jahre lebten allein in den USA allein rund 100 000 Aids-Kranke, von denen die meisten an der Immunschwäche starben. Aids bekam ein Gesicht, als Prominente erkrankten wie der Hollywoodstar Rock Hudson, der Queen-Sänger Freddie Mercury, die Tennislegende Arthur Ashe und der Basketballspieler Earvin »Magic« Johnson. Ab Mitte der 1990er Jahre wurden Kombinationstherapien eingeführt, die als HAART (*highly active antiretroviral treatment*) bezeichnet werden und mit denen die Sterblichkeit an Aids deutlich gesenkt werden kann – freilich nur in jenen Teilen der Welt, in denen die finanziellen Mittel für diese teuren Medikamente vorliegen. Zur Zeit finden nach Angaben von UNAIDS 95 Prozent der Neuinfektionen mit HIV in Osteuropa, im mittleren Asien, im Nahen Osten und in Nordafrika statt.

Zum anderen hatte Aids tiefgreifende gesellschaftspolitische Folgen. Der Ausbruch der zunächst unheilbaren Krankheit in einem ganz spezifisch definierbaren Segment der Demografie führte sowohl zur Solidarisierung innerhalb der *gay community* als auch im Laufe der Zeit zur Solidarisierung mit dieser durch andere Gesellschaftsgruppen, vor allem durch die (liberalen) Medien und das eher fortschrittliche Spektrum der Politik in Nordamerika und weiten Teilen West- und Nordeuropas. Auf dem Weg zur Gleichstellung von Menschen in der LGBTQ-Gemeinschaft mit den Angehörigen der klassischen Arten der Lebensgemeinschaft, bei der – um die gängige Sprachregelung zu übernehmen – Erkämpfung voller Bürgerrechte für Schwule, Lesben, Transgender, Non-Binäre und andere vergleichbare Gruppen war die Viktimisierung der *gays* durch Aids und die Stigmatisierung Homosexueller in den ersten Jahren der Epidemie zweifellos ein Faktor auf einem langen Weg – als Fanal, als Katalysator, als moralischer Impetus.

Die Suche nach der Herkunft des viralen Erregers führte nach Zentralafrika. Das HI-Virus hat sich wahrscheinlich aus einem nahe verwandten Virus entwickelt, das bei Schimpansen zu einer Immunschwäche führt. Der Bushmeat-Theorie zufolge wurde das Virus von Affen auf Menschen übertragen, die sich bei der Verarbeitung von tierischem Fleisch Schnittwunden zuzogen oder durch einen Biss verletzt wurden und sich so infizierten. Der HIV-Stamm, der Aids auslöst, soll sich in den 1920er Jahren im Raum von Kinshasa (Demokratische Republik Kongo) entwickelt haben. Darüber, wer wirklich der erste Aids-Patient war, gehen die Hypothesen weit aus einander. Ein 1959 im Kongo verstorbener Mann soll durch eine Variante des Virus infiziert gewesen sein. Keine eindeutigen Ergebnisse lieferten die viele Jahre später erfolgten Analysen von Gewebeproben eines im selben Jahr gestorbenen Haitianers und eines Druckers aus dem englischen Manchester namens David Carr, der nach Versagen seines Immunsystems an Lungenentzündung gestorben war. Die in den Gewebeproben von Carr vorgefundenen Viren entsprachen jedoch jenen Stämmen, die in den 1980er Jahren nachgewiesen wurden, was für einen Laborfehler sprechen könnte. Ein norwegischer Seemann, Arne Roed, war in Afrika sexuell aktiv gewesen und hatte sich eine Gonorrhoe (Tripper) eingehandelt – und offenbar nicht nur diese. Er starb 1976 und steckte höchstwahrscheinlich seine Frau und seine Tochter an; viele Jahre später untersuchte Gewebeproben erwiesen sich als HIV-positiv. In den USA gilt der bei seinem Tod im Jahr 1969 16-jährige Robert Rayford, der mit zahlreichen Geschwüren übersät in ein Krankenhaus gebracht wurde, als das erste Aids-Opfer. Das Immunsystem des jungen Afroamerikaners brach zusammen, und er starb kurze Zeit später an einer Pneumonie; 1987 wurden Antikörper gegen HIV in seiner eingefrorenen Blutprobe festgestellt. Sein Fall gilt als ein Hinweis darauf, dass der Erreger bereits Jahre vor dem Ausbruch der Aids-Epidemie 1981 in den USA heimisch war. Der Teenager, der nie seine ländliche Heimat in Missouri verlassen und die späteren Hochburgen der Infektion in Kalifornien sowie New York niemals besucht hatte, war entweder sexuell missbraucht worden oder ein männlicher Prostituierter gewesen. Als den ersten deutschen Aids-Toten vermutet eine britische medizinische Fachzeitschrift einen in Köln lebenden und 1979 verstorbenen Musiker, der bisexuell war. Der bereits erwähnte Arne Roed hatte im nur wenige Kilometer von Köln – und damit dem Wohnort des Musikers – entfernten Wesseling beruflich zu tun gehabt und war als regelmäßiger Kunde von Prostituierten bekannt – womit ein möglicher Übertragungsweg aus einem westafrikanischen Bordell via Norwegen ins Rheinland gezeichnet wurde.[1]

Wer immer der erste Aids-Patient war, es bleibt eine Herausforderung für Medizin, Wissenschaft und Gesellschaft, den letzten Aids-Patienten (wie im Fall des jungen Kochs aus Somalia, der 1977 der letzte – und überlebende – Pockenkranke war) zu finden und die Bedrohung durch diese Infektion zu beenden.

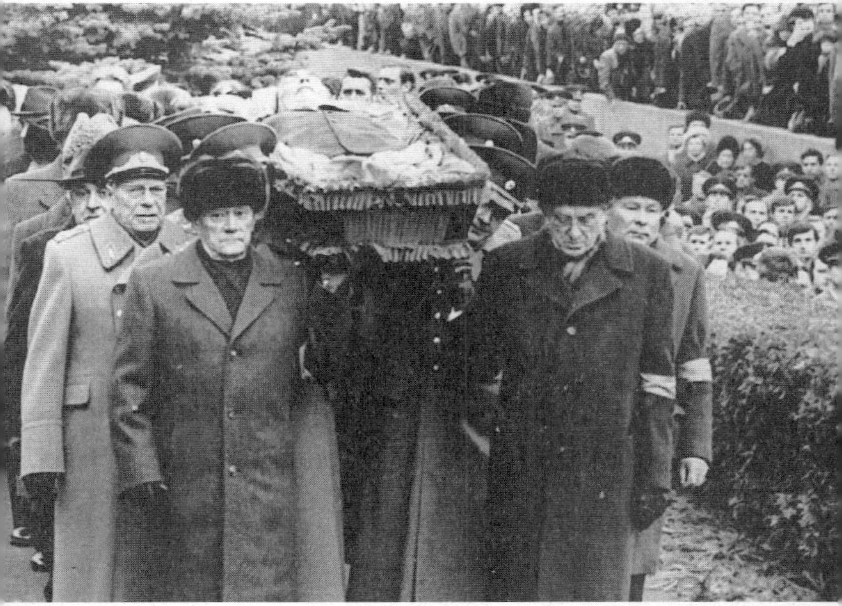

◄ Im November 1982 wird Leonid Breschnew von Mitgliedern des Politbüros zu Grabe getragen. Innerhalb der nächsten drei Jahre werden seine Nachfolger Juri Andropow und Konstantin Tschernenko (rechts) ebenfalls diesen letzten Weg antreten.

Die Moskauer Gerontokratie

Breschnew, Andropow und Tschernenko

Im Namen einer der beiden Weltmächte der zweiten Hälfte des 20. Jahrhunderts findet sich ein Wort, das auf eine kollektive Regierungsform, die Kooperation eines Teams von Gleichen hinweist: Es ist das Wort *sowjet*, der Rat. Die Union der Sozialistischen Sowjetrepubliken, abgekürzt UdSSR oder Sowjetunion, ging aus der erfolgreichen Oktoberrevolution des Jahres 1917 gegen die nach der Februarrevolution des selben Jahres entstandene bürgerliche Regierung hervor. Die Machtbasis Lenins und seiner Partei, der Bolschewiki, waren die revolutionären Arbeiterräte und, machtpolitisch wichtiger noch, die Soldatenräte, die sich im desillusionierten und mehrfach geschlagenen Millionenheer Russlands gebildet hatten. Als im Dezember 1922 die Sowjetunion gegründet wurde, entwickelten sich in ihrem Herrschaftssystem eine Reihe von machtvollen Gremien wie der Staatsrat, der Oberste Sowjet und vor allem das Zentralkomitee der Kommunistischen Partei (KPdSU). Dennoch sollte sich bald zeigen, dass die Sowjetunion ein Staatswesen war, an dessen Spitze meist eine einzelne Führungspersönlichkeit, der

»starke Mann«, stand. Keiner der Generalsekretäre der Kommunistischen Partei – und dies war das entscheidende Amt in dem flächenmäßig größten Land der Welt – hatte eine solch uneingeschränkte Macht wie Josef Stalin, der als Diktator skrupellos und mit brutaler Gewalt seine Interessen durchsetzte. Die nach ihm kommenden Parteiführer mussten mit weniger persönlicher Machtfülle auskommen und waren in unterschiedlichem Maße von den staatstragenden Gremien wie dem Zentralkomitee abhängig. Doch für die Bevölkerung des riesigen Landes und für die Weltöffentlichkeit, die in Zeiten des Kalten Krieges meist sorgenvoll das Geschehen in der Sowjetunion verfolgte, repräsentierte der Parteichef die Sowjetmacht schlechthin. Er war es, der den Zugang zu den Codes hatte, mit welchen im Ernstfall den sowjetischen Atomstreitkräften der Einsatz befohlen werden konnte. Die Stärke der Position des Parteichefs fand auch noch darin ihren Ausdruck, dass nur ein einziger Politiker an der Spitze der Sowjetunion jemals von deren politischen Institutionen in den Ruhestand geschickt wurde: Und das war Nikita Chruschtschow. Zwar wurde noch ein weiterer Führer der Sowjetunion gezwungen, sein Amt aufzugeben, auch wenn er gern weiterregiert hätte: Michail Gorbatschow. Dies aber aus einem völlig anderen Grund. Die Sowjetunion wurde – nach einem niedergeschlagenen Putschversuch, bei dem die alte Ordnung wiederhergestellt werden sollte – aufgelöst und das Amt abgeschafft.

Ein Einzelner an der Spitze eines Staatswesens bedeutet aber immer, wie in diesem Buch an verschiedenen Beispielen aufgezeigt, dass die Effektivität der politischen Führung gefährdet ist, wenn der Herrscher oder der Präsident oder der Parteichef gesundheitlich angeschlagen ist. Bekanntlich erhöht sich mit dem Alter die Wahrscheinlichkeit, eine schwere Krankheit zu bekommen. Und in der Spätphase der

Sowjetunion war nicht nur der Parteichef, sondern praktisch die gesamte Parteispitze in einem pensionsfähigen Alter. Und darüber hinaus. Davon konnte sich jeder Sowjetbürger unter den Zuschauern auf dem Roten Platz oder vor dem Fernsehgerät bei den alljährlichen Paraden zum 1. Mai und zum Jahrestag der Oktoberrevolution selbst überzeugen. Denn auf dem Lenin-Mausoleum, wo der engste Machtzirkel jovial in die Menge winkte oder mit der Hand am Hut den Truppen salutierte, standen bei einigen dieser Gelegenheiten nur Greise. Es bedurfte einer Abfolge von kranken und eigentlich amtsunfähigen Parteichefs, um auch in dieser Partei die Erkenntnis reifen zu lassen, dass ein Generationswechsel unvermeidbar war. Die Konsequenzen dieses Wechsels waren von welthistorischer Bedeutung. In den nur sechs Jahren der Amtszeit von Michail Gorbatschow (er war bei Amtsantritt mit 54 Jahren genauso alt wie Lenin bei seinem Tod) endete der Kalte Krieg – und die Sowjetunion löste sich auf.

Zwar war die sowjetische Führungselite stets um die Geheimhaltung interner Probleme bemüht, doch im Medienzeitalter waren selbst in einer weithin geschlossenen Gesellschaft die Symptome körperlichen und geistigen Verfalls nicht vor der Öffentlichkeit zu verbergen – wenn sie ausgeprägt waren. Und gleich bei drei Staats- und Parteichefs der Sowjetunion waren diese Symptome so evident, dass sie als Zeichen der Schwäche eines militärisch starken Landes erkannt wurden. Der öffentlich sichtbare Niedergang der Sowjetführer wurde ungewollt zum Menetekel, zu einem Symbol der dem System innewohnenden Schwächen, das sich als nicht reformierbar erwies. Ab den späten 1970er und frühen 1980er Jahren waren die Sowjetexperten in den westlichen Regierungen und den Medien gezwungen, auch Gesundheitsexperten zu werden, waren Beobachtungen des gesundheitlichen Verfalls des ersten Mannes im Staate stets mit Sorge um die Stabilität der internationalen Beziehungen verbunden.

Bei Leonid Iljitsch Breschnew konnten die Symptome länger beobachtet werden als bei seinen Nachfolgern, da er 18 Jahre an der Spitze der Sowjetunion stand. Die Veränderungen seines Befindens in den letzten Jahren waren allzu offensichtlich. Der Politiker, dessen Heimatort auf dem Staatsgebiet der heutigen Ukraine liegt, wurde über die Jahre zu einem Symbol der Stagnation. Die bescheidenen Reformansätze seines Vorgängers Chruschtschow versandeten; nach außen zeigte die Sowjetunion unter seiner Führung ihr hässliches Antlitz, als Breschnew im August 1968 den Befehl gab, den »Prager Frühling«, der einen »Sozialismus mit menschlichem Antlitz«, Offenheit und Toleranz anstrebte, unter den Panzern der Sowjetarmee und einiger Verbündeter niederzuwalzen. Im Inneren herrschten Unterdrückung, Willkür und die Methoden eines ausgeklügelten Polizeistaates. Außenpolitisch verfolgte Breschnew aber einen Kurs der Entspannung, empfing den amerikanischen Präsidenten Richard Nixon und fuhr auf dem Höhepunkt dieser Periode zum Gipfeltreffen der Konferenz über Sicherheit und Zusammenarbeit in Europa, KSZE, in Moskau. Zu den dort von den Staats- und Regierungschefs aus 35 Ländern getroffenen Vereinbarungen gehörten die Achtung der Menschenrechte und die Erleichterung der Berichterstattung durch die Medien. Beides wurde zu einem fortwährenden Problem und letztlich zu einem Sargnagel der kommunistischen Systeme in Osteuropa. Bürgerrechtsgruppen etablierten sich und erlangten trotz aller Repressionen durch Staatsorgane Bekanntheit; in der Sowjetunion wurde der Atomwissenschaftler Andrei Sacharow zum Protagonisten einer verfolgten und kriminalisierten Opposition.

Und vor westlichen Kameras ließen sich auch das aufgeschwemmte Gesicht und der Parkinson-ähnliche Tremor der Hände des mächtigsten Mannes auf der anderen Seite des Eisernen Vorhangs kaum noch verbergen. Ob Bundeskanzler und SPD-Parteichef Willy Brandt nach einem Treffen mit Breschnew höflich sein wollte oder zu feiner Ironie griff, als er die berühmte Formulierung gebrauchte, dass Breschnew zittere, wenn er vom Frieden spricht, ist nicht bekannt. Unverkennbar war, dass der einstmals athletische Mann mit den buschigen Augenbrauen stämmiger, sein Gesicht schwammiger wurde. Schon im Januar 1975 schrieb das Nachrichtenmagazin *Der Spiegel*: »Die Welt rätselt über das Befinden Breschnews. Hat er Krebs? Er kränkelt schon seit Juli. Gesprächspartner Breschnews hatten in den letzten Monaten ein deutliches Abschlaffen des Generalsekretärs bemerkt. Er selbst hat über seinen 15-Stunden-Arbeitstag geklagt, schläft schlecht ein, raucht zuviel, hatte vor Jahren einen leichten, folgenlosen Schlaganfall, unternahm Abmagerungskuren, hat Magengeschwüre und Kreislaufbeschwerden.«[1]

In der Tat wurde der Parteichef von verschiedenen Leiden heimgesucht. Er war herz- und nervenkrank und musste, wie durchsickerte, wegen Leukämie und einer Krebserkrankung im Kieferbereich behandelt werden. Dass er in russischer, gerade bei der Parteielite gepflegter Tradition mehr Wodka trank als ratsam, trug nicht zu seinem Wohlbefinden bei. Schließlich wurde er aufgrund der zahlreichen Verschreibungen seiner Ärzte medikamentensüchtig und war zumindest in den letzten zwei bis drei Jahren seiner Amtszeit kaum noch handlungsfähig. Im Fernsehen sahen die Sowjetbürger einen Parteichef, der kaum noch gehen konnte und dessen nuschelnde Sprache nur schwer zu verstehen war. Selbst der Spaß an schnellen und teuren Autos aus westlicher Produktion war ihm vergangen. Beim Besuch in der Bundesrepublik Deutschland 1973 hatte ihm die Firma Daimler mit einem PS-starken Geschenk noch große Freude bereitet, die auch dadurch kaum getrübt wurde, dass Breschnew auf einer kurvigen Straße beim Petersberg nahe Bonn gegen einen Baum fuhr. Seine letzte Reise – an die Kremlmauer – trat Leonid Iljitsch Breschnew am 10. November 1982 an, nachdem er einem weiteren Schlaganfall erlegen war.

Das Politbüro brauchte nur zwei Tage, um einen Nachfolger zu nominieren. Schon seit Längerem stellte der 68-jährige Juri Wladimirowitsch Andropow als Chef des Nachrichtendienstes KGB eine Macht im Hintergrund dar. Das Zentralkomitee störte sich erstaunlicherweise nicht daran, dass Andropow ein schwerkranker Mann war. Der neue Parteichef litt an zwei Krankheiten, die das Blutgefäßsystem nachhaltig schädigen können: Diabetes mellitus und Bluthochdruck. Zu den Organen, die unter diabetischen und hypertensiven Gefäßschädigungen besonders leiden, gehören das Gehirn und die Nieren. Andropows Nieren arbeiteten immer schlechter, er wurde Dialysepatient. Schon im Sommer und Herbst 1983 verschlechterte sich sein Gesundheitszustand deutlich. Der erste Mann der Sowjetunion war nicht auf der Höhe, vielleicht gar nicht amtsfähig, als der Kalte Krieg auf seine zweite große Krise (nach der Kubakrise vom Oktober 1962) zusteuerte. Am 1. September 1983 schossen Abfangjäger der sowjetischen Luftwaffe eine vollbesetzte Boeing 747 der südkoreanischen Fluggesellschaft Korean Airlines ab, die vom Kurs abgewichen war. 269 Zivilisten kamen ums Leben, das Flugzeug ging in internationalen Gewässern nieder, was vermuten lässt, dass es nur leicht vom Kurs abgekommen war. Diese maßlose Reaktion auf eine Verletzung seiner Lufthoheit machte auch deutlich, dass es im Militärstaat Sowjetunion »ganz oben« offenbar keine Mechanismen gab, mit denen schießfreudige Kommandeure und Piloten gebremst werden konnten. Der Pilot, der die für so viele Menschen tödliche Rakete auf den Jumbo-Jet abgefeuerte, bekannte nach dem Ende der Sowjetunion, er habe gewusst, dass es sich um ein ziviles Flugzeug handelte.

Kurz darauf hätte es noch schlimmer kommen können. In einem Nato-Manöver mit der Bezeichnung *Able Archer 83* vermutete die sowjetische Militärführung einen Vorwand des westlichen Bündnisses für einen nuklearen Erstschlag gegen die Sowjetunion. Neben seiner Krankheit dürfte auch das professionelle Misstrauen des langjährigen KGB-Chefs eine Rolle gespielt haben, dass er zur Paranoia neigte. In einer aufs Äußerste angespannten Weltlage kam es zu einem Zwischenfall, bei dem ein einzelner Mann zum Symbol von Vernunft wurde und wohl ein nukleares Armageddon verhinderte. Oberstleutnant Stanislaw Petrow, der in der Nacht des 26. September 1983 den Befehl in der Kommandozentrale der sowjetischen Satellitenüberwachung hatte, behielt die Nerven und handelte voller Bedacht. Als die Alarmsignale angingen und sowjetische Satelliten Lichtblitze über Montana meldeten, schien alles auf den Start amerikanischer Interkontinentalraketen hinzuweisen. Trotz Drängen der anderen Offiziere unterließ es Petrow, den Kreml zu unterrichten. In der damaligen Atmosphäre hätte diese Meldung nach der Logik der atomaren Abschreckung den massiven »Gegenschlag« durch die sowjetische Atommacht bedeutet. Vielleicht wusste Petrow auch um den Zustand seines am Rande des Komas vor sich hindämmernden Oberbefehlshabers. Am nächsten Tag erkannte man, dass die Reflexionen der im Westen der USA untergehenden Sonne in hohen Wolkenschichten jene Lichterscheinungen ausgelöst hatten, die der Satellit Kosmos 1382 für einen Raketenstart gehalten hatte. Erst nach Ende des Kalten Krieges erfuhr die Welt, die in jener Nacht ohne es zu wissen am Abgrund gestanden hatte, von Stanislaw Petrow, einem stillen Helden.[2]

Juri Andropow, der in seinen letzten Amtsmonaten nicht mehr in der Öffentlichkeit gesehen wurde, starb am 9. Februar 1984. Die Partei erlaubte sich nun die ultimative Realsatire. Zum Nachfolger wurde Konstantin Tschernenko bestimmt, der sogar drei Jahre älter war als sein Vorgänger. Auch der neue Mann war erkennbar angeschlagen. Tschernenko litt an Herzinsuffizienz, konnte aufgrund eines Lungenemphysems nur schwer atmen und hatte überdies eine eingeschränkt arbeitende Leber. Bei Abstimmungen im Politbüro soll, wenn man dem Gerücht glauben darf, ein Mitarbeiter die Hand des Parteichefs gehoben haben, damit dieser seine Stimme abgeben konnte. Ab Ende 1984 war er bettlägerig; anstelle des Kremls wurde das Krankenhaus, in dem auch Andropow behandelt worden und gestorben war, seine Heimstatt. Er folgte ihm nach nur 13 Monaten Amtszeit am 10. März 1985. Der amerikanische Präsident Ronald Reagan ließ seiner Frustration freien Lauf, als er ausrief: »Wie soll ich mit den Russen ins Geschäft kommen, wenn sie mir wegsterben?« Und im Büro seines Vizepräsidenten George H. W. Bush, zu dessen Amtspflichten Reisen zu Trauerfeiern für ausländische Staatschefs gehörten, machte der Kalauer die Runde: *You die, we'll fly!*

Gut ein Jahrzehnt Gerontokratie und Führungsschwäche waren eine Erfahrung, der sich auch die Kommunistische Partei der Sowjetunion nicht mehr verschließen konnte. Mit Michail Gorbatschow setzte man endlich auf einen Politiker der neuen Generation. Er war bemerkenswerterweise der einzige Partei- und Regierungschef der Sowjetunion, der als Bürger dieses Staates das Licht der Welt (1931 in der Region Stawropol im Nordkaukasus) erblickt hatte – alle seine

Vorgänger waren noch im Zarenreich geboren. Das lange Siechtum an der Staatsspitze, das Schauspiel dreier schwerkranker Machthaber führte mit Gorbatschows Aufstieg zu einer historischen Wendemarke. Die Sowjetunion wurde am 26. Dezember 1991 Geschichte.

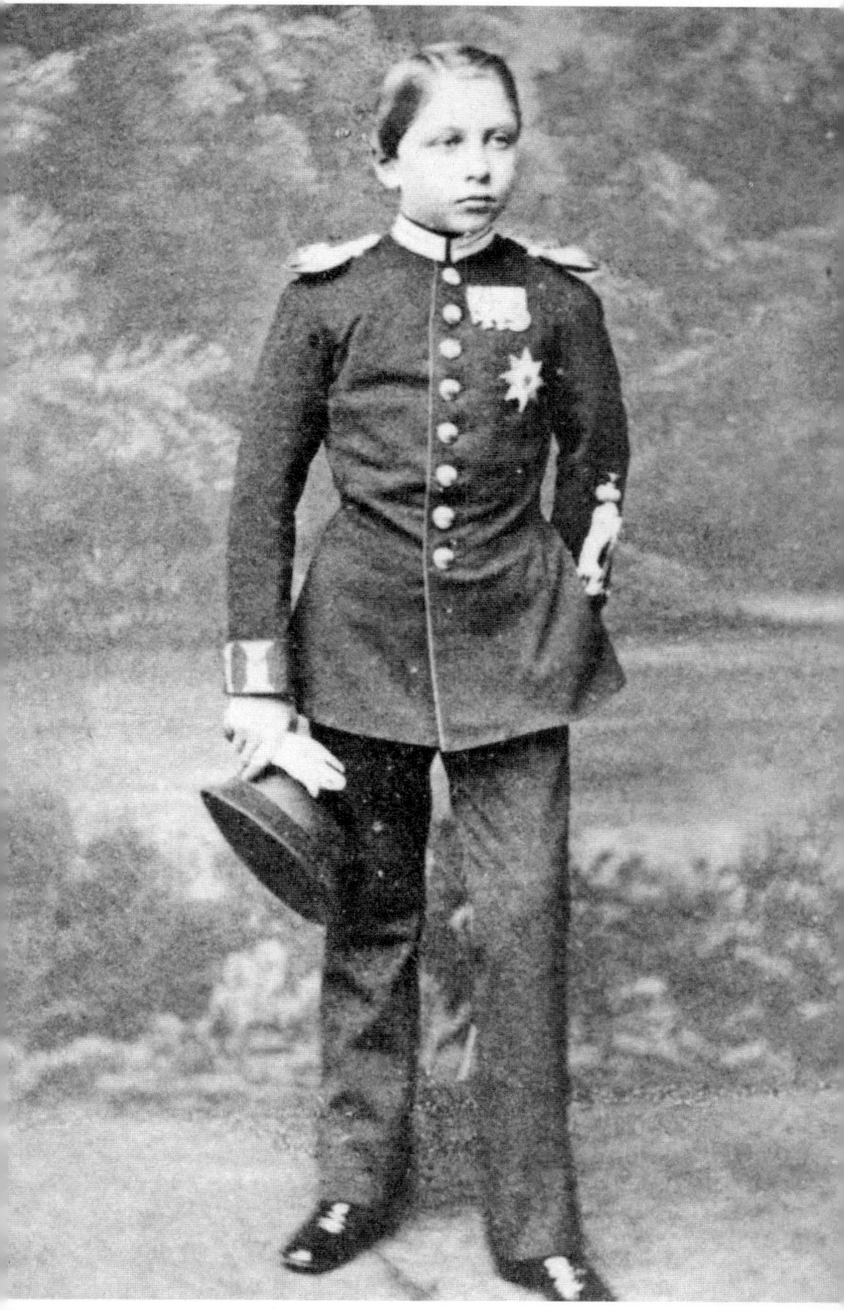

◄ Ein Zehnjähriger, der sein ganzes Leben lang Uniformen und Verkleidungen lieben wird: der spätere Wilhelm II., seine Behinderung so gut es geht kaschierend.

Epilog

Kaisers Ärmchen, Kanzlers Herz und der gesündeste Präsident aller Zeiten

Es war eine äußerst schwere Geburt. Die Wehen zogen sich über fast 15 Stunden hin, die Schwangere wand sich unter Schmerzen. Die Berliner Zeitungen wurden diskret informiert, sich darauf vorzubereiten, möglicherweise das Ableben der Prinzessin von Preußen und ihres ungeborenen Kindes verkünden zu müssen. Die am Wochenbett versammelten Ärzte griffen schließlich ein und brachten das Kind nach einigen groben Manipulationen zur Welt. Es war der frühe Nachmittag des 27. Januar 1859 – ein Datum, das kein Glückstag für Deutschland war.

Die völlig erschöpfte junge Mutter hieß Victoria, wie ihre Mutter, die Königin von England. Die Königin nahm die Nachricht, mit nur 39 Jahren Großmutter zu werden, mit gemischten Gefühlen entgegen. Ihre Tochter war die Gemahlin des preußischen Kronprinzen Friedrich Wilhelm, dessen tragisches späteres Schicksal uns bereits vertraut ist. Das unter solchen Schwierigkeiten auf die Welt gekommene erste Kind der beiden war ein Junge, der auf den Namen Friedrich Wilhelm Viktor Albert getauft wurde. Der linke Arm des

Kindes war während des Geburtsaktes hinter seinem Kopf verdreht, und die Eingriffe der Ärzte fügten dem ihn versorgenden Nervenplexus einen irreparablen Schaden zu. Bald bemerkte man, dass der linke Arm völlig bewegungslos an dem kleinen Körper herunterhing. Doch der Arm war nicht nur funktionslos, er würde auch im Wachstum nicht Schritt halten. Im Erwachsenenalter war er rund 15 Zentimeter kürzer als der rechte. Vielleicht war der Arm nicht der einzige Körperteil, der bei der Geburt geschädigt wurde. Auch eine Minderversorgung des kindlichen Gehirns mit Sauerstoff kann nicht ausgeschlossen werden.

Was Therapeuten und Familie in den nächsten Jahren mit dem Knaben anstellten, traumatisierte ihn möglicherweise noch mehr als das Bewusstsein seiner Behinderung. Er wurde in schmerzhafte Apparaturen eingezwängt, die den Arm strecken und ihn beweglich machen sollten, und mit Elektroschocks traktiert. In der Annahme, dass deren Lebenskräfte sich auf die nutzlose Gliedmaße übertrugen, musste der Junge den verkümmerten Arm in das blutige Innere gerade getöteter Tiere stecken. Es war alles vergebens. Hinzu kam eine Mutter, der es der Junge nie recht machen konnte, die ihn forderte, drangsalierte und ihn ihre Enttäuschung spüren ließ – die Enttäuschung vor allem darüber, dass der kleine Wilhelm so wenig Anlagen zeigte, die jenen von Victorias vergöttertem eigenen Vater, Prinzgemahl Albert, glichen. Was diese Kindheit in der Psyche des Jungen anrichtete, kann man sich gut vorstellen.

Der frühe Tod seines Vaters, Kaiser Friedrich III., brachte den unsicheren, prahlerischen jungen Mann als Kaiser Wilhelm II. auf den Thron. Er versprach seinen Landsleuten, sie goldenen Zeiten entgegenzuführen. Stattdessen ging es in den Mahlstrom des Ersten Weltkrieges. Der Historiker Volker Ullrich sieht in Wilhelm ein Kind seiner Zeit und einer

»nervösen Großmacht«: »Die Epoche zwischen 1890 und 1914 wird allgemein mit dem Beiwort *wilhelminisch* gekennzeichnet. Damit wird zum Ausdruck gebracht, dass Wilhelm II. in dieser Phase deutscher Geschichte als Schlüsselfigur anzusehen ist. Der junge Kaiser verkörperte in der Tat in einem ganz ungewöhnlichen Maße die widersprüchlichen Befindlichkeiten einer Nation, die innerhalb kurzer Zeit zur führenden Wirtschaftsmacht in Europa aufgestiegen war. Er war unsicher und arrogant, intelligent und impulsiv, vernarrt in die moderne Technik und zugleich verliebt in Pomp und Theatralik. Wilhelm II., der der Epoche den Namen gab, war nicht der Einzige, der ihr den Stempel aufgedrückt hat. Richtig aber ist, dass viele Deutsche sich in ihm wiedererkennen konnten, als Repräsentant eines Zeitgeistes, der es liebte, den deutschen Großmachtanspruch schneidig in die Welt hinauszuposaunen.«[1]

Offensichtliches Merkmal dieses Großmachtanspruchs war neben der Wirtschaftsleistung vor allem die militärische Stärke Deutschlands – und mit ihr die herausragende gesellschaftliche Stellung des Militärs. Uniformen wurden geschätzt, Uniformträger hochgeachtet und Kinder bevorzugt in die Dienstkleidung der unter Wilhelm II. massiv ausgebauten Marine, den Matrosenanzug, gesteckt. Oberster Befehlshaber dieses wehrbereiten, militaristischen Staates war sein Kaiser. War es 1888 kaum vorstellbar gewesen, dass ein Kaiser nicht über eine Stimme verfügt, mit der er befehlen konnte – ein Dilemma, das die Krankheit Friedrichs III. mit seinem recht schnellen Tod auflöste –, so war es für seinen Sohn in höchstem Maße demütigend, als Krüppel (gemäß damaligem Sprachgebrauch) über die »schimmernde Wehr« zu gebieten. So verbarg er das kurze Ärmchen so gut er konnte, legte die unbewegliche Hand auf den Knauf des Säbels, bot sich der Kamera in nach halblinks gedrehter Position dar, mit der gesunden Körperseite und dem gesunden Arm in Richtung Objektiv. Die Unsicherheit, die sich einst seiner Kinderseele bemächtigt hatte, suchte er zu kompensieren. Noch harmlos war seine Neigung, mehrfach täglich die Uniform zu wechseln und sich in unterschiedlichen Rangauszeichnungen der eigenen Streitkräfte wie auch anderer Länder zu präsentieren. Kaum etwas bereitete ihm so große Freude, wie zum Ehrenadmiral der heimlich bewunderten, als weltpolitischer Konkurrent aber auch gehassten britischen Marine, dem Land seiner geliebten Grandma, der Queen, ernannt zu werden. Noch bedenklicher war seine oft unbedachte, aufbrausende und häufig beleidigende Rhetorik, mit welcher der körperbehinderte Monarch den buchstäblich starken Mann zu geben suchte – ob in der Ankündigung an die zur Niederschlagung des Boxer-Aufstandes in China ausrückenden Truppen, dort wie die Hunnen zu hausen, ob in arroganten außenpolitischen Tiraden wie dem berüchtigten *Daily-Telegraph*-Interview von 1908, dessen vernichtende Resonanz ihn an Abdankung denken ließ. Er war schwach und seinem ihm per Geburt zugekommenen Staatsamt nicht gewachsen, was sich spätestens in der Julikrise 1914 zeigte – und mit seiner de facto-Entmachtung während des Krieges durch die Militärs Ludendorff und Hindenburg.

Es scheint ein Grundbedürfnis politisch Mächtiger zu sein, die Unvollkommenheit und auch die Endlichkeit alles Körperlichen wenn nicht zu negieren, so doch zumindest zu übertünchen und die eigene Verletzlichkeit durch Krankheit oder, wie im Falle Wilhelms II., durch Behinderung im öffentlichen Image zu verdrängen. Starke Männer zeigen keine Schwächen – und starke Frauen (deren es weit weniger Beispiele in Geschichte und Gegenwart gibt) wohl auch nicht, wie das Tabu, über die private Befindlichkeit der zur Drucklegung dieses Buches amtierenden Bundeskanzlerin zu berichten, zeigt. Und wie es auch Hillary Clinton demonstriert hat, als sie nach dem mächtigsten Amt der Welt griff und einen Kollaps auf offener Straße mit banalen Floskeln vom nicht genügend getrunkenen Wasser zu erklären versuchte, was mehr Zweifel an ihrer Amtsfähigkeit (und ihrer Ehrlichkeit) auslöste, als wenn sie unverblümt gesagt hätte, was wirklich vorgefallen war.

So werden gesundheitliche Krisen der politischen Entscheidungsträger häufig mit der Kraft des Bildes relativiert, um keine Zweifel an der fortgesetzten Regierungsfähigkeit aufkommen zu lassen. Als sich der amerikanische Präsident Lyndon B. Johnson 1965 die Gallenblase chirurgisch entfernen lassen musste, nutzte er einige Tage später eine Zusammenkunft mit einer Gruppe von Reportern, sein Hemd zu öffnen und den erschrockenen Journalisten die noch frische Narbe zu zeigen. Es war eine Körpervisitation mit politischem Kalkül: Johnson war sich bewusst, dass nach den Heimlichkeiten seines Vorgängers John F. Kennedy die amerikanische Öffentlichkeit sensibilisiert war. Bei Johnsons Krankenhausaufenthalt waren umgehend Gerüchte aufgekommen, LBJ hätte Krebs. Die Demonstration der Gallennarbe – ein heutiger endoskopischer Eingriff würde eine wesentlich kleinere hinterlassen – ließ diese Gerüchte verstummen.

Auch die Berater von Bundeskanzler Helmut Schmidt waren bemüht, Normalität und Geschäftsfähigkeit zu demonstrieren, als er sich im Oktober 1981 ins Bundeswehrkrankenhaus in Koblenz begeben musste. Zunächst verfiel man auf die alte Taktik des Abwiegelns und des Bagatellisierens: Es handle sich nur um eine fiebrige Erkältung. Dies stimmte natürlich nicht; Helmut Schmidt bekam einen Herzschrittmacher eingesetzt. Er blieb eine Woche in der Klinik und empfing dort – von den Kameras dokumentiert – Politiker wie seinen Außenminister Hans-Dietrich Genscher. Also beinahe *business as usual.* An die Öffentlichkeit kam ein Foto, das Schmidt an einem aktenbeladenen Schreibtisch neben seinem Krankenbett zeigt, auf dem auch eine Flasche Mineralwasser und eine Tasse mit (wahrscheinlich) Tee stehen. Schmidts treueste Begleiter hatte man offenbar vorher aus der Szene entfernt: die Zigaretten, die wenig zu einer sinnvollen Rekonvaleszenz gepasst hätten.

Gesundheit und damit auch Stärke zu demonstrieren, ist auch im 21. Jahrhundert bei politisch Hochrangigen alles andere als aus der Mode gekommen. Der russische Präsident brilliert in einer ganzen Reihe von Sportarten wie Eishockey, Wildwasserrafting und Judo, wenn er nicht gerade in einem Leichtflugapparat den Wildgänsen in den Sonnenuntergang nachjagt. Sein amerikanischer Amtskollege, der älteste seit Einführung des Amtes im Jahr 1789, ist nach den inzwischen legendär servilen Worten seines Leibarztes der gesündeste aller Zeiten, der bei etwas besserer Ernährung 200 Jahre alt werden könne. Vielleicht liegt angesichts der Hybris einiger Mächtiger auch Trost in den Worten des John F. Kennedy aus einer seiner berühmtesten Reden: »Letzten Endes besteht unsere grundlegendste Gemeinsamkeit darin, dass wir alle auf diesem kleinen Planeten leben. Wir alle atmen dieselbe Luft. Uns allen liegt die Zukunft unserer Kinder am Herzen. Und wir alle sind sterblich.«[2]

Anmerkungen

Das Deutschland, das nie war – Friedrich III.

1 Dies ist auch der Untertitel der schön lesbaren Biografie von Franz Herre: *Kaiser Friedrich III.*, 1987 bei der Deutschen Verlagsanstalt (DVA) in Stuttgart erschienen.
2 Bericht des Dr. E. Gerhardt, Königlichen Universitäts-Professors und Geheimen Medizinalrathes in Berlin (1888) In: A. Bardeleben (Hrsg): *Die Krankheit Kaiser Friedrich des Dritten dargestellt nach amtlichen Quellen und den im Königlichen Hausministerium niedergelegten Berichten der Ärzte.* Kaiserl. Reichsdruckerei, Berlin, S 1–17. Zitiert nach: M. Teschner, *Laryngologie im ausgehenden 19. Jahrhundert. Das Beispiel der Behandlung Friedrichs III.* HNO 2012 · 60:985–992: 985.
3 Teschner: 985.
4 Ebd.: 986.
5 Der Ort spielt bei der Entwicklung des Krieges gegen Frankreich im Sommer 1870 eine gewisse Rolle: Die von Bismarck gezielt redigierte »Emser Depesche« war ein wesentlicher Grund für das Regime Louis Napoleons, Preußen den Krieg zu erklären.
6 Roland Sedivy: Die Krankheit Kaiser Friedrichs III. und Virchows Rolle. *Wiener Medizinische Wochenschrift* 2015; 165:140–151: 143.
7 Sedivy: 145.
8 Herre: 249.
9 Teschner: 989.
10 Sedivy: 146.
11 Teschner: 989.
12 Ebd.

13 Herre: 262.
14 Volker Ullrich: Das Ende der Friedrich-Legende. *Die Zeit*, 1. März 2012.

Die letzte Hoffnung einer Dynastie – Mary Tudors Scheinschwangerschaft

1 Depesche vom 23. November 1554, zitiert nach: Milo Keynes: The aching head and increasing blindness of Queen Mary I. *Journal of Medical Biography* 2000; 8: 102–109.
2 C. J. Meyer: *The Tudors: The Complete Story of England's Most Notorious Dynasty*. New York 2010.
3 Allan C. Barnes: Diagnosis in Retrospect. Mary Tudor. *Obstetrics & Gynecology* 1953, 1: 585–590.
4 Ronald D. Gerste: Heinrich VIII. Kraft und Brutalität. *Deutsches Ärzteblatt* 2008, 106: 1973.
5 M. Q. Ikram et al.: The head that wears the crown: Henry VIII and traumatic brain injury. *Journal of Clinical Neuroscience* 2016; 28: 16–19.
6 Die berühmte englisch-amerikanische Schauspielerin (* 1951) gleichen Namens, bekannt u. a. durch den James Bond-Film *Leben und sterben lassen* sowie die Fernsehserie *Dr. Quinn*, legte sich Jane Seymour als Künstlernamen zu, da sie sich damit – zu Recht, wie sich zeigen sollte – größere Karrierechancen ausrechnete als mit ihrem realen Namen, Joyce Penelope Wilhelmina Frankenberg.
7 Meyer: 373.
8 Zit. n. V. C. Medvei: The illness and death of Mary Tudor. *Journal of the Royal Society of Medicine* 1987; 80: 766–770.

Tod in Babylon – Das frühe Ende Alexanders des Großen

1 Leser, die mehr über das Leben des Herrschers erfahren möchten, sei die exzellente Biografie von Robin Lane Fox: *Alexander der Große. Eroberer der Welt*, 2005 bei Klett-Cotta erschienen, empfohlen.

Anmerkungen

Imperium Romanum – Die Kaiser und der »Cäsarenwahn«

1 Vielleicht präziser: unserer Zeitrechnung, da das Geburtsdatum Christi einige Jahre früher angesetzt wird als im (nicht existierenden) Jahr Null oder vor dem Jahr eins.
2 Die sogenannten Kaiserbiografien Suetons kann man im *Projekt Gutenberg* nachlesen: http://gutenberg.spiegel.de/buch/kaiserbiographien-8675/1. Das Zitat findet sich in Kap. 6, Abschnitt 22.
3 John R. Hughes: Dictator Perpetuus: Julius Caesar – Did he have seizures? If so, what was the etiology? *Epilepsy & Behavior* 2004, 5: 756–764.
4 Sueton, Kap. 6, Abschnitt 58.
5 Ferdinand Peter Moog, Axel Karenberg: Roman emperors suffering from apoplexy: the medical and historical significance of classical literary sources. *Journal of Medical Biography* 2004; 12: 43–50.
6 Dieser Funktionsbeschreibung widersprechen einige Historiker und sehen in dem Xylospongium eher einen Vorläufer der modernen Toilettenbürste.
7 Bryan Ward-Perkins: *The Fall of Rome*. Oxford 2005: 183.

Der Schwarze Tod in Europa – Die Pest

1 John Kelly: *The Great Mortality. An Intimate History of the Black Death, the Most Devastating Plague of all Time*. New York 2005: 24.
2 Zit. n. Winfried Schmitz: Göttliche Strafe oder medizinisches Geschehen – Deutungen und Diagnosen der »Pest« in Athen (430–426 v. Chr.). In: Mischa Meier (Hrsg.): *Pest. Die Geschichte eines Menschheitstraumas*. Stuttgart 2005: 51.
3 Jörn Kobes: »Pest« in der Hohen Kaiserzeit? In: Mischa Meier (Hrsg.): *Pest*. Stuttgart 2005: 98.
4 William Rosen. *Justinian's Flea. Plague, Empire and the Birth of Europe*. London 2007: 217.
5 William Chester Jordan: *The Great Famine*. Princeton, New Jersey 1996: 117.
6 Kelly: 186.
7 Heute ein Teil der Stadt Weymouth.
8 John Hatcher: *Plague, Population and the English Economy, 1348–1350*. London 1977: 25.
9 Kelly: 197.

10 Ebd.: 227.
11 Ebd.: 255.
12 Hans Wilderotter: »Alle dachten, das Ende der Welt sei gekommen«. Vierhundert Jahre Pest in Europa. In: Hans Wilderotter (Hrsg.) unter Mitarbeit von Michael Dorrmann: *Das große Sterben. Seuchen machen Geschichte.* Dresden 1995: 18.
13 Kelly: 256.
14 Hans Schadewaldt (Hrsg.): *Die Rückkehr der Seuchen.* Köln 1994: 10–11.
15 Wilderotter: 14.
16 Neithard Bulst: Der Schwarze Tod im 14. Jahrhundert. In: Mischa Meier (Hrsg.): *Pest. Die Geschichte eines Menschheitstraumas.* Stuttgart 2005: 144.
17 Kelly: 204.

Stupor mundi – Das Staunen der Welt und das Ende der Staufer

1 Wickham, Chris: *Das Mittelalter. Europa von 500 bis 1500.* Stuttgart 2018

Ein tödlicher Schatten auf der Liebe – Die Syphilis

1 Zit. n. Alfred J. Bollet: *Plagues and Poxes. The Impact of Human History on Epidemic Disease.* New York 2004: 67.
2 Gabriele Falloppio (1523–1562), auch bekannt unter dem latinisierten Namen Fallopius. An ihn erinnert in der medizinischen Terminologie vor allem die Bezeichnung des Eileiters in der internationalen Literatur: Fallopian tube.
3 Auch Feldscher oder Chirurgi genannt – sie waren Vorläufer der modernen Chirurgen und wurden oft auch als Barbiere bezeichnet; die Rasur und, so notwendig, die Amputation einer gangränösen Gliedmaße gehörten gleichberechtigt zu ihrem Berufsbild. Der akademisch gebildete Ärztestand jener Zeit betrieb lediglich konservative Medizin und blickte mit Verachtung auf die Chirurgi herab. Erst im 18.und 19. Jahrhundert wandelte sich (in weiten Teilen Europas) die Chirurgie von einer Handwerkerzunft zu einer Disziplin der Heilkunde.
4 Oder wie im Fall der Niederlande an die Oberhoheit; man stand

unter Habsburger und damit bis zur Erringung der Unabhängigkeit im Westfälischen Frieden 1648 unter spanischer Herrschaft.

5 Die größere *Santa Maria* war am ersten Weihnachtstag 1492 vor Hispaniola (der Insel, die sich heute die Staaten Haiti und Dominikanische Republik teilen) auf Grund gelaufen; aus ihrem Holz hatte der Seefahrer die erste kleine Festung auf amerikanischem Boden bauen lassen und sie *La Navidad* (Weihnachten) getauft.

6 Mircea Tampa et al.: Brief History of Syphilis. *Journal of Medicine and Life* 2014; 7: 4–10.

7 Bruce M. Rothschild: History of Syphilis. *Clinical Infectious Diseases* 2005; 40: 1454–1463.

8 Zit. n. Mechthild Charlotte Luise Lohan: *Historischer Abriss der Syphilis im Kontext mit ihrer soziokulturellen Bedeutung für die Gesellschaft im deutschsprachigen Raum*. Graz 2016: 14.

9 Oskar Panizza: *Deutsche Thesen gegen den Papst*. Bei Google Books einsehbar, 2018. Ohne Seitenangabe.

10 Der selbst wohl kaum den Huren beigewohnt haben dürfte, da er homosexuell war.

11 Birgit Adam: *Die Strafe der Venus. Eine Kulturgeschichte der Geschlechtskrankheiten*. München 2001: 94.

12 Zit. n. Ernst-Albert Meyer: Die Geschichte der Franzosenkrankheit. *Allgemeinarzt online*, 4.11.2016.

13 Venus: Planet und Liebesgöttin; Merkur: Planet und römische Gottheit (der Händler und der Diebe!), steht aber auch für Quecksilber.

14 Tomasz F. Mroczkowski: *History, Sex and Syphilis. Famous Syphilitics and Their Private Lives*. Bradenton, Florida 2015: 179.

15 Diese Bezeichnung tragen heute weithin beliebte und geschätzte Musikfestspiele mit den Werken des früh Verstorbenen, unter anderem im österreichischen Vorarlberg.

16 Mroczkowski: 124–131.

17 Die Universität der Landeshauptstadt trägt den Namen des Poeten.

18 Zit. n. Elvira Grözinger: Im Venusberg. Zu Gesundheit und Krankheit bei Heinrich Heine zwischen Eros und Thanatos. *Zeitschrift der Vereinigung für Jüdische Studien* 2006; 12: 57.

19 Brief an Moses Moser, 25. Februar 1824. *Projekt Gutenberg* http://gutenberg.spiegel.de/buch/deutsche-freundesbriefe-aus-sechs-jahrhunderten-7917/291.

20 Brief von Lasalle an Karl Marx, Anfang Juli 1855. In: *Der Briefwechsel zwischen Lasalle und Marx*. Hg. Gustav Mayer. Dritter Band. Stuttgart und Berlin 1922: 100.

Tod bei Lützen – Gustav II. Adolf verliert die Orientierung

1 Ronald D. Gerste: Myopie und Bildungsstand – die Beobachtung des Sir James Ware. *Zeitschrift für Praktische Augenheilkunde* 2015, 36: 547–548.
2 Womit keineswegs im Umkehrschluss gesagt werden soll, dass nicht-kurzsichtige Menschen dümmer und ungebildeter sind. Auch gibt es natürlich Kurzsichtige von eher bescheidenem IQ.
3 Martin Wenzel: Von Neros Smaragd zur Nürnberger Brille. *Zeitschrift für Praktische Augenheilkunde* 2017;38: 485–490.
4 Vergleichbar ist allenfalls das Museum im englischen Portsmouth, in welchem das Wrack der *Mary Rose* zu sehen ist – ein Schiff, auf das Heinrich VIII. ebenso stolz sein wollte wie Gustav Adolf auf die *Vasa*. Die *Mary Rose* ist allerdings längst nicht so gut erhalten wie das schwedische Schiff.
5 Golo Mann: *Wallenstein*. Frankfurt am Main 1974: 741.

Vorsicht, ansteckend! – Die Pocken

1 Dorothy H. Crawford: *Deadly Companions. How microbes shaped our history*. Oxford 2007: 177.
2 Garreth Williams: *Angel of Death. The Story of Smallpox*. New York 2011: 14.
3 Ebd.: 6.
4 Ebd.: 7.
5 Zit.n. Irwin W. Sherman: *Twelve Diseases that Changed our World*. Washington DC 2007: 54.
6 Ebd.: 55.
7 Ihre Nachfahren bilden heute, zusammen mit Angehörigen der Hidatsa und der Arikara, die Three Affiliated Tribes, die in einem Reservat in North Dakota leben. Die drei Stämme zusammen haben heute rund 16 000 Angehörige.
8 Williams: 32.
9 Ebd.: 17.

Frühneuzeitliches Leiden – Die Gicht

1 Alfred Jay Bollet: *Plagues and Poxes. The Impact of Human History on Epidemic Disease*. New York 2004: 199.

2 Hans-Christian Huf: Das Rätsel um Wallensteins Krankheit – Diagnose Syphilis. In: Hans-Christian Huf (Hrsg.): *Mit Gottes Segen in die Hölle. Der Dreißigjährige Krieg.* München 2003: 330.
3 Wolfgang Miehle (Hrsg.): *Rheumatologie in Praxis und Klinik.* Stuttgart und New York 2000: 11.
4 Zit. n. Dieter Paul Mertz: *Geschichte der Gicht: kultur- und medizinhistorische Betrachtungen.* Stuttgart und New York 1990: 10.

Die letzte Reise zweier Brüder – Lawrence und George Washington

1 E. Leutzes »Washington Crossing the Delaware« zeigt den General und seine Vertrauten kurz vor dem Angriff auf die in britischen Diensten stehenden hessischen Söldner bei Trenton im Dezember 1776.
2 R. Chernow: *Washington. A Life.* New York 2010: 16.
3 Ebd.: 23.

Globale Epidemie – Das Sterben in Zeiten der Cholera

1 Heinrich Lutz: *Zwischen Habsburg und Preußen. Deutschland 1815–1866.* Berlin 1985: 107.
2 Thomas Nipperdey: *Deutsche Geschichte 1860–1866. Bürgerwelt und starker Staat.* München 1983: 130.
3 Siehe dazu: Ronald D. Gerste: *Wie das Wetter Geschichte macht.* Klett-Cotta, Stuttgart 2015.
4 Hans Wilderotter (Hrsg.): *Das große Sterben. Seuchen machen Geschichte.* Berlin 1995: 208.
5 Wilderotter: 209.
6 Ebd.: 212.
7 Zit. nach: Birgit Nolte-Schuster: Medizingeschichte: Preußen im Kampf gegen die Cholera. *Deutsches Ärzteblatt* 2007; 104(38): A-2566 / B-2267 / C-2199.
8 Christopher Jütte: Die Choleraepidemie 1831. Website des Deutschen Historischen Museums: https://www.dhm.de/lemo/kapitel/vormaerz-und-revolution/alltagsleben/die-choleraepidemie-1831.html.
9 Wilhelm von Sternburg: *Als Metternich die Zeit anhalten wollte. Unser langer Weg in die Moderne.* München 2003: 33.

10 Brief Marie Hegels an Friedrich Immanuel Niethammer (deutscher Philosoph und Theologe, 1766–1848), 2. Dezember 1831. In: *Briefe von und an Hegel*. Hrsg. von Karl Hegel, Leipzig 1887: 379–380.
11 Olaf Briese: *Marie Hegel und die Cholera in Berlin*. http://www.luise-berlin.de/bms/bmstext/9811prod.htm.
12 Brief vom 9. August 1831. In: Wilhelm Capelle (Hrsg.): *Gneisenau. Eine Auswahl aus seinen Briefen und Denkschriften*. Leipzig und Berlin 1911, S. 167.
13 Ben Guarino, James Polk: The dead president who never rests in peace. *Washington Post*, 28. März 2017.
14 Manfred Vasold: Es ist eine böse Zeit. Wie die Cholera aus Asien nach Deutschland kam. Die Geschichte einer Seuche. *Die Zeit*, 30. April 2003.
15 Heinrich Heine, *Französische Zustände, Artikel IV*. Zitiert nach: http://www.heinrich-heine-denkmal.de/heine-texte/cholera.html.
16 Wilderotter: 219.
17 Mehr zu John Snow und seiner klassischen epidemiologischen Detektivarbeit bei Sandra Hempel, *The Medical Detective: John Snow and the Mystery of Cholera*. London 2006.
18 Vasold, *Die Zeit*, 30. April 2003.
19 Wilderotter: 228.
20 Ebd.: 241.
21 WHO – Global Task Force on Cholera Control (GTFCC). http://www.who.int/cholera/publications/global-roadmap-summary.pdf?ua=1.

Tödlich erkältet – Die Grippe

1 Laura Spinney: *Pale Rider. The Spanish Flu of 1918 and how it changed the world*. New York 2017: 4.
2 Alfred Jay Bollet: *Plagues and Poxes*: 108.
3 Ebd.: 109.
4 Die Schwäche des aufsteigenden Politikers und seine Bettlägerigkeit nach seiner Heimkehr hatten katastrophale Folgen für seine Ehe mit Eleanor. Da Franklin sein Gepäck nicht selbst auspacken konnte, war Eleanor behilflich und fand dabei Briefe ihrer Sekretärin Lucy Mercer, die verrieten, dass diese eine Affäre mit ihrem Mann hatte.

Das verkalkte Gehirn der Weltrevolution – Wladimir Iljitsch Lenin

1 Gary P. Kaplan, Boris M. Petrikovsky: Advanced cerebrovascular disease and the death of Vladimir Ilyich Lenin. In: *Neurology* 1992; 42: 241–245.
2 Victor Sebestyen: *Lenin*. New York 2017: 481.
3 Seit 1934 das Universitätskrankenhaus (heute: Universitätsklinikum) der Hansestadt.
4 V. Lerner, Y. Finkelstein, E. Witztum: The enigma of Lenin's (1870–1924) malady. In: *European Journal of Neurology* 2004, 11: 371–376.
5 Sebestyen: 317.
6 Ebd.: 497.
7 Sonja Zekri: Der erste Pflegefall der Weltrevolution. *Süddeutsche Zeitung*, 11. Mai 2010.

Staatsmann und Symbolfigur der Weimarer Republik – Friedrich Ebert

1 A. Freudenthal, A. Bier, O. Lubarsch: Bericht über Krankheit, Operation und Tod des Reichspräsidenten Ebert. *Deutsche Medizinische Wochenschrift* 1925; 51: 448–450.
2 Die Weimarer Republik war indes nicht das erste auf demokratisch-republikanischen Grundsätzen beruhende Staatswesen in Deutschland – als solche gilt die noch kurzlebigere Mainzer Republik der Jahre 1792/93 als Folge der Französischen Revolution und der Besetzung der Stadt durch französische Revolutionstruppen.
3 Die deutsche Bezeichnung »den Blinddarm entfernen« trifft für die meisten dieser Eingriffe nicht zu – es wird lediglich der Appendix, der Wurmfortsatz, entfernt. Der Fachausdruck Appendektomie, der in zahlreiche Sprachen (so auch ins Englische) übernommen wurde, ist daher präziser.
4 Freudenthal: 448–450.
5 Ebd.

Die »ästhetischste« Krankheit – Tuberkulose

1 Thomas Dormandy: *The White Death. A History of Tuberculosis*. New York 2000: 80.
2 I. Barberis et al.: The history of tuberculosis: from the first

historical records to the isolation of the Koch's bacillus. *Journal of Preventive Medicine and Hygiene* 2017; 58: E9-E12.
3 Thomas M. Daniel: The history of tuberculosis. *Respiratory Medicine* 2006; 100: 1862–1870.
4 S. Grzbowski, E. Allen: History and importance of scrofula. *The Lancet* 1995; 346: 1472–1474.
5 Roguin A: René-Théophile-Hyacinthe Laennec (1781–1826): The Man Behind the Stethoscope. *Clinical Medicine & Research* 2006; 4: 230–235.
6 Kenneth Silverman: *Edgar Allan Poe*. New York 1991: 180.
7 Frederick Jötten: Tal der Hoffnung. Thomas Manns Zauberberg. *Frankfurter Rundschau*, 13. Juni 2012.
8 Zit. n. Dorothy H. Crawford: *Deadly Companions. How microbes shaped our history*. Oxford und New York 2009: 159.

Der hypochondrische Patient – Hitler

1 Adolf Hitler: *Mein Kampf*. München 1925: 212–213.
2 Jens Martin Rohrbach: Die Augen Adolf Hitlers. *Klinische Monatsblätter für Augenheilkunde* 2011; 288: 648.
3 Zit.n. Rohrbach: 649.
4 Ebd.: 649.
5 Henrik Eberle und Hans-Joachim Neumann: *War Hitler krank? Ein abschließender Befund*. Köln 2009. Dem Autor lag bei Abfassung dieses Kapitels die englische Übersetzung *Was Hitler ill?*, Cambridge, UK 2013 vor.
6 So die Erinnerung seiner Sekretärin Traudl Junge. Zit. n. Eberle und Neumann, *Was Hitler ill?*: 19.
7 Ebd.: 106.
8 Ebd.: 69.
9 Ebd.: 1.
10 Ebd.: 143.
11 Ebd.: 190.

Todkrank in Jalta – Franklin D. Roosevelt

1 Streng genommen gab es einen weiteren Präsidenten, der ein drittes Mal kandidiert hatte. Es war Roosevelts entfernter Cousin Theodore Roosevelt, der 1912 als Unabhängiger kandidierte. Allerdings führte seine erste Amtszeit von 1901 bis 1905 nur die des er-

mordeten Präsidenten William McKinley fort. Und er gewann 1912 nicht, sondern spaltete die Wählergemeinschaft der Republikaner und ebnete Woodrow Wilson, Gegenstand eines weiteren Kapitels in diesem Buch, den Weg ins Weiße Haus.

2 Die Behinderung des langjährigen deutschen Innen- und Finanzministers und Bundestagspräsidenten Wolfgang Schäuble ist vergleichbar, seine historische Bedeutung steht jener Roosevelts indes deutlich nach.

3 Es war das letzte Mal, dass die Amtseinführung eines neuen Präsidenten oder die Wiedervereidigung eines amtierenden an diesem traditionellen Datum stattfand. Vier Monate Latenz zwischen Wahl und Regierungsantritt wie einst zu Zeiten George Washingtons und Thomas Jeffersons waren in der Moderne nicht länger tragbar. Seit 1937 wird der Präsident am 20. Januar vereidigt.

4 Andrei Gromyko: *Memoirs*. New York 1989: 5.

5 Steven Lomazow, Erich Fettmann: *FDR's Deadly Secret*. New York 2009: 133.

6 Ronald D. Gerste: Ross T. McIntire – Ein HNO-Arzt im Zentrum der Weltgeschichte. *HNO Kompakt* 2010; 18: 49–53.

7 Hugh E. Evans: The Hidden Campaign. *FDR's Health and the 1944 Election*. New York 2002: 60.

8 Conrad Black: *Franklin Delano Roosevelt. Champion of Freedom*. New York 2003: 1075.

9 Conrad Black: Yalta and Roosevelt's Hope. *New York Sun*, 9. Mai 2005.

Paranoia im Kreml und im Weißen Haus – Stalin und Nixon

1 Martin Sixsmith: *Russia*. New York 2014: 391.

2 Recordings reveal Richard Nixon's paranoia. *The Guardian*, 3. Dezember 2008.

3 Ein noch eindeutigeres Ergebnis gab es nur einmal bei einer amerikanischen Präsidentschaftswahl: 1984 siegte Amtsinhaber Ronald Reagan mit 525 Wahlmännerstimmen gegenüber nur 13 für den Demokraten Walter Mondale.

4 Zit. (leicht gekürzt) n.: John A Farrell: The year Nixon fell apart. *Politico*, 26. März 2017.

5 Anthony Summers: *The Arrogance of Power. The Secret World of Richard Nixon*. New York 2000: 446.

6 Sein im September 2018 erschienenes Buch *Fear* über die Verhält-

nisse im Weißen Haus unter Donald Trump wurde umgehend zum Bestseller.

7 Fred Emery: *Watergate. The Corruption of American Politics and the Fall of Richard Nixon*. New York 1994: 478.

8 Zu diesen Institutionen und den zahlreichen *Presidential Homes* der USA von George Washington bis Barack Obama siehe: Ronald D. Gerste: *Rendezvous mit Amerikas Präsidenten. Unterwegs zu den Orten ihres Lebens*. Darmstadt 2012.

9 Tom Wicker: *One of Us. Richard Nixon and the American Dream*. New York 1995: 686.

Gallenkolik und Suezkrise – Premierminister Anthony Eden ist nicht auf der Höhe

1 Lord Owen, The effect of Prime Minister Anthony Eden's illness on his decision-making during the Suez crisis. *The Quarterly Journal of Medicine* 2005; 98: 387–402: 388. Bei »Lord Owen« handelt es sich um David Owen, der von 1977 bis 1979 britischer Außenminister war, der jüngste in rund 40 Jahren – seit Anthony Eden. Lord Owen ist selbst Arzt; sein pathobiografischer Aufsatz ist von hoher medizinischer wie politischer Fachkenntnis geprägt.

2 Ebd.

3 Ebd.: 389.

4 Ebd.: 387.

5 Ebd.: 392.

6 Ebd.: 393.

7 Ebd.

Zu viele Hormone, zu wenige oder beides – Die geheime (Patho-)Biografie des John F. Kennedy

1 Ein Kürzel, das auch einen der größten und wenig kundenfreundlichen Flughäfen der USA beschreibt.

2 Bei der Lobotomie, wie sie damals von auch unter der Ärzteschaft umstrittenen Therapeuten ausgeführt wurde, trieb der »Lobotomist« mit kräftigen Hammerschlägen eine Art Eispickel durch die Stirn, seltener durch die Schläfen, ins Gehirn und drehte diesen dann meist mehrfach um seine Achse, wobei unwiderruflich Hirnsubstanz zerstört wurde. Damit sollten Patienten »ruhig gestellt« werden.

3 Robert Dallek: *An Unfinished Life. John F. Kennedy 1917–1963*. Boston 2003.
4 Ebd.: 399.
5 Mehr zum 35. US-Präsidenten: Ronald D. Gerste: *JFK – 100 Fragen, 100 Antworten*. Klett-Cotta, Stuttgart 2013.

Lügenpalast Élysée – François Mitterrand

1 Die Krankheitsgeschichte und die Vertuschung wurden beschrieben in: William Drodziale: Mitterrand hid cancer for decades, doctor says. *Washington Post*, 17. Januar 1996.

Drum prüfe auch, wer sich nur kurzfristig bindet – Aids

1 Edward Hooper: Sailors and star-bursts, and the arrival of HIV. *British Medical Journal* 1997; 315: 1689–1691.

Die Moskauer Gerontokratie – Breschnew, Andropow und Tschernenko

1 Jähe Krankheit. *Der Spiegel*, 13. Januar 1975.
2 Siehe auch: Ronald D. Gerste: Haarscharf an einem Atomkrieg vorbei. *Neue Zürcher Zeitung*, 25. September 2013. Petrow, Träger des Dresden-Preises, starb am 19. Mai 2017.

Epilog – Kaisers Ärmchen, Kanzlers Herz und der gesündeste Präsident aller Zeiten

1 Volker Ullrich: *Die nervöse Großmacht 1871–1918. Aufstieg und Untergang des deutschen Kaiserreichs*. Frankfurt am Main 1997: 143–144 (leicht gekürztes Zitat).
2 Gehalten auf der Abschlussfeier der American University am 10. Juni 1963. https://www.jfklibrary.org/JFK/Historic-Speeches/Multilingual-American-University-Commencement-Address/Multilingual-American-University-Commencement-Address-in-German.aspx.

Bildnachweis

S. 17: © akg-images
S. 35: © akg-images
S. 55: © akg-images / Erich Lessing
S. 69: © Heritage Images / Fine Art Images / akg-images
S. 79: © akg-images
S. 97: © akg-images
S. 105: © akg-images / Science Photo Library / Jean Loup Charmet
S. 119: © Heritage Images / Fine Art Images / akg-images
S. 131: © akg-images
S. 143: © akg-images
S. 151: © akg-images
S. 161: © akg / North Wind Picture Archives
S. 171: © akg-images / Science Source
S. 191: © akg-images
S. 213: © akg-images
S. 219: © akg-images
S. 231: © akg-images
S. 245: © akg-images / Science Source
S. 257: © akg-images
S. 269: © akg-images / Sputnik
S. 289: © akg-images
S. 289: © akg / Stocktrek Images
S. 303: © akg-images / Erich Lessing
S. 315: © akg-images
S. 331: © akg-images / IMAGNO/Votava
S. 339: © akg-images / NTB scanpix
S. 347: © akg-images
S. 359: © akg-images